帝京大学教授 **諏訪 邦夫** 著

ナースの麻酔科学

中外医学社

本書の使い方

　本は通読するものと拾い読みするものにわかれます．本書は量がかなり多く，それに「麻酔学」という科目の性格もあって，「読んで面白い」「読めば理解できる」「現場にあたらないとわかりにくい」などの記述が混じっています．

　ですから，無理に頭から全部読もうとしないでください．せっかくお金を払ったのですから，一部だけでも楽しみ，理解してください．どんどんめくりながら，面白そうな項目や眼を引いたイラストのところで止まって少し丁寧に読みましょう．

　そうやって「この問題はよくわかった」というテーマがいくつかできれば，残りの部分が読みやすくなり理解できます．そうやって「よくわかった」テーマが多数になれば麻酔学がマスターできたのですから学習は終わりです．

　本は買ったけれども実は開いたことがない，ということのないように祈ります．

> **Ⓡ** 本書は日本複写権センターへ特別条件で委託した出版物 [第4条(2)エ該当] です．本書を複写する際は必ず事前に複写権センター(Tel. 03-3401-2382)に連絡して，出版社の許諾を得て下さい．包括許諾契約は適用されません．無断複写は厳にお断りします．

はじめに

　「ナースの麻酔科学」を完成しました．執筆にあたっては「読みやすく」,「学びやすく」と心がけました．具体的なやり方としては，項目をなるべく小さくして小見出しを多数つけるように心がけました．次に，症例を提示してそれにそって説明するスタイルを採用しました．イラストを豊富に盛り込んだのも同じ意図です．それから，章のはじめと終わりに設問をおいて学習の助けになるように図りました．

　本書の骨格は，インターネットにも載っている「電子版麻酔学教科書」です．これは元来1994年にフロッピィで発表し，やがてインターネットに公開したもので，私の麻酔学のうちで一般的知識の集大成とでもいうべきものです．その基本部分を，今回も利用しました．もっとも，そのままで済んだ部分はごく少なくて，ほとんどの個所で手を加えています．

　本書には大量のイラストが登場します．私自身はイラストを描く能力がありませんが，注文に応えてくださった編集者とイラストレーターの方に御礼申し上げます．

　読者の方々が本書によって麻酔学を楽しんで学び，しかもよく理解して無事試験に通って下さるように御祈り申し上げます．

2000年7月

諏訪邦夫

目 次

1 麻酔とは

- A．「麻酔」って何をする？ …………………………………………1
  1．手術の麻酔 ……………………………………………2
  2．集中治療 ………………………………………………2
  3．ペインクリニック ……………………………………2
  4．境界領域 ………………………………………………3
- B．「麻酔」がなぜ必要？ ……………………………………………5
  1．麻酔薬は作用が強い …………………………………5
  2．副作用と安全域 ………………………………………6
  3．攻撃と防御 ……………………………………………6
  4．手術の好条件をつくる ………………………………7
- C．「麻酔」の生まれた経過 …………………………………………8
  1．笑気遊びとアイスクリーム―若者の遊びと医療 …8
  2．遊びから麻酔へ ………………………………………9
  3．歴史は繰り返す ………………………………………9

2 術前の説明・評価・前投薬

- A．術前検討の実例 …………………………………………………12
  1．病歴を読む ……………………………………………12
  2．患者さんに会って ……………………………………12
  3．急いで呼吸機能検査 …………………………………12
- B．術前回診 …………………………………………………………13
  1．術前回診の意味 ………………………………………13
  2．胸部X線写真と心電図 ………………………………13
  3．最低限患者にきくべきこと …………………………13
- C．正常値 ……………………………………………………………14
- D．機能の評価と麻酔 ………………………………………………14
  1．呼吸不全の評価と麻酔 ………………………………14
  2．検査値なしで確認できること ………………………16
  3．肥満度の客観的評価：指標BMI ……………………16
  4．Hugh Jonesの呼吸困難度分類（HJ分類）………17

　　　　　　　a．言葉の意味 …………………………18
　　　　　　　b．内　　容 …………………………18
　　　　　　　c．なぜこの方法で測定できるか ……18
　　　　　　　d．心機能との関係 …………………18
　　　　　　　e．安静時血液ガスとの矛盾 ………18
　　　5．体力と酸素運搬の予備能 …………………18
　　　6．METS単位 …………………………………19
　　　7．手術と麻酔とヘモグロビン ………………20
　　　8．循環不全の評価と麻酔: 循環系の障害の評価は ……20
　　　9．新しい心筋梗塞と手術 ……………………20
　　10．NYHA分類と麻酔 …………………………21
　　11．腎障害の評価と麻酔 ………………………21
　　12．肝障害の評価と麻酔 ………………………22
　　13．電解質異常の評価と麻酔 …………………23
　　14．内分泌疾患の評価と麻酔 …………………23
　　　　　　　a．下垂体副腎皮質系の障害 ………23
　　　　　　　b．甲状腺疾患 ………………………23
　　　　　　　c．褐色細胞腫 ………………………23
　　15．貧血と輸血の考え方の変化 ………………23
　　16．糖尿病の評価と麻酔 ………………………24
　　17．肥満の評価と麻酔 …………………………25
　　18．血液凝固と出血傾向 ………………………25
　E．前投薬と術前のケア ……………………………25
　　　1．前投薬の標準 ………………………………25
　　　2．摂食・飲水に関しての注意 ………………26

③ 患者のケアとモニター

　A．引継ぎについて …………………………………29
　B．患者を間違えないために ………………………30
　　　　　　　a．前日に患者に会う ………………30
　　　　　　　b．名札（認識票） …………………30
　　　　　　　c．患者に名乗らせる ………………30
　　　　　　　d．術者チームの一人が確認してから麻酔を開始 …………30
　C．麻酔開始から手術まで …………………………30
　D．麻酔からの覚醒をうながさないで ……………31
　E．麻酔のモニター …………………………………31
　　　1．麻酔のモニターの基準 ……………………31
　　　2．この基準で許されない例 …………………32

3．広汎子宮全摘術患者のモニターについて …………………32
　　　4．なぜ機器によるモニターが必要か …………………………34
　　　5．機器と人間との相互関係 ……………………………………34
　　　6．理想的なモニターの条件は …………………………………34
　　　7．"患者をよくみろ"──モニターなしの麻酔は不可能 ………35
　　　8．装置を使う医療は教えやすく身につけやすい ……………36
　E．個々のモニター ……………………………………………………36
　　　1．心電図（EKG）モニター ……………………………………36
　　　2．血圧測定 ………………………………………………………36
　　　3．尿量モニター …………………………………………………37
　　　4．パルスオキシメーター ………………………………………37
　　　5．チアノーゼではわからないか ………………………………39
　　　　　a．チアノーゼになるのは酸素がよほど低い場合 …………39
　　　　　b．貧血ならチアノーゼはもっと出にくい …………………39
　　　　　c．皮膚の色 …………………………………………………39
　　　6．カプノグラフ …………………………………………………40
　　　7．CVP（中心静脈圧）モニター ………………………………40
　　　8．心拍出量の測定 ………………………………………………40
　　　9．肺動脈圧モニター ……………………………………………41
　　 10．経食道心エコー ………………………………………………41
　　 11．血液ガス測定 …………………………………………………42
　　 12．採血の注意 ……………………………………………………42
　　 13．換気量と換気数 ………………………………………………42
　　 14．体温のモニター ………………………………………………43
　　 15．筋弛緩のモニター ……………………………………………43
　　 16．脳波（EEG）モニター ………………………………………43

4　麻酔に使う薬物

　A．静脈麻酔薬 …………………………………………………………46
　　　1．サイオペンタル ………………………………………………47
　　　2．プロポフォル …………………………………………………48
　　　3．フェンタニル …………………………………………………49
　　　4．モルフィン ……………………………………………………49
　　　5．ミダゾラム ……………………………………………………50
　　　6．ケタミン ………………………………………………………51
　　　7．ナロキソン ……………………………………………………52
　　　8．フルマゼニル …………………………………………………52
　　　9．鎮静作用と鎮痛作用 …………………………………………52

		a．鎮静作用 …………………………… 52	
		b．鎮痛作用 …………………………… 52	
	B．吸入麻酔薬 ………………………………………… 53		
		1．麻酔深度 …………………………………… 54	
		2．MAC ………………………………………… 54	
		3．溶解度と分配係数 ………………………… 55	
		4．吸入麻酔薬の脳の濃度は呼気終末の濃度から推定できる …… 57	
		5．吸入麻酔薬の代謝 ………………………… 57	
		6．吸入麻酔の導入速度を決める因子 ……… 57	
		7．閉鎖法と半閉鎖法 ………………………… 58	
		a．閉鎖法 ……………………………… 58	
		b．半閉鎖法 …………………………… 58	
		c．少流量法 …………………………… 58	
		8．吸入麻酔薬のメカニズム ………………… 58	
		9．なぜ吸入麻酔か？　麻酔ではなぜ"吸入麻酔薬"が中心か … 58	
		10．吸入麻酔薬も例外でない「薬害」……… 59	
		11．笑　気 ……………………………………… 59	
		a．笑気による閉鎖腔の膨張 ………… 60	
		b．濃度効果と併存ガス効果 ………… 61	
		12．ハロセン …………………………………… 62	
		13．エンフルレン ……………………………… 62	
		14．アイソフルレン …………………………… 63	
		15．セボフルレン ……………………………… 63	
	C．局所麻酔薬 ………………………………………… 65		
		1．神経伝導のメカニズム …………………… 65	
		2．局所麻酔薬は神経伝導を阻止する ……… 66	
		3．神経の種類と局所麻酔薬の作用の難易 … 67	
		4．局所麻酔薬の化学と薬理学 ……………… 68	
		5．局所麻酔薬の濃度と量 …………………… 69	
		6．メピバカイン ……………………………… 69	
		7．ブピバカイン ……………………………… 70	
		8．テトラカイン ……………………………… 70	
		9．リドカイン ………………………………… 70	
		10．ヌペルカイン ……………………………… 71	
		11．プロカイン ………………………………… 71	
		12．局所麻酔薬中毒 …………………………… 71	
		13．アナフィラキシー ………………………… 72	
	D．筋弛緩薬 …………………………………………… 72		
		1．神経筋伝達 ………………………………… 73	
		2．筋弛緩薬とは ……………………………… 74	

　　　　　　a．脱分極と非脱分極 …………………………………… 74
　　　　　　b．筋弛緩薬と横隔膜 …………………………………… 74
　　　3．サクシニルコリン ……………………………………………… 74
　　　4．ベクロニウム …………………………………………………… 75
　　　5．パンクロニウム ………………………………………………… 76
　　　6．dTc（クラーレ，dトボクラリン） ………………………… 76
　　　7．コリンエステラーゼ …………………………………………… 77
　　　8．ネオスティグミン ……………………………………………… 77
　　　9．リバース ………………………………………………………… 77
　　　10．筋弛緩薬と腎障害 ……………………………………………… 78
　　　11．4連反応法 ……………………………………………………… 78
　E．循環系に作用する薬物 ……………………………………………… 80
　　　1．アトロピン ……………………………………………………… 80
　　　2．エフェドリン …………………………………………………… 80
　　　3．ドーパミン ……………………………………………………… 80
　　　4．ドブタミン ……………………………………………………… 81
　　　5．ネオシネフリン ………………………………………………… 81
　　　6．プロプラノロール ……………………………………………… 81
　　　7．ニトログリセリン ……………………………………………… 81
　　　8．Ca^{2+}ブロッカー各種 ……………………………………… 81
　　　9．カリウム（K）チャンネル開口薬のニコランジル ………… 82
　　　10．ヘパリン ………………………………………………………… 82
　　　11．プロタミン ……………………………………………………… 83
　　　12．一酸化窒素NOとARDSの治療 …………………………… 83
　F．腎臓に作用する薬物 ………………………………………………… 83
　　　1．フロセミド（フロセマイド） ………………………………… 83
　　　2．マニトール（マンニトール） ………………………………… 83
　G．輸液と栄養 …………………………………………………………… 84
　　　1．輸液の基本 ……………………………………………………… 84
　　　　　　a．血清や細胞外液の組成に近いもの ……………………… 84
　　　　　　b．NaイオンとKイオンの比率が，
　　　　　　　　摂取率・ターンオーバー率に近いもの ……………… 84
　　　　　　c．その他 ……………………………………………………… 84
　　　2．栄　養 …………………………………………………………… 85

5　消毒薬・滅菌薬

　A．消毒と滅菌 …………………………………………………………… 90
　B．手術室の滅菌法: 薬物を使わない法 ……………………………… 90

1．洗浄 …………………………………………………………91
　　　2．熱による滅菌 ………………………………………………91
　　　3．加圧蒸気滅菌 ………………………………………………91
　　　4．光線，放射線，ろ過による滅菌 …………………………92
　　　　a．紫外線滅菌 ……………………………………………92
　　　　b．放射線滅菌 ……………………………………………92
　　　　c．ろ過滅菌 ………………………………………………92
　C．手術室の滅菌法: 薬物を使う法 …………………………………92
　　　1．器具や機器を滅菌する薬物 ………………………………93
　　　　a．クレゾール ……………………………………………93
　　　　b．ホルマリン ……………………………………………93
　　　　c．オキシドール …………………………………………93
　　　　d．エチレンオキサイド …………………………………93
　　　2．人体に使用して滅菌する薬物 ……………………………94
　　　　a．エタノール（エチルアルコール）……………………94
　　　　b．イソプロパノール（イソプロピルアルコール）……94
　　　　c．クロルヘキシジン ……………………………………94
　　　　d．ポビドンヨード ………………………………………94
　　　　e．薬用石けん（石鹸）…………………………………95
　　　　f．逆性石けん ……………………………………………95

6　手術の種類と麻酔の種類の組み合わせ

　A．麻酔の種類 …………………………………………………………97
　　　基本的な考え方 …………………………………………………97
　　　　a．区域麻酔＋全身麻酔の併用 …………………………97
　　　　b．全身麻酔単独 …………………………………………97
　　　　c．区域麻酔単独 …………………………………………97
　　　　d．局所麻酔 ………………………………………………97
　B．そもそも麻酔が必要か手術が必要か，相談を受けた例から …………98
　　　　a．「麻酔科はあるが専門の麻酔科医はいない」
　　　　　　ということがあるか …………………………………98
　　　　b．非常勤医師に治療を任せられるか？ ………………98
　　　　c．この施設が最良か？ …………………………………98
　　　　d．CTとMRIに全身麻酔が必要か ……………………98
　　　　e．全身麻酔が可能か？　この条件では不可能かも ………98

7 全身麻酔

A．全身麻酔にあてはまることがら…………100
1．喉頭鏡 …………100
2．マスク …………101
3．エアウェイ …………102
4．ラリンジアルマスク …………102
5．気管内チューブ …………102
6．マギルとフレンチ: 気管内チューブのサイズ …………103

B．静脈麻酔 …………104
1．子宮摘出患者の実例: 静脈麻酔の部分 …………104
2．完全静脈麻酔 …………105
3．麻酔特にフェンタニルを中心とした麻酔法 …………105
4．ニューロレプト麻酔 …………105
5．内因性オピエイトとオピエイト受容体 …………106
  a．内因性オピエイトの概念 …………106
  b．内因性オピエイトの種類 …………106
  c．内因性オピエイト受容体の役割 …………106
  d．臨床とのかかわり …………106
6．点滴をうまく入れる秘訣 …………106

C．吸入麻酔 …………107
1．麻酔器の基本構造 …………107
2．麻酔器呼吸回路 …………108
3．二酸化炭素吸収装置 …………109
4．気化器 …………109
5．吸入気酸素濃度はなぜ33%以下にしないか …………110
  a．麻酔＋手術では肺のガス交換能・酸素化能が低下する 110
  b．麻酔時の肺酸素化能低下のメカニズム …………110

D．低血圧麻酔 …………111

E．全身麻酔のメカニズム …………112
1．麻酔の作用は多種 …………112
2．吸入麻酔と静脈麻酔のメカニズムが異なる証拠 …………112

8 区域麻酔

A．「区域麻酔」とは …………117
B．脊椎麻酔 …………118
1．脊椎麻酔と硬膜外麻酔の解剖学 …………118

　　　　　　a．脊椎麻酔と硬膜外麻酔で針の通る経路 ……………118
　　　　　　b．距　離 ……………………………………………118
　　　　　　c．血　流 ……………………………………………118
　　　2．脊椎麻酔の実際 ……………………………………………118
　　　3．脊椎麻酔の合併症と処置 …………………………………119
　　　　　　a．低血圧 ……………………………………………119
　　　　　　b．呼吸の障害 ………………………………………119
　　　　　　c．不　穏 ……………………………………………119
　　　　　　d．悪心・嘔吐 ………………………………………119
　　　　　　e．腸の蠕動亢進 ……………………………………120
　　　　　　f．脊椎麻酔後の頭痛 ………………………………120
　　　　　　g．複　視 ……………………………………………120
　　　　　　h．馬尾症候群 ………………………………………120
　　　4．脊椎麻酔後遅発性呼吸循環停止 …………………………120
　　　5．サドルブロックとは ………………………………………121
　C．硬膜外麻酔と硬膜外ブロック ……………………………………122
　　　1．硬膜外麻酔の実際 …………………………………………122
　　　2．硬膜外腔の確認法 …………………………………………123
　　　3．硬膜外麻酔と全身麻酔の併用 ……………………………124
　　　4．硬膜外麻酔の合併症と処置 ………………………………124
　　　　　　a．低血圧・呼吸の障害・不穏 ……………………124
　　　　　　b．局所麻酔薬中毒 …………………………………124
　　　　　　c．全脊麻 ……………………………………………124
　　　5．仙骨麻酔（仙骨ブロック）とは …………………………124
　D．脊椎麻酔と硬膜外麻酔の対比 ……………………………………125
　E．その他の区域麻酔 …………………………………………………126
　　　1．肋間神経ブロック …………………………………………126
　　　2．腕神経叢ブロック（鎖骨上）……………………………126
　　　3．腕神経叢ブロック（斜角筋間アプローチ）……………126
　　　4．腕神経叢ブロック（腋窩ブロック）……………………127
　　　5．肘のブロック（橈骨・尺骨・正中・筋皮）……………127
　　　6．手首ブロック（橈骨・尺骨・正中）……………………127
　F．静脈内局所麻酔薬注入ブロック
　　　（ビールブロック：ビーアブロック）………………………128

9　小児麻酔法

　A．小児麻酔の問題点 …………………………………………………131
　　　1．小児麻酔は何が特殊か ……………………………………131

　　　　2．家族歴と既往歴: 小児の場合 …………………………………133
　　　　3．小児の挿管 ……………………………………………………133
　　　　4．小児の薬と使用量の計算 ……………………………………133
　　　　5．小児に用いる回路 ……………………………………………134
　　B．小児の麻酔法の特徴 ………………………………………………134
　　　　1．ケタミンと小児 ………………………………………………134
　　　　2．筋弛緩薬と小児麻酔 …………………………………………134
　　　　3．小児の仙骨麻酔 ………………………………………………135
　　　　　　a．理　由 …………………………………………………135
　　　　　　b．適　応 …………………………………………………135
　　　　　　c．施行法 …………………………………………………135
　　C．小児のモニター ……………………………………………………135
　　　　　体温の測定と管理 ……………………………………………135
　　D．小児の輸液 …………………………………………………………136
　　E．新生児呼吸窮迫症 …………………………………………………136
　　F．胎児と新生児の酸素運搬能 ………………………………………136
　　G．小児の喘息 …………………………………………………………138

10 産科麻酔

　　A．産科麻酔の実例 ……………………………………………………140
　　B．産科麻酔とは ………………………………………………………141
　　　　　日本では産科麻酔が貧弱 ……………………………………141
　　C．分娩誘発と患者の利益不利益 ……………………………………142
　　D．麻酔からみた妊産婦の生理の特徴 ………………………………143
　　E．帝王切開の麻酔の基本 ……………………………………………143
　　　　　帝王切開の麻酔の注意 ………………………………………143
　　　　　　a．誤飲と窒息・肺合併症 ………………………………143
　　　　　　b．低血圧・血圧下降 ……………………………………143
　　　　　　c．出　血 …………………………………………………143
　　F．帝王切開麻酔: 全身麻酔の場合 …………………………………144
　　　　1．全麻の利点, 輪状軟骨圧迫, 逆吐防止 ……………………144
　　　　2．施行法 …………………………………………………………144
　　G．帝王切開麻酔: 脊椎麻酔 …………………………………………145
　　H．帝王切開: 麻酔と出血 ……………………………………………145
　　I．子宮による大静脈圧迫（仰臥位低血圧症候群）とその除去 …145
　　J．アプガースコア ……………………………………………………146
　　K．妊娠を継続する場合の麻酔と催奇形性 …………………………146
　　　　1．薬物の催奇形性は否定できていない ………………………147

         2．薬物の催奇形性は投与量に依存: 脊椎麻酔が圧倒的に有利 …147
         3．FDAの基準……………………………………………………147

11 高齢者麻酔

    A．高齢者の生理の特徴……………………………………………………150
        1．高齢者の身体的特徴………………………………………………150
             a．予備力低下………………………………………………150
             b．個人差が大………………………………………………150
             c．個々の要素………………………………………………151
             d．肝臓と腎臓………………………………………………152
        2．高齢者の検査所見…………………………………………………152
    B．高齢者の麻酔の問題をどう考えるか…………………………………152
        1．薬物所要量の低下…………………………………………………152
             a．全身麻酔薬の必要量が低下する………………………152
             b．その他の薬物の必要量も低下することが多い………153
        2．麻酔しにくい………………………………………………………153
        3．高齢者に使用頻度の高い麻酔法…………………………………153
        4．高齢者に使用頻度の高い麻酔薬…………………………………154
        5．高齢者に使用頻度の高い麻酔以外の薬物………………………154
        6．高齢者にみる術後せん妄…………………………………………154
        7．高齢者の術後肺炎…………………………………………………155

12 合併症と事故

    A．合併症と事故: 定義……………………………………………………157
    B．麻酔合併症………………………………………………………………158
    C．事故の予測と準備………………………………………………………158
    D．気道と呼吸のトラブル…………………………………………………159
        1．麻酔と気道閉塞……………………………………………………159
        2．喉頭けいれん………………………………………………………160
        3．気管支けいれん……………………………………………………160
        4．バッキング（怒噴反射）…………………………………………160
        5．シャックリとその止め方…………………………………………161
        6．空気塞栓……………………………………………………………161
        7．肺塞栓………………………………………………………………162
        8．笑気と酸素を間違える……………………………………………163
             a．"酸素を切って笑気を与え"てしまう事故—その1……163

　　　　　　　　b．"酸素を切って笑気を与え"てしまう事故─その2 ……163
　　　E．循環系の合併症 ………………………………………………164
　　　　　1．不整脈 ……………………………………………………164
　　　　　2．ショック …………………………………………………164
　　　　　　　a．原因による分類 ……………………………………164
　　　　　　　b．診断 …………………………………………………164
　　　　　　　c．治療 …………………………………………………164
　　　　　3．アナフィラキシーショック ……………………………164
　　　F．腎と尿 …………………………………………………………165
　　　G．中枢神経系の合併症 …………………………………………165
　　　　　1．麻酔中の覚醒 ……………………………………………165
　　　　　2．ハロセン肝炎 ……………………………………………166
　　　　　3．悪性高熱 …………………………………………………167
　　　　　4．ダントロレン ……………………………………………168

13　回復室

　　　A．術直後の問題と回復室の役割 ………………………………172
　　　B．呼吸をしているか ……………………………………………172
　　　C．回復室でのハイポキシア ……………………………………173
　　　D．回復室での筋弛緩作用の残存 ………………………………173
　　　E．体温の異常 ……………………………………………………174
　　　F．回復室でのふるえ（シバリング） …………………………174
　　　G．術後鎮痛法 ……………………………………………………175
　　　H．回復室で血圧が下がったら …………………………………176
　　　I．回復室で血圧が上がったら …………………………………176
　　　J．不穏と興奮 ……………………………………………………176
　　　K．回復室の悪心・嘔吐 …………………………………………177

14　集中治療

　　　A．集中治療とは …………………………………………………180
　　　B．集中治療と麻酔の関係 ………………………………………180
　　　　　1．集中治療と麻酔の共通点 ………………………………180
　　　　　2．集中治療と麻酔の差 ……………………………………181
　　　C．集中治療で扱う患者 …………………………………………181
　　　　　1．患者の動き ………………………………………………181
　　　　　2．集中治療の各種 …………………………………………181

3．熱傷，火傷の管理 …………………………………………………………… 182
　D．人工呼吸と人工呼吸器 ………………………………………………………… 183
　　　1．人工呼吸とは ……………………………………………………………… 183
　　　2．人工呼吸のパターンによる分類 ………………………………………… 183
　　　　　a．間欠的陽圧呼吸 ……………………………………………………… 183
　　　　　b．持続陽圧式人工呼吸 ………………………………………………… 183
　　　　　c．間欠的強制換気法 …………………………………………………… 183
　　　　　d．圧支持換気 …………………………………………………………… 183
　　　　　e．高頻度換気 …………………………………………………………… 184
　　　　　f．持続陽圧自発呼吸 …………………………………………………… 184
　　　3．非侵襲型人工呼吸（NIPPV） …………………………………………… 184
　　　4．ウィーニング ……………………………………………………………… 185
　E．薬物中毒 ………………………………………………………………………… 186

15　鎮痛法とペインクリニック

　A．神経ブロックとは ……………………………………………………………… 189
　　　1．言葉の意味 ………………………………………………………………… 189
　　　2．ブロック達成の方法 ……………………………………………………… 190
　　　　　a．局所麻酔薬によるブロック ………………………………………… 190
　　　　　b．神経破壊薬によるブロック ………………………………………… 190
　　　　　c．痛みの悪循環と局所麻酔薬によるブロック持続的効果　190
　B．PCAとは ……………………………………………………………………… 191
　C．先取り鎮痛 ……………………………………………………………………… 192
　　　1．先取り鎮痛の概念 ………………………………………………………… 192
　　　2．先取り鎮痛の信頼性 ……………………………………………………… 192
　D．末梢性鎮痛薬と中枢性鎮痛薬 ………………………………………………… 192
　　　1．末梢性鎮痛薬 ……………………………………………………………… 192
　　　2．中枢性鎮痛薬 ……………………………………………………………… 192
　E．硬膜外モルフィンによる鎮痛 ………………………………………………… 193
　　　1．対象と使用薬液 …………………………………………………………… 193
　　　2．用　途 ……………………………………………………………………… 193
　　　3．メカニズム ………………………………………………………………… 193
　　　4．合併症 ……………………………………………………………………… 193
　F．星状神経節ブロック …………………………………………………………… 193
　G．傍脊椎交感神経ブロック ……………………………………………………… 194
　　　1．対象と使用薬液・作用時間 ……………………………………………… 194
　　　2．合併症 ……………………………………………………………………… 194
　H．三叉神経痛特に特発性三叉神経痛 …………………………………………… 194

　　　　1．原　因 …………………………………………………………194
　　　　2．痛みの特徴 ……………………………………………………194
　　　　3．類似の疾患と鑑別診断 ………………………………………195
　　　　4．治療法 …………………………………………………………195
　　　　　　a．三叉神経痛の手術治療 …………………………………195
　　　　　　b．三叉神経痛の薬物治療 …………………………………195
　　　　　　c．三叉神経痛の神経ブロック ……………………………195
　　　　　　d．手術・薬物・神経ブロックの組み合わせ方 …………195
　　I．頭痛（片頭痛） ………………………………………………………196
　　　　1．原　因 …………………………………………………………196
　　　　2．治療薬 …………………………………………………………196
　　　　3．その他 …………………………………………………………196
　　J．帯状疱疹 ………………………………………………………………196
　　　　1．原　因 …………………………………………………………196
　　　　2．症状の出方 ……………………………………………………197
　　　　3．診断と治療 ……………………………………………………197
　　　　4．帯状疱疹後神経痛 ……………………………………………197
　　　　5．帯状疱疹後神経痛に認識の差が生じる計算例 ……………197
　　K．ペインクリニックで使う薬物 ………………………………………198
　　　　1．カルバマゼピン ………………………………………………198
　　　　2．アミトリプチリン ……………………………………………198
　　　　3．メトクロプラマイド …………………………………………199

16 救急蘇生

　　A．救急蘇生のエピソード：経験者の話から ……………………………202
　　B．蘇生術のポイント ……………………………………………………202
　　C．心停止の診断 …………………………………………………………203
　　D．閉胸心マッサージ法 …………………………………………………203
　　E．気管切開をあわててしない …………………………………………204
　　F．アドレナリンとCa …………………………………………………204
　　　　1．アドレナリンとカルシウム（Ca）の使用目的 ……………204
　　　　2．アドレナリンとCaの使用法 ………………………………204
　　G．人工呼吸の口移し法（呼気吹送法） ………………………………205
　　H．除細動（「電気的除細動」「カウンターショック」ともよぶ） ………205
　　　　1．使用するエネルギー …………………………………………206
　　　　2．心室細動ではアドレナリンは原則としては投与しない ……206
　　I．心蘇生に必要な器具・装置・薬 ……………………………………206
　　J．蘇生の後は専門家に …………………………………………………206

K．人を責めないように …………………………………………206
　　L．救急処置は大勢で ……………………………………………207
　　M．救急処置の訓練 ………………………………………………208
　　N．蘇生しないでください ………………………………………209
　　O．高圧酸素療法 …………………………………………………210

17 麻酔と法律的な問題

　　A．ナースが麻酔を担当する問題 ………………………………212
　　　1．欧米の現状 …………………………………………………212
　　　2．日本の現状 …………………………………………………213
　　　3．どう対応するか ……………………………………………213
　　B．麻酔の同意書 …………………………………………………214
　　　1．麻酔にも同意書が必要か …………………………………214
　　　2．鎮静薬使用時の同意 ………………………………………215
　　　　a．原則は「意識清明」だが ………………………………215
　　　　b．解決策 ……………………………………………………215
　　C．麻酔の記録と法律の考え方 …………………………………216
　　　1．情報伝達は明確に記録を残す ……………………………216
　　　2．改ざんしてはいけない ……………………………………216
　　D．信教上の輸血拒否 ……………………………………………216
　　　1．実例と質問 …………………………………………………217
　　　2．対応法 ………………………………………………………218

18 トピック

　　A．宇宙空間の麻酔・手術・医療 ………………………………219
　　　1．具合のよいこと ……………………………………………219
　　　2．現在よりも具合の悪いこと ………………………………220
　　B．華岡青州はなぜ偉大か―患者の評価と弟子を育てたこと …………221
　　C．ハイジャック機に笑気を使えなかった理由・麻酔状態とは何か ……221
　　D．ミステリー「コーマ」 ………………………………………222
　　E．キリンの呼吸と循環 …………………………………………222
　　　1．キリンの血圧 ………………………………………………222
　　　2．キリンの気管 ………………………………………………223
　　F．表面張力と肺 …………………………………………………223
　　　1．"表面張力"が身体で働いている
　　　　　―肺をふくらます重要な物質 …………………………223

2．肺胞表面を覆うのは水ではない ……………………………223
3．ゴム風船とシャボン玉の違い：シャボン玉は2個つなげない…224
4．肺胞がシャボン玉だったら大変 ……………………………224
5．肺胞の表面活性物質の特殊な性質 …………………………224
6．サーファクタント：界面活性物質 …………………………224
7．めぐまれなかった天才フォン ネールガールド……………224
8．表面張力を下げる物質を欠く病気―未熟児呼吸窮迫症 ………225

索　引…………………………………………………………………227

麻酔とは

　医療や医学の領域で，「内科」「外科」「産婦人科」などはそれぞれはっきりしたイメージがあって，特に基礎知識のない方や一般の方にもわかりやすいでしょう．それと比較すると「麻酔」は少しわかりにくいようですので，その点を検討します．

A 「麻酔」って何をする？

　「麻酔」の勉強をするにあたって，それが何かを勉強する前のあなたの理解を自分で認識しておきましょう．

問題

次の問題に○と×で答えてください．
1. 麻酔の仕事は手術室で注射して患者を眠らせることである．
2. 麻酔科医が手術室でいろいろな機器で患者の測定をするのは研究のためである．
3. ハンカチにエーテルを染み込ませて患者の鼻に押しつければ，麻酔は確実にかかる．
4. 麻酔科医の主な仕事は手術室の麻酔ではなくて，集中治療やペインクリニックでの疼痛ケアにある．

解答

上の記述は全部間違いですが，なぜ間違いかをちょっと説明します．詳しくはこの本全体に書いてありますが．
1. ×　「注射で眠らせる」のは麻酔の仕事の重要な要素ですが，その後で呼吸と循環をケアする，吸入麻酔に切りかえる，そうして手術が終わったら，眠りから覚ますなどもあります．それにそのための準備や術後のケアも重要な仕事です．
2. ×　麻酔科医が手術室で機器を使うのは，主に患者の状態を把握するのが実際的な目的です．
3. ×　「ハンカチにエーテルを染み込ませて」は推理小説には登場しますが，成功率が低くて，臨床には使えません．犯罪にも不適切です．
4. ×　集中治療やペインクリニックの疼痛ケアも重要ですが，手術室での麻酔も麻酔科医の重要な仕事です．

1. 手術の麻酔

　麻酔全体を一度に説明するのはむずかしいので，まず「手術の麻酔」を説明します．手術の麻酔では，薬を与えて意識をとり，痛みをとります．これは「脳をケアする」といいかえられます．強い痛みや手術は脳を損傷し，さらに身体には強い反応が起こりますが，そうした損傷や反応を抑えねばなりません．同時に呼吸と循環をケアします．本書でいろいろと勉強するように，手術と麻酔では呼吸と循環が強く障害を受けるので，そのケアが必要です．この他に，出血に対しては輸血し，栄養を補給し失われる体液を補い，さらに体温を正常に保つようにします．

　ふつうに生活している人はもちろん，病人でも通常の病棟で暮らしている患者さんでは，生命の基本条件は身体自体がケアできますが，手術中はそれが保証されません．呼吸はごく弱くなるのがふつうで，心臓も止まる可能性が高くなります．

　したがって，「心臓は順調に動いているか」「血圧も正常か」「血液の酸素と二酸化炭素は維持できているか」「腎臓は？」「肝臓は？」ということを視診，聴診，触診で，必要なら機器を使って確認します．この機器がいわゆる「モニター機器」です．

　さらにそうした情報に基づいて必要な処置を加えます．たとえば，現代の麻酔では患者自身の肺の働きと呼吸運動は強く障害されることが多く，放置すれば血液の酸素と二酸化炭素は維持できません．そこで，代替として吸入気に酸素を加えて人工呼吸を施行します．現代の手術では熱が奪われて体温調節機能では対応できず，放置すれば体温は低下します．そこで，代替として体外から加温して体温低下を防ぎます．

2. 集中治療

　集中治療は，重症患者を対象に積極的な管理とケアによって状態の改善をはかる手法で，基本の考え方が手術室の麻酔医療とよく似ています．

　生命の基本条件の保証されない重症患者を対象に，手術中と同じように心臓の動き・血圧・血液の酸素と二酸化炭素・腎臓や肝臓の働きなどを確認し，対応していきます．一般的には，手術室よりはナースの方々の働きと機器に頼る度合いが高いといえます．集中治療室の患者さんの変化は手術室ほどには急速ではないこと，患者さんに意識があって「生命管理」だけでなくて「ケア」が必要な要素が強いなどが理由です．

　最近では「麻酔学」や「麻酔医療」とは独立の方向に向かっています．

3. ペインクリニック

　麻酔医療はそもそも「痛みのケア」「鎮痛」を大きな領域として発達してきました．治療法としても，鎮痛薬の使い方，各種の神経ブロックなどによる鎮痛法などを得意

領域としてきました．

この点を特にとりあげて独立の診療領域として発達させたものが「ペインクリニック」で，原因不明の痛みや原因はわかっているが直接解決できない痛みの治療，あるいはそれに近縁の病気・病態を対象としています．

この領域も，最近では「麻酔学」や「麻酔医療」とは独立の方向に向かっています．

4. 境界領域

この他にも，麻酔医療は救急医療，ME（medical electronics: 医療機器の領域），その他の積極医療の領域（人工呼吸・体外循環・在宅酸素療法）などと深いかかわり合いをもっています．いずれも，手法的に近接していたり，歴史的な事情などによります．

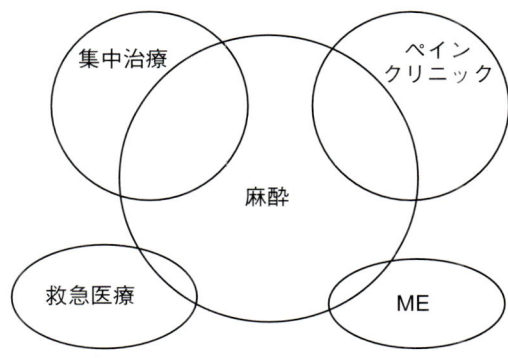

重なりの度合いは関係の深さを表現

図1　麻酔医療と周辺領域

表1　発展過程からみた麻酔と関連領域の技術面

集中治療	生命維持
	人工呼吸
	生命機能のモニター
	「なり行きに任せない」考え方
ペインクリニック	鎮痛
	鎮痛重要性の認識
	侵害刺激からの防衛
	鎮痛薬の使用
	神経ブロック
	原因の治せない痛みへの認識
ME	機器に頼る医療
	五感の不確かさ
	速度の速い変化を五感では追えない

「麻酔」の二つの使い分け

私たちが「麻酔」というとき，実は言葉を二つに使い分けています．

一つは「麻酔薬の作用を受けた身体の状態」という純粋に薬の作用の面です．もう一つは手術の「麻酔」ということで，これは「手術プラス麻酔」です．この二つはまったく違います．

たとえば，少量の麻酔薬を注射されてそっと意識を失うだけなら，自然の睡眠に近い状態もつくれます．この場合は，麻酔薬は睡眠に入るには大きな役割をしていても，睡眠を維持する役割は小さく，麻酔された状態も麻酔から醒めた後の状態も自然の睡眠に似ています．

一方，「手術の麻酔」は二点で異なります．一つは麻酔薬をたっぷり使用して「深い睡眠」あるいは「昏睡」とする点，もう一つは手術そのものの影響です．

医療としての麻酔は「麻酔学の研究」や「麻酔薬の研究」ではなく「手術の麻酔をしていく実務」で，手術の影響こそ重要です．手術の刺激で交感神経系が刺激され血圧が上がり脈が速くなりますが，麻酔でこれを防ぎます．しかも手術の刺激は一様ではなく，強い刺激に備えて麻酔薬を十分与えると，刺激が弱いと麻酔薬の作用だけが強すぎてバランスがとれません．

出血や手術の機械的影響もあります．肺の手術で術者が肺を手でおさえるときは，この影響を防がねばなりません．

麻酔薬でそっと眠らせるのと，手術に対して「麻酔する」のとは，ずいぶん違うことなのです．

● memo ●　自然の睡眠と麻酔との差は

麻酔は昔は「麻睡」と書いたこともあり，自然の睡眠に少し似ていますが，大きな差もあります．第一，いかによく眠っていても自然の睡眠では手術はできません．目が醒めてしまいます．第二に自然の睡眠はダイナミックな状態がいろいろと変わります．正睡眠とレム睡眠との2種類があるだけでなく，呼吸が深くなったり浅くなったり，血圧が上がったり下がったり，脈が速くなり遅くなります．寝返りもうち夢もみます．測定するまでもなく，ただながめているだけでも睡眠がダイナミックなことは，赤ちゃんや猫の眠りを観察するとわかります．

これに対して，麻酔は薬物の作用なので状態はもっと平坦です．脳波も一様，血圧・脈拍・呼吸も一様で，寝返りもうちません．そのかわり麻酔で眠っても疲れはとれません．また自然の睡眠では目が醒めたときに時間の経過がだいたいわかるのは，身体の時計は動いていることを意味します．一方，麻酔では時間の経過がわからなくなり，長い手術から目を覚ました患者さんが「いま眠ったと思ったのに」といいます．麻酔は，体内時計を止めるか進みを遅くしてしまうのです．

B 「麻酔」がなぜ必要？

手術になぜ「麻酔」が必要なのかを勉強する前にちょっと考えてみましょう．
次の問題に○と×で答えてください．

問題

1. 全身麻酔では意識がない以外は身体の機能はほぼ正常に動いている．
2. 麻酔薬の作用で心臓が止まることがある．
3. 薬の作用以外にも，麻酔では心臓が止まることがある．
4. 麻酔では呼吸を止めることがある．
5. 麻酔では脳の機能は完全に止まっている．

解答

1. × 全身麻酔では意識がなくなる以外に身体の機能はいろいろな異常な活動を示します．
2. ○ 麻酔薬の作用で心臓が止まることはあります．そういうことのない薬物が選ばれていますが，作用には個人差が多く，特に病人間の差は大きいもの．
3. ○ 薬の作用以外で心臓が止まる例としては，各種のハイポキシア・肺塞栓・出血・呼吸停止などいろいろあります．
4. ○ 麻酔では，筋弛緩薬を使って患者の自発呼吸は止め，必要なだけ人工呼吸をするのはごくふつうの手法です．
5. × 全身麻酔で意識はなくなっていますが，脳の機能は残っており，各種の反射，神経中枢の働きなど，ある程度残っています．記憶さえも残るようで，たとえば手術で麻酔を受けている患者さんの耳にテープに録音した「タバコをやめよう」「タバコはやめた方がいい」「タバコはいいことが何もない」「タバコはやめられる」といった短いメッセージを聞かせると術後に禁煙率が高くなるという研究があります．

「手術は痛い」から「痛みをとる」だけではすみません．「痛い手術の痛みをとり」ながら，その他の点は患者さんの身体本来の機能に任せておけるような，傷害の少ない手術はほとんどありません．そういう麻酔の方法や麻酔薬も存在しません．

1. 麻酔薬は作用が強い

麻酔薬は作用が強くなくてはなりません．そうして実際にも作用が強いものです．この点を例をあげて説明してみます．

私たちが風邪をひいたり頭が痛いときに「薬」を飲みます．その薬はどのくらい「強い」でしょうか．その効果は，自分ではわかることもありますが，「わかることも

ある」程度に弱いものです．周囲でみている人にはほとんどわかりません．速度も遅いのがふつうで，あっという間に風邪が治ったり，頭痛が治るわけではありません．「薬を飲んで一晩眠って目が覚めたら気分がよくなった」とかいうのがふつうです．

ところが「麻酔」は，これとは比較にならないくらいに作用が強い薬を使います．「麻酔状態」を，それもほんの数分間でつくりだします．それは「眠っている」のではありません．通常の睡眠とは比較にならないレベル，強い刺激を加えても意識が戻ったり身体を動かしたりすることがないくらいに深い眠り，いわば「昏睡状態」です．

しかもさらにすごいのは，手術が終わって麻酔科医が薬物の投与を中止するとやはり数分間か十数分間で麻酔から覚める点です．ときには，積極的に薬をつかって「覚ます」こともあります．

医療の場面で，これだけ作用の強い薬物は比較的まれで，それを中心に使う医療の領域は他にありません．

2. 副作用と安全域

薬の作用が強いことは，それだけ安全域が狭く副作用が強いことを意味します．「身体の反応に合わせて」微妙な調節も必要です．

この「身体の反応に合わせて」というところがなかなか大変なところで，「意識をなくし」「身体を動かさない」ようにするだけでなく，手術の刺激で身体の中に強い反応が起こって，それが身体を損なうことも防がねばなりません．

といって，何の反応もしないほど大量の薬を与えられるほどの広い安全域はありません．

3. 攻撃と防御

手術は病気を治療する目的で行うわけですが，身体からみれば「傷害」「攻撃」にあたります．実際，手術は医療行為として許されていますが，もし類似のことを医療行為以外で行えば「傷害罪」という刑法上の罪になります．

手術のいろいろな手順，処置のうちで出血は術者自身が止めます．切り開いたお腹も術者自身が閉めます．

一方で，加えた「傷害」「攻撃」のうちで術者にコントロールできない要素も多いもので，これを「防御」するのが麻酔科医の役割です．

内容は，患者の反応を抑えることのすべてで，痛みをとる，暴れるのを防ぐ，不快な記憶を起こさない，不快な記憶を消す，血圧が上がったりストレスホルモンが出すぎないようにする，といったことです．

4. 手術の好条件をつくる

　一方で，手術をしやすい条件を積極的につくり出す処置もします．麻酔そのものがそれにあたるともいえますが，特に「筋弛緩薬」をつかって筋肉を柔らかくすることは，その重要な要素です．

　他にたとえば「低血圧麻酔」というのは，意図的に血管を開く薬物を使用して血圧を低下させて出血が起こりにくい条件をつくり出して，術野がよくみえるようにし，さらに術後の創の治りも図る手法です．

● memo ●　閉塞型睡眠時無呼吸症候群と麻酔の似ている点と異なる点

　閉塞型睡眠時無呼吸症候群は，睡眠中にのどの付近の筋肉がゆるんで空気の通り道（"気道"）が閉じて，結果的に呼吸が止まります．全身麻酔でもこの「のどの付近の筋肉がゆるんで気道が閉じる」現象が生じます．

　両者は「気道閉塞」のメカニズムがよく似ていますが，大きな違いもあります．睡眠時無呼吸では，苦しくなると目が覚めて，気道が開いて呼吸ができます．それで睡眠は障害されますが，おかげで無呼吸が極端には持続せず，心臓が止ったり脳障害が起こるレベルまで進まずにすみます．

　ところが，麻酔では一般の睡眠とは比較にならないくらいに「深く眠って」おり，苦しくても眼が覚めません．したがって，麻酔では気道閉塞は患者自身がケアできません．

　麻酔で「気管内挿管」が必要だったり，麻酔科医が「気道確保」に苦心するのはこの故です．

　ちなみに，睡眠時無呼吸症候群も安全ではありません．"朝になって死んでいるのをみつけた"という"突然死"は，乳幼児だけでなく成人でも起こり，その一部に睡眠時無呼吸が関与していることは確実です．

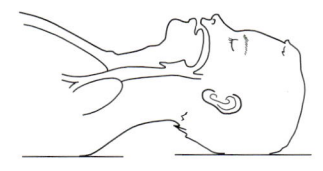
a）正常の気道

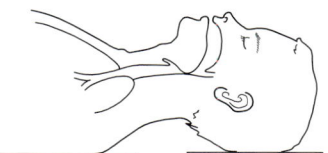
b）舌根沈下
（舌根が落ちている）

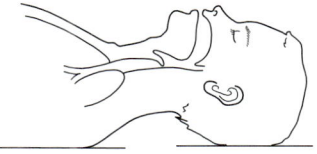
（喉頭蓋が気道閉塞）

図2　気道閉塞の図と二通りの起こり方
　a）覚醒で気道が開いている状態
　b）睡眠や麻酔で気道閉塞が起こる部位が2カ所ある．

● memo ●　**気道閉塞の起こる場所は**

　麻酔の教科書に登場する「舌根沈下」という用語は，麻酔で下顎付近の筋肉の緊張が弛んで舌根部分が重力で下に沈んで気道閉塞を起こすことを意味します．ところで，気道閉塞の場所は従来信じられていた舌根部分が咽頭後壁につく場合だけではなくて，「舌根沈下」によって喉頭蓋を引き上げる力が弱まって，喉頭蓋が咽頭後壁に付着して起こることも多いと判明してきました．

　二つの場合がありますが，頻度的に後者が高いことが，CTや内視鏡を使った研究が進んで判明しました．

C 「麻酔」の生まれた経過

　「麻酔」の生まれた経過つまり麻酔の歴史を簡単に調べておきましょう．その前にクイズをどうぞ．

問題

次の問題に○と×で答えてください．
1. クラーレは南米から輸入されて手術に使われるようになった．
2. 華岡青洲が全身麻酔を開発するまで，手術は麻酔を一切使わなかった．
3. 笑気は麻酔に使われるより前に，「吸って楽しくなって遊ぶ薬」として使われた．
4. 19世紀の麻酔では，心臓の止まる率が高かった．
5. 20世紀に入ると，麻酔の安全率は急速に高くなった．

解答

1. ×　クラーレが南米から輸入されたのは17世紀のことで，手術に使われるようになったのは20世紀半ばです．
2. ×　華岡青洲が全身麻酔を開発したのは19世紀初頭ですが，それ以前にいろいろなレベルの麻酔が世界各地で使われています．それにしても，青洲が立派なことはいうまでもありません．
3. ○　笑気の麻酔作用も19世紀初頭に発見されましたが，しばらくは「吸って楽しくなって遊ぶ薬」として使われ，19世紀半ばに麻酔に導入されました．
4. ○　そのとおりで，初期には高率に心臓が止まりました．
5. ×　麻酔は徐々に進歩しましたが，麻酔の安全率が急速に高くなったのは20世紀も後半のことです．

1. 笑気遊びとアイスクリーム―若者の遊びと医療

　世界のどこでも，若者は遊びにかけては天才です．ディスコもコンピュータゲーム

もウィンドサーフィンも，すべて若者の発明です．こうした若者の遊びが医療に導入されて，有用な技術となって発展したものの例は必ずしも多くありませんが，その数少ない例の一つが麻酔です．

　吸入麻酔薬のなかで，いやすべての麻酔薬のなかで，現在最も多く使うのは笑気です．笑気は化学的には「亜酸化窒素」とよばれるガスで，18世紀の後半にプリーストリーが発見しています．笑気に麻酔作用があることは1800年に弱冠20歳のデイヴィが発見しました．

　デイヴィの発見自体は，遊びではなくまじめな研究ですが，まもなくこれを利用した笑気遊びがまずイギリスで，ついでアメリカで流行りました．今でいうシンナーか睡眠薬遊び，焼酎の一気飲みに近いものでしょう．笑気は麻酔作用が弱くて，危険なほど深い麻酔状態にならなかったために，パーティでの遊びに採用されたようです．

2. 遊びから麻酔へ

　吸入麻酔の創始はこの笑気遊びとこれから派生した危険なエーテル遊びがきっかけです．エーテルの麻酔作用は，あの大科学者ファラディが1820年頃に発見していました．1842年頃にアメリカ南部ジョージア州でロングという医師がこのエーテルの麻酔作用のことを知っていて，若者から笑気遊び用の笑気の提供を頼まれたとき，「笑気はないがエーテルでも同じ効果があるはずだ」と教えました．ロングは教えてみて「これは患者に使えるぞ」と気づいたようです．たぶん自分も吸ってみたのでしょう．かなり多数の患者に麻酔薬として使用した記録が残っています．

　1845年になるとアメリカのコネティカット州の歯科医ウェルズが，「笑気遊び」をみて自分自身や患者に応用しました．ただし笑気は麻酔力が弱いので「手術の麻酔」には使えませんでした．翌年の1846年，同じ歯科医のモートンが今度はエーテルを使って，ボストンにある「マサチューセッツ総合病院」という当時も今も有名な病院で，全身麻酔の公開試験に成功したのをきっかけにして，アメリカとヨーロッパで一挙に普及し始めました．

　エーテル麻酔の創始者はロングですが，モートンの公開成功がきっかけに広まったので，こちらを「エーテル麻酔の創始」とする人もいます．

　こんなわけで，近代的な麻酔の歴史はせいぜい200年程度です．

3. 歴史は繰り返す

　ところで「笑気遊び」は1960年代の後半にアメリカでもう一度話題になりました．アイスクリームをふくらますガスに好都合として笑気が一般に販売されたものを若者が笑気遊びに使ったのです．危険なのでアイスクリーム用の販売は禁止され笑気遊びもすたれました．しかしその後も時おり病院から笑気をもち出して遊んだ記録，それ

で窒息した記録などが残っています．一番新しいものでは，1995年にサンフランシスコで若者が3人死亡しています．

表2　麻酔の歴史

紀元前数世紀	すでにアヘンの使用の記録
10〜15世紀	インカで日常的に開頭術？麻酔は？
	南米原住民がクラーレを狩猟に使用
15世紀以降	西洋でも東洋でもアヘンの使用が次第に洗練
17世紀頃	クラーレがヨーロッパに伝わる→動物実験に使用
1777年	プリーストリー（Priestely），笑気発見
1800年	デイヴィー（Davy），笑気の麻酔作用発見
	単行書「笑気」を出版
1803年	華岡青洲，全身麻酔で乳癌切除
1804年	モルフィンの発見
1810〜1845年	「笑気遊び」流行
1818年	ファラディ（Faraday），エーテルの麻酔作用発見
1842年	ロング（Long），エーテル麻酔施行（発表せず）
1845年	ウェルズ（Wells），笑気麻酔発見，ボストンでの供覧に失敗
1846年	モートン（Morton），エーテル麻酔の供覧に成功
1846年	ホームズ，"Anesthesia"の語を使用
1847〜1849年	ウェルズ（Wells），「吸入麻酔発見者」を主張する論文
1853年	スノウ（Snow），ヴィクトリア女王の出産にクロロフォルム麻酔使用
1870年代	笑気麻酔の再認識
1884年	コカインの麻酔作用発見
1885年	脊椎麻酔の発見？（最初の硬膜外麻酔？）
	脊椎麻酔の開発と普及
1890年代？	笑気に酸素の併用開始
1900年	心電図の開発
	麻酔への導入は50年後．装置の安定，実用性に時間がかかったのと可燃性麻酔薬の使用のため
1910年	麻酔中に血圧モニター　「装置を使った」最初のモニター？
1930年	ウォータース（Waters），サイクロプロペンの導入
1940年	筋弛緩薬の臨床使用が始まる
1860年代	ハロセンの使用: 不燃性吸入麻酔薬への切りかえ
1974年	青柳卓雄，パルスオキシメーターの開発，装置としての確立普及は1980年代
1980年代	カプノグラフ　（装置そのものは1950年代に完成）
1980年代	プロポフォルの開発と普及，TIVAの概念の確立

術前の説明・評価・前投薬

最近ではナースの方々も手術室に配属になると，翌日の患者さんにあらかじめ会って勉強する方が増えました．その際にはどんなことが大切か，まず問題を認識しましょう．

問題

次のナースの方のやり方に○と×で答えてください．
1. 「酒のみなので麻酔が効くか心配」と患者さんがいうので，そんなことはないと保証した．
2. 「手術中に変なうわ言をいったりしないか」ときかれたので，「そんな経験はない」と答えた．
3. 患者さんの不整脈に気づいたので，麻酔科医に知らせた．
4. 患者さんが手術の内容を理解していないと感じたので，外科医に知らせた．
5. 患者さんが「麻酔科の先生に会っていない」というので，担当の麻酔科医に知らせた．

解答

どれもなかなかむずかしい問題で簡単には答えにくいのですが．
1. ○ 「酒のみは麻酔が効かない」というのは間違いです．量が少し余分に必要とか，お酒をたくさん飲む人は肝機能が下がって「麻酔がむずかしい」可能性はありますが，「麻酔が効かない」ということはありません．安心して保証してあげてください．
2. ○ 「手術中に変なうわ言をいう」ことも，現代の麻酔法ではありません．
3. ○ ありがとうございます．こういうことは気づいたらぜひ知らせてください．
4. ○ これも起こりうることで，術者は患者さんを納得させねばなりません．
5. ○ 麻酔科医は術前に患者を診察するのが原則です．

A 術前検討の実例

術前検討の仕方と問題点を実例で勉強しておきましょう．

1. 病歴を読む

患者さんは75歳の女性．子宮癌を発見されました．発見のきっかけは出血で，それ以外の明確な症状はありません．身長155cmで体重は72kgと肥っています．ヘモグロビンは10.5g/dlと少し低めです．

30年経過の高血圧で，服薬で一応150/95程度に治まっています．お酒は飲みませんが，タバコは毎日40本を45年間も吸っています．若いときも今も，運動は特にしていません．主婦ですが，ご主人も引退して自宅にいて元気です．

心電図では胸部誘導でSTが0.1mV低下し，Rの高いのと合わせて「心肥大」の診断がついています．負荷心電図はなくエコーもやっていません．胸痛発作はありません．

胸部X線では，横隔膜はやや高めで「肺が小さい」印象です．血液ガスはPaO_2が68，$PaCO_2$が45mmHgで年齢を考慮すれば，正常値よりわずかに不良です．

2. 患者さんに会って

患者さんは，少し咳をしていますが，まあ一応元気です．日常の家事はご主人と分担しますが，買いものはじめご主人に頼っており，ご自分はほとんど外出はしない由でした．手術を特に不安に感じておらず，「先生にお任せしてあります」と述べています．

3. 急いで呼吸機能検査

心臓と循環系のデータはあるが，呼吸のデータがないので急いで呼吸機能検査を行い，（努力）肺活量が予測値の75％（％FVCが75％），1秒率（$FEV_{1.0}$％）が55％とかなり低下しています．気管支拡張薬で改善しません．

「急性の炎症ではなくてタバコその他による慢性気管支炎ですね．肺気腫も少しあるのかな．いずれにせよ治療効果はあがりにくいので，悪性手術ですし手術を延ばさないで，そのままやります．硬膜外麻酔＋全身麻酔の組み合わせですね．術後のためにICUを予約しておきます」との麻酔科医の意見です．

B 術前回診

1. 術前回診の意味

患者さんと術前に会うことの意味は次のようなことです．
1) 患者の状態を性格や心理状態も含めて把握．
2) 覚醒状態の患者と会話して，心のつながりを得ておく．
3) 小児の場合，"仲良し"なら手術室に到着して滑らかにスタートできる．
4) 手術の手法や麻酔法を理解し準備する．

手術を担当するナースが術前に患者さんに会うのは望ましいことですが，実行している施設は必ずしも多くありません．

2. 胸部X線写真と心電図

＜胸部X線写真＞ 術前患者で，医師が胸部X線写真を確認する理由は3つです．
1) 術前に肺の障害がないとのチェック
2) 気管の弯曲・変形のチェック
3) 術後肺合併症への対照として

＜心電図＞ 患者が40歳以上で，本格的な手術を受けるときは，術前に心電図をとるルールです．ここで「本格的な手術」とは，開腹・開胸・開頭術などや時間が数時間以上かかるもの，出血が予想されて輸血を考慮するなどをさし，「大手術」とは限りません．
1) このグループでは冠不全と重篤な不整脈の発生率が高い．
2) 心電図の検出能は大．
3) 術前に異常が発見された場合，評価と処置が必要であり可能でもある．
4) 術中と術後に異常が起こった場合の対照として術前のデータが必要．

3. 最低限患者にきくべきこと

術前の問診は一般的な既往歴や自覚症状の他に，次の点に注意しましょう．
1) 患者自身と家族の過去の病歴と異常な反応
2) アレルギーの有無と内容
3) 喘息の有無と内容・治療
4) 高血圧や糖尿病などの「生活習慣病」の有無と内容
5) 日常活動と息ぎれ：活動レベルと体力の余力の評価
6) 喫煙と飲酒・常用薬物：喫煙は肺に関係が深く，飲酒は肝に関係が深い．

C 正常値

呼吸機能・循環機能・血流の簡単な値などを調べておきましょう．全部覚える必要はありませんが，ものによっては「桁」くらいは知っておいてください．

1. 呼吸機能のパラメーターと正常値（表3）
2. 循環動態と臓器血流（表4）

表3 日本人の成人の値

項目	数値	備考
換気数	10〜15/分	
1回換気量	400ml	
分時換気量	5l/分	1分間の換気量
機能的残気量（FRC）	2,000ml	静かに吐いた状態での肺気量
肺活量（VC）	4,000ml	現在では「努力肺活量FVC」を使う
一秒量（$FEV_{1.0}$）	2,500ml 以上	1秒間に吐き出せる量
A-aDO_2	20mmHg 以下	肺胞から血液相への血液の移動
（肺胞気-動脈血酸素分圧較差:空気吸入時）		

表4 循環動態の正常値

項目	正常値	
心拍出量	5l/分/m^2	心臓が1分間に打ち出す血流の量
心係数	3.4l/分/m^2	心拍出量を体表面積あたりにした値
平均肺動脈圧	10mmHg 以下	とても低いことを知っておくこと
肺動脈楔入圧	5mmHg 以下	
駆出率(EF: ejection fraction)	0.6 以上	心臓が拡張期にもつ血液と打ち出す血液の比．大きいほどよい．
臓器血流量	絶対値(ml/分)	比率（％）
心拍出量	5000	100
脳	750	15
冠状動脈	250	5
肝・脾・胃腸管	1500	30
腎	1250	25
筋	750	15
皮膚	500	10

D 機能の評価と麻酔

1. 呼吸不全の評価と麻酔

患者の病態を評価して，医療やケアを変更します．基本的には医師の仕事ですが，

ナースも基本を知っておいてください．

呼吸障害患者で問題が大きいのは，
1) 手術チームが問題を認識していない場合
2) 呼吸管理を含むICU管理が不可能な場合（ICUが存在しない，満床で使えないなど）
3) ICU管理しても重篤な合併症が避けられないほど呼吸の状態が悪い場合

呼吸機能障害が疑われれば，呼吸機能検査を行うことが望ましいといえます．必ずしも可能ではありませんが．

努力肺活量（FVC）とその予測値との比較（%FVC），1秒量（$FEV_{1.0}$）と1秒率（FVCとの比，すなわち$FEV_{1.0}$%），血液ガスの三者．

努力肺活量の予測値との比較（%FVC）：正常値の50%程度あれば，一応安心．

＜1秒量＞　正常値の50%程度あれば，一応安心．「実測値の50%」は$FEV_{1.0}$%が50%だが，それでは不足．%$FEV_{1.0}$（予測値との比）が50%欲しい．

＜実例＞　FVCの予測値が3,000ml，実測値が1,500ml，$FEV_{1.0}$が750mlでは，$FEV_{1.0}$%が50%（750/1,500）ですが，%$FEV_{1.0}$は25%（750ml/3,000ml）．

● memo ●　**呼吸機能検査のむずかしい理由**

呼吸機能検査は，患者さんも他科の医師も嫌う人が少なくありません．その理由は
1) 手間・時間がかかる
2) 患者の協力が必要：呼吸機能検査は患者さんに「努力してもらって測定する」
3) そのかわり，「予備力の情報が得られる」という大きな利点はあります．

● memo ●　**呼吸機能検査の「%」のつけ方の意味**

呼吸機能検査では
「%」が文字の前につくときは正常予測値との比
「%」が文字の後につくときは実測値との比
を表現する約束です．%VCや%FVCは正常値との比を表し，$FEV_{1.0}$%は実測された1秒量と実測されたFVC（努力肺活量）の比を表します．

血液ガス：呼吸機能の意味ではPaO_2と$PaCO_2$をみる．

PaO_2：正常値下限は80mmHg

$PaCO_2$：40 ± 5mmHgの範囲

異常値は意味が大きいけれど，正常でも肺機能が正常とは限りません．血圧が正常でも心臓が正常とは限らないのと同じ．

2. 検査値なしで確認できること

日常活動が真に活発なら検査はほとんど不要．具体的には，
　　毎日満員電車で1時間かけて元気に通勤
　　週1回はゴルフ場でゴルフをしている
　　手のかかる年代の複数の子供を育てている最中の主婦
　　その他身体をよく動かす日常生活
逆に，日常動かない生活の場合は，それからは確認できません．

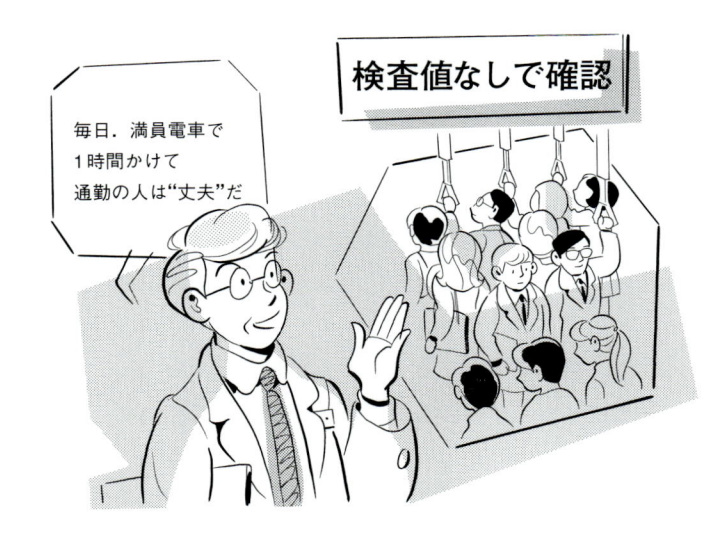

この患者さんは，家事はできますが買い物はご主人まかせで，外出することは少ないので最低レベルの活動しかしていません．

肺機能障害は，麻酔法選択・モニター選択と，術後のケアに特に大きく関係します．この患者も結構重症なので，担当の麻酔科医は気管内チューブの留置，人工呼吸の継続，ICU滞在等の可能性を考慮しているようです．

3. 肥満度の客観的評価: 指標BMI

肥満は手術や麻酔にいろいろに影響するので，基本を勉強しておきましょう．
肥満度を客観的に評価する指標は"肥満指数: BMI body mass index"を使います．
BMI＝体重(kg)／身長(m)／身長(m)
標準値＝22　標準体形では20～24は正常．
　26　　　　少し肥満（「小太り」）
　30以上　　かなりの肥満

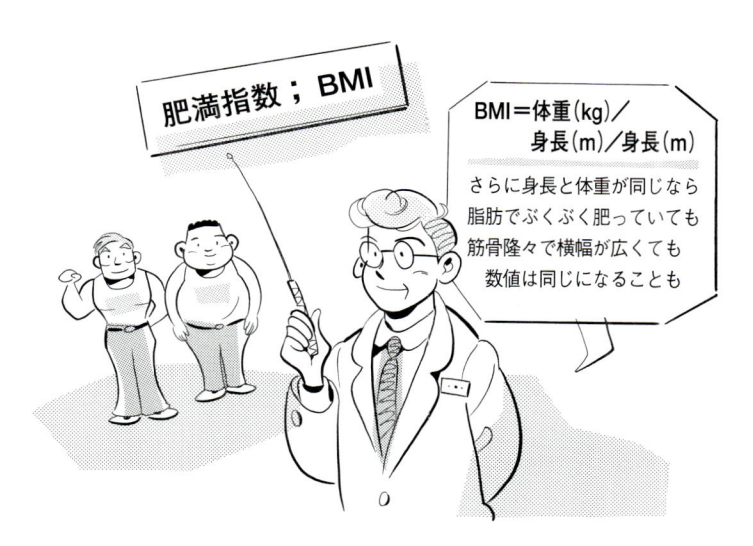

肥満指数；BMI

$$BMI = 体重(kg) / 身長(m) / 身長(m)$$

さらに身長と体重が同じなら脂肪でぶくぶく肥っていても筋骨隆々で横幅が広くても数値は同じになることも

<実例> 引退時点での小錦関は 260/1.9/1.9 = 72 もちろん超肥満

標準体重を直接計算して肥満度をパーセントで表現できます．

標準体重 = 身長(m) × 身長(m) × 22　この標準体重と実際の体重を比較．

<他の例>
1) この患者さんは身長155cmで体重72kgですから，BMIは30.0
2) 筆者自身は身長が1.72mで，体重は70〜75kgの間を上下します．
   - 70kgなら　　　70/1.72/1.72 = 23.6　　　正常上限　　　+ 7%
   - 75kgなら　　　75/1.72/1.72 = 25.4　　　少し肥満　　　+ 15%

この指標の利点: 身長や体重の適用範囲が広い点

<欠点>
1) 割り算を2回するのが面倒で暗算しにくい．
2) 身長と体重が同じなら脂肪でぶくぶく肥っているのでなくて筋骨隆々で横幅が広くても数値は同じになることもある．

肥満患者はベッド，運搬車，手術台などの移動が大変で，各部署でそれなりの準備が必要です．特に手術前後は薬物が効いていて患者自身は身体を使いにくいものです．人手に頼るならその人手を集め，器具を使うなら確保しておきます．

4. Hugh Jonesの呼吸困難度分類（HJ分類）

内科や呼吸器科の医師が「息苦しさ」「呼吸困難」の判定法に使用し，手術や麻酔では呼吸系の予備力の判定に使用します．

呼吸機能検査は，スパイロ，1秒率など予備力の情報ですが，その呼吸機能検査がない場合に，Hugh Jones（ヒュー ジョーンズ）の呼吸困難分類は特に有用です．

a. 言葉の意味

息苦しさを日常生活の可能レベルから判定．Hugh Jones（ヒュー ジョーンズ）は提案者の人名（一人です．Hugh氏とJones氏ではありません．）考え方はNYHA (New York Heart Association) の心機能分類と似ています．

b. 内　容

1度：正常/同年齢の健常人と同様に仕事ができ，歩行・階段の昇降も健常人と同様．
2度：平地では同年齢の健常人と同様に歩けるが，坂や階段は健常人同様には昇れない．
3度：同年齢の健常人と同様には歩けないが，自分の歩調で約1.6km以上歩ける．
4度：休みながらでないと，50mも歩けない．
5度：息苦しくて自分の身の回りの世話もできない．

c. なぜこの方法で測定できるか

こうした「体力の評価」は，呼吸困難と強く相関します．肺や呼吸機能の悪い人では，それが日常生活の制約になっています．

d. 心機能との関係

体力は，一般には心機能と循環系の能力で，換気と肺のガス交換能の予備能はこれより大きいのがふつうです．しかし，呼吸器疾患患者では呼吸器系が制約因子です．

e. 安静時血液ガスとの矛盾

肺気腫と慢性気管支炎を比較すると，安静時血液ガスは肺気腫では数値が良好で，慢性気管支炎では初期から悪いのがふつうです．しかし，運動能とHJ評価は，肺気腫では早期に悪化し慢性気管支炎では遅くまで悪化しません．この点は疾患の性格によるもので，肺気腫では換気機能と同時に肺胞の気相のガス交換や肺循環も障害されますが，慢性気管支炎では換気障害が中心で，肺循環は正常に維持されやすいことによります．

5. 体力と酸素運搬の予備能

「体力」で重要なのは，身体に酸素を取り込みそれを必要な場所に届ける能力つまり「酸素運搬能」です．

酸素運搬を決めるのは，換気と肺のガス交換，心臓の機能，ヘモグロビンの量と性質，末梢循環の性状などです．

心拍出量が5倍に増えるだけで酸素を10倍運べるのは，動脈と静脈の酸素量の差が2倍に増えるから単位血流が運ぶ酸素量が2倍になるからと解釈できます．

酸素運搬系は，安静時の約10倍の余裕があります．その余裕で人間は運動しセックスし，手術の負担に耐えます．測定は運動負荷試験で可能．

表5　酸素代謝の基本数値

安静時酸素消費量	3.8ml/kg
65kgの成人では	250ml/分
心拍出量	5l/分
動脈と静脈の酸素の量の差	5ml/dl
混合静脈血の酸素分圧 $P\bar{v}O_2$	40mmHg
混合静脈血の酸素飽和度 $S\bar{v}O_2$	75%
若年健康人の最大酸素摂取量	上記の10倍
若年健康人の最大心拍出量	上記の5倍
最大酸素摂取時の動脈と静脈の酸素量の差	10ml/dl

6. METS単位（metabolic units）

代謝量を，安静時の倍数で表現して"METS"単位で表現します．
酸素消費量38ml/kgの活動は安静時の10倍だから，「10METSの活動」．
最大酸素摂取量は，若者で10METS以上で，年齢が進むとゆっくり漸減．

● memo ●　覚え方の秘訣

持続的な歩行やランニングの速度の時速をkm/時で表現すると，その数値がMETS値に一致します．

　　4km/時の歩行（ゆっくりした歩行）　　　　　　4METS
　　10km/時のランニング（ふつうの人の上限に近い）　10METS
　　20km/時のランニング（エリートランナーの上限）　20METS

10METSの運動で
　　心拍出量は5倍に増加
　　動脈と静脈の酸素の量の差　　　　　10〜12ml/dlに増大（安静では5）
　　混合静脈血の酸素飽和度 $S\bar{v}O_2$　　　50%未満

ゆっくり歩く	ランニング	速いランニング
4METS	8METS	12METS

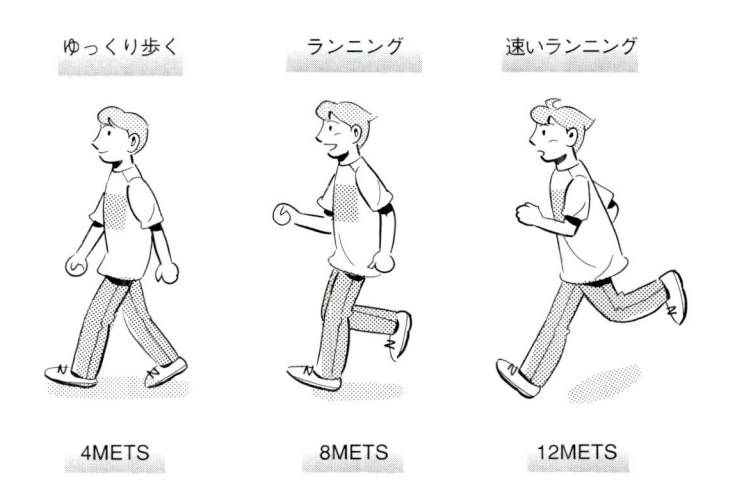

7. 手術と麻酔とヘモグロビン

　　　　ヘモグロビンの正常値は12〜15mg/dlですが，安静ではこれは不要

　　　　手術前のヘモグロビンの下限値は，7〜8mg/dlまで安全．手術中，一時的には5mg/dlでも数分〜30分は耐えられる．

　　　　覚醒状態（術後）では5mg/dlは危険．術後代謝は安静ではなく，代謝亢進も多いから．

8. 循環不全の評価と麻酔：循環系の障害の評価は

- 心電図の他に"問診と病棟でのふるまい"にも重要な情報あり．
- 入院直前まで活発に活動し，週1回はゴルフをしていた患者なら，重大な障害の可能性は低い．
- 寝たきり患者では，心電図が正常でも術中術後に障害発生の可能性は否定できない．
- 循環系の障害は呼吸器障害より，術中に問題の起こる危険度が高い．
  （呼吸系の障害は循環器障害より，術後に問題の起こる危険度が高い）

麻酔科医は対応に苦心する．その内容は
1) 麻酔法，麻酔薬の選択，モニターの選択．
2) 循環を大きく動かさないような苦心：高血圧・低血圧・頻脈は全部悪い．
3) 電解質の補正．
4) カテコールアミンやCa拮抗薬をはじめとする各種薬物の使用．
5) 術後管理との関係：ICUが必要か否か．

循環器専門医の助言，患者をよく知っている医師からの情報は有用．

9. 新しい心筋梗塞と手術

　　　　心筋梗塞発生後1年以上を経過した心筋梗塞は，冠状動脈の状態・心室機能・伝導系の働き等から一般の心疾患患者と同様に評価して麻酔します．

　　　　心筋梗塞発生が6カ月以内の場合，麻酔や手術によって梗塞再発率が高いので，手術の緊急度と勘案して方針を変更します．

1) 手術を延期
2) 冠血管手術を先行
3) 冠血管検査を先行
4) 本来の手術と冠血管手術とを同時に施行
5) バルーンポンプを併用して手術

特殊な手法を採用する場合も，各種モニターを駆使し薬物を投与し，手術は短時間

に手際よく行う.

- ■ **蛇足** 「心筋梗塞発生が6カ月以内の手術の危険」は1970年代に発表されましたが,現在は対応法が進歩したので以前ほどは強調されません.

10. NYHA分類と麻酔

NYHAの心機能分類は,循環系の予備力評価の指標で,特定の疾患の重症度を鑑別はしません.「手術に耐え術後を乗り切る体力」を鑑別.

状況・症状は「心疾患で発生している」のが前提.整形外科的障害で臥床していても,呼吸と循環が元気なら当てはまらない.ただし,臥床は短期間に呼吸循環機能を障害.

表6 NYHA心機能分類（New York Heat Association）

	最大酸素消費量
1度: 正常人と同様に活動できる. 　　（予備力は60歳の正常人と同じ） 　　心機能面からの特別な考慮は不要.	8METS
2度: 激しい活動は制限される. 　　極端な大手術,重篤な合併症への予備力は低下. 　　大手術でICU管理の可能性がある.	6METS
3度: 身の回りの面倒だけは可能. 　　麻酔自体に危険が伴う.方法,薬物,モニターの選択が必要. 　　開腹,開胸手術では術後積極的な呼吸と循環の管理が必要. 　　実例の患者はNYHAもこのレベルで,ICUを予約しました.	4METS
4度: 臥床 　　麻酔自体に危険が伴う.方法,薬物,モニターの厳重な選択が必要. 　　術後積極的な呼吸と循環の管理が絶対に必要.	3METS未満

11. 腎障害の評価と麻酔

腎障害と麻酔の問題を検討しましょう.

＜腎障害と薬物排泄＞

1）軽度腎障害

クレアチニンとBUNが正常より軽度上昇程度の腎障害は,薬物排泄に対して臨床的には影響なし.

2）高度腎障害

筋弛緩薬のうち,クラーレやパンクロニウムの排泄が障害されて遷延無呼吸が起こります.ベクロニウムは基本は肝で分解されますが,代謝物に筋弛緩作用があって腎排泄性で,腎機能障害の強い場合作用が遷延.したがって,

- 薬物を選ぶ．腎機能に依存しない薬物使用．ベクロニウムは絶対安全ではない．
- 筋弛緩薬は術中から4連反応法などで正確にモニターしながら使用．
- さらに術後透析の準備が必要かもしれないのでその打ち合わせも．

＜Kイオンレベルとアシドーシス＞

腎不全患者の問題の一つはKイオンのレベルとアシドーシスで，異常値では不整脈の原因となり，筋弛緩薬の効果が遷延します．

$[K^+]$ は 5.5mEq/l 以下．動脈血 pH は 7.25 以上．軽度なら手術直前に補正可能．

＜Kイオンの評価の困難＞

カリウム（K）イオンは主に細胞内に存在し，血清の濃度は極端に低い．Kレベルの異常は，長期持続では評価が困難．血清K値は正常に近くて，身体全体のK量が極度に減少している場合や，逆もある．

副腎皮質ホルモンはKに影響が大きく，原発性アルドステロン症で重大．

術前の低K状態は，術中術後に問題を起こすが原因は不明（たとえば，Goldman L. et al. Multifactorial index of cardiac risk in---. New Engl J Med 1977; 297: 845～850）．

＜術中腎機能と術後腎不全＞

術前腎機能が正常でも，手術経過で術後腎機能障害や腎不全が発生します．術中は，腎血流と尿量を確保．1mg/kg/時が最低基準．

尿量がこれ以下なら，ドーパミン・ラシックス・マニトールを使用して利尿．

12. 肝障害の評価と麻酔

＜薬物代謝と肝機能障害＞

重篤な肝機能障害では，薬物代謝が障害されます．

麻薬系鎮痛薬をはじめ，持続か反復投与の薬物は作用が遷延します．

非脱分極性筋弛緩薬は効きにくくなる．

1) 局所のアセチルコリンエステレース活性が低下し，相対的にアセチルコリンが増加する．
2) 血漿の蛋白分画の組成がかわって，薬物の蛋白結合分が多くなる．

ベクロニウム：ベクロニウムの作用消失は主として肝代謝に依存．肝機能障害患者では少量で有効で長時間作用．モニター使用が安全．術後も臨床症状に留意．

プロポフォル：プロポフォルの作用消失も主として肝代謝に依存．肝機能障害では少量で有効で，長時間作用の可能性．モニターはむずかしいので，臨床症状に留意．

13. 電解質異常の評価と麻酔

　　　　　電解質異常の原因としては，下痢・嘔吐・イレウス・経口摂取の障害・経静脈栄養の選択不良など．

水分・電解質・エネルギー必要量

＜水分の必要量＞　尿として1m*l*/kg/時が必要（したがって，70kgの人では1700m*l*/日）．他に不感蒸散としてこの半量が失われるので，全量を「100m*l*/時」と覚えましょう．

＜電解質の必要量＞　1日必要量で
　　　　　Na＝3mEq/kg，Cl＝2mEq/kg，K＝1mEq/kgというのが記憶に便利．
　　　　　血漿の濃度に比較してKのターンオーバーが大きい点に注意．

＜エネルギー必要量＞　20kcal/kg．
　　　　　炭水化物のみでとると，350～400gのグルコースにあたります．
　　　　　5％グルコース液500m*l*に含まれるグルコースは25gで，2,500m*l*投与しても75g，たった300カロリーです．高カロリー輸液の必要性がわかります．

14. 内分泌疾患の評価と麻酔

　　　　　内分泌疾患と麻酔の関係は，疾患の種類で対応が異なります．

a. 下垂体副腎皮質系の障害

　　　　　下垂体副腎皮質系の障害は電解質異常注意．ステロイドの投与と電解質の補正．

b. 甲状腺疾患（甲状腺機能亢進や低下）

　　　　　機能亢進状態のまま手術を行うのは不可．一応正常状態でも発作の危険あり．
　　　　　充分のモニター（心電図と体温・カプノメーター・血液ガスなど），薬品（抗不整脈薬とプロプラノロル），冷却用のブランケット等を準備．

c. 褐色細胞腫

　　　　　かつては管理困難でしたが，現在は生理学・薬理学の教えるとおりに管理可能．術前に時間をかけて循環血液量と交感神経を正常化．
　　　　　甲状腺機能亢進症も褐色細胞腫も，学問的論理的に対応可能．

15. 貧血と輸血の考え方の変化

　　　　　1980年まで，ヘモグロビンレベル10g/d*l*，ヘマトクリット30％が定時手術（緊急手術でなく予定して施行する手術）の下限でした．これ以下では貧血の原因を究明し同時に治療するのを原則としました．
　　　　　この基準は，現在ではヘモグロビン8g/d*l*，ヘマトクリット25％と低くなりました．理由は4つ．

1) 管理法が進んで，ケア可能．特に循環系のケアが進歩．
2) エイズ・肝炎・GVHDなど輸血を恐れる要因と認識が増した点．
3) 手術患者が老齢化し，ヘモグロビンの正常値の下限が低下．
4) 手術手技と周辺の技術（血液回収の方法）の進歩で，出血量が減少．

輸血は避けて時間をかけて貧血の治療を優先．鉄・葉酸・ビタミンB_{12}，それにエリスロポエチンも使用可能．

純粋の貧血では，患者の体力は「手術に影響するほど」は低下しません．

肺や心臓の予備能力の乏しい患者では，貧血は予備能力をさらに下げます．

ヘモグロビン10以下では，予備力はヘモグロビンに比例．つまり，ヘモグロビン8gの人は，ヘモグロビン10gの人の8割の予備力．

貧血を検索せずにただ輸血のみ行うのは不可．

● memo ●　ヘモグロビン

ヘモグロビンは赤血球の中に高濃度に存在し，分子量66,000の蛋白．

酸素と可逆的に結合．1g当り最大限1.34mlの酸素と結合．

ヘモグロビンはH^+ともよく結合して強い緩衝作用を発揮．

成人のヘモグロビンは$\alpha_2 \beta_2$という「四量体」で一分子当たり酸素4分子と結合．

胎児のヘモグロビンFをはじめ，種々の異常ヘモグロビンあり．

16. 糖尿病の評価と麻酔

糖尿病はたとえ重症でも手術の禁忌とはなりませんが，注意は必要．

1) 厳重なコントロールが必要．
2) 神経障害合併が多いので，脊椎麻酔，硬膜外麻酔の選択には注意．ただし絶対禁忌ではありません．

基本方針としては

1) 術前からの薬物投与をそのまま継続．
2) 最低量のブドウ糖を与え，血糖を1時間毎に測定し，インスリンを増減．
3) 血糖は高すぎても低すぎてもいけない．
4) インスリン投与でKイオン低下を招くのに注意．

麻酔の選択に関しては，

1) 糖尿病患者は，硬膜外麻酔や脊椎麻酔を使いたい．
   手術も，末梢血管手術や下肢切断など，区域麻酔が適応．
   ところが糖尿病患者で神経症状があると使いにくい．その場合の脊椎麻酔や硬膜外麻酔施行の基準は，結論が出ていない．
2) 全身麻酔薬の選択も解決していない．薬物の作用の差は少ない．

17. 肥満の評価と麻酔

肥満の数値的評価に関しては前に説明しましたが，ここでは麻酔の問題点を少し説明します．

肥満患者は点滴がむずかしく，血圧が計りにくく，挿管も脊椎麻酔・硬膜外麻酔もむずかしく，血液ガスが悪くなりやすく，手術もむずかしく長時間を要し，動かすのも大変．"肥満は手術室の敵だ！"

<肥満の病態生理> 麻酔との関連で具合の悪いのは，

1) 血液ガスが悪くなりやすい．影響大．
2) 人工呼吸の困難：圧がかかる．下肺部の無気肺発生の危険．
3) 筋弛緩薬が効かない．筋弛緩薬は「脂肪は弛緩させない！」
4) 術後の肺合併症の発生大．
5) ハロセン肝炎の発生率が多分高い．
6) ベッド⇔運搬車⇔手術台の移動が大変．

冠状動脈障害や高血圧などの合併の方がさらに深刻．

アメリカと比較して日本で働くありがたさの一つは，極端な肥満が少ない点．

18. 血液凝固と出血傾向

血液凝固と出血傾向は手術を直接障害するので，一般には外科医がチェック．

<考慮点> 麻酔法の選択にかかわる．

明確な血液凝固，出血傾向があれば，脊椎麻酔と硬膜外麻酔は避ける．重篤な合併症－神経の損傷－の危険が大きいから．

ヘパリン使用の条件では，脊椎麻酔と硬膜外麻酔は避ける．カテーテルを挿入して1日たてばヘパリン使用は一応安全．しかし，事件の起こった報告はある．たとえば開心術手術の直前に硬膜外麻酔施行は危険大（ヘパリンを使わなくても，事件発生の報告はある）．

E 前投薬と術前のケア

前投薬のねらいは，手術のストレス反応を和らげる目的で鎮静薬を投与．「心理的」効果以外に生理的作用もねらうものです．

1. 前投薬の標準

標準処方は次の二つ．

　　ジアゼパム（セルシン・ホリゾン）　　0.2mg/kg（筋注か経口），10mgまで

ハイドロキシジン（アタラックスP）　　1mg/kg，50mgまで
この他にアトロピンを，0.01mg/kg（総量0.6mgまで）程度投与
前日に確実に眠れるように催眠薬を使用する場合もあり

ハイドロキシジン（商品名アタラックスP）
　＜分類＞　マイナートランキライザーの一つ
　＜作用＞　視床・視床下部に作用し，静穏・鎮吐・鎮痙・筋弛緩．抗ヒスタミン抗アレルギー作用．
　　　　　　精神神経症・不安緊張状態・アレルギー性皮膚炎などに用いる．
　＜前投薬での使用＞　麻酔での使用は，実際上は前投薬のみ．

2. 摂食・飲水に関しての注意

術前には食事・飲水を禁止します．麻酔，手術での嘔吐と誤嚥を防ぐのが目的です．以下のルールは成人の場合（小児はその項目を参照）．

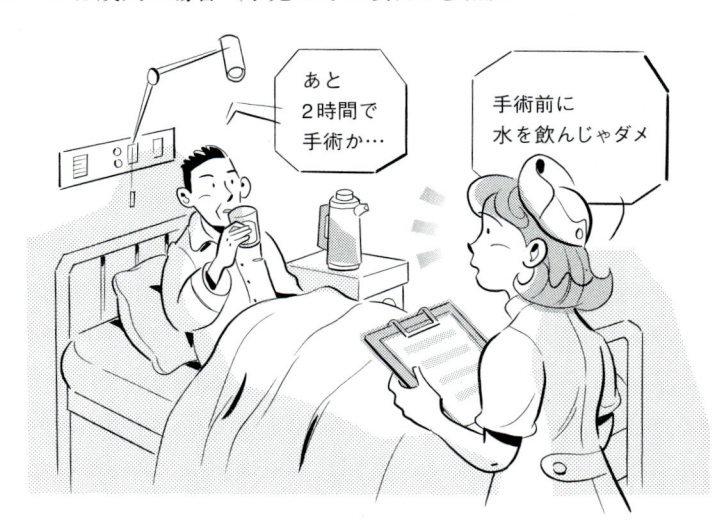

原則として麻酔導入の6時間以内は摂食・飲水を禁止．
定時手術では前日の午後12時以降は禁止．
朝一番以外の手術では点滴を入れる．
とにかく，手術の朝に摂食・飲水は絶対に不可．
このルールは，脊椎麻酔や硬膜外麻酔の予定でも守る．さもないと，脊椎麻酔や硬膜外麻酔で，鎮静薬や全身麻酔の併用が不可能になります．
このスケジュールが守れない場合は，「胃内容充満」として，緊急手術扱いです．
"6時間おけば絶対に安全"ではない．危険を小さくするルール．
小児の場合は別のスケジュールによる．その項目参照．

練習問題

次の設問で，正しいものに○を，誤っているものに×をつけよ．
1) 術前回診ができなければ，電話で話せばよい．
2) 全身麻酔を受ける患者は術前に必ず心電図をとるのが規則．
3) 術前の呼吸機能検査には負荷試験が必要．
4) BMIは肥満度を評価する指標で，身長/体重で計算する．
5) 手術中に喘息発作が起こることはない．
6) Hugh Jonesの呼吸困難度分類は，Hugh氏とJones氏が共同で開発した．
7) 心筋梗塞が起こってから6カ月以内は大きな手術を避けるべし．
8) 腎障害があっても肝機能が正常なら，ベクロニウムの作用は正常．
9) Kの所要量は，モル表現でNaのそれの1/3です．
10) ヘモグロビンが10g/dl未満では全身麻酔は不可．
11) 糖尿病では低血糖は恐ろしいが，高血糖は怖くない．
12) 血液凝固障害や出血傾向が明らかなら，脊椎麻酔・硬膜外麻酔は避ける．
13) 脊椎麻酔・硬膜外麻酔のときは，摂食・飲水を禁じる必要はない．

解答

1) × 患者に「会う」のがルールです．しかし，何もしないよりは電話の会話でもした方がよいとはいえるでしょう．
2) × 術前心電図は望ましいが，規則ではありません．40歳以上は特に望ましいでしょう．
3) × 肺活量や1秒率自体が情報をもっています．呼吸機能は負荷試験をあまり行いません．
4) × BMIは肥満度を評価する指標ですが，体重/身長/身長で計算します．
5) × 手術中に喘息発作が起こり得ます．
6) × Hugh Jonesは一人の名前です．
7) ○ 心筋梗塞から6カ月以内は大手術を避けるのが無難です．
8) × 肝機能が正常でも腎障害でベクロニウムの作用が延長することがあります．
9) ○ Kは1mEq/kg，Naは3mEq/kg．いずれも1日所要量です．
10) × ヘモグロビンは7〜8g/dlが下限とされます．
11) × 高血糖も感染の防御能低下，酸塩基平衡と電解質異常などを招きます．
12) ○ 血液凝固障害・出血傾向が明らかなときは，脊椎麻酔・硬膜外麻酔は避けることになっています．
13) × 「脊椎麻酔・硬膜外麻酔だけでできる」との保証はありません．

患者のケアとモニター 3

　この章では，患者のケアとモニターの問題を検討します．勉強に進む前に，まず次の問題に○か×かで答えてください．

問題

1. 麻酔から覚醒時には患者によびかけて深呼吸させるべきである．
2. モニターに機器を使うのは邪道である．もっと肉眼で患者を観察すべし．
3. モニターをしっかりつければ麻酔された患者に付き添っていなくてもよい．
4. 心臓のモニターは心電図があれば充分である．
5. 酸素の低下の鑑別に，パルスオキシメーターはチアノーゼ観察より優れている．

解答

1. ×　現代の麻酔覚醒では，患者を静かに覚ますべきで大声でよびかけて深呼吸させるのは意味がありません．やめましょう．
2. ×　「機器だけ」ではもちろんいけませんが，肉眼でわかることは限られます．飛行機が安全に飛ぶには「有視界」だけでなくて「計器飛行」も使うのと同じです．
3. ×　モニターは情報をとることには有用ですが，その情報を使って行動するのは人です．機械だけで安全は確保できません．

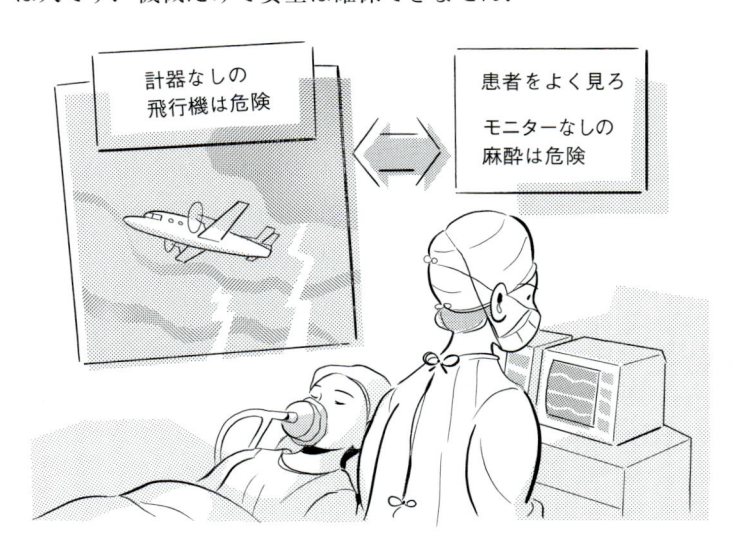

> 計器なしの飛行機は危険　⇔　患者をよく見ろ　モニターなしの麻酔は危険

解　答

4. × 麻酔や手術では心電図と血圧や循環動態は平行しません．心電図だけでは不足です．
5. ○ パルスオキシメーターのほうが文句なしに優れています．

＜実例のモニター法＞

　　実例のモニター法を検討します．患者が手術室に到着し，手術台で型通りモニターをつけました．血圧計・心電図・パルスオキシメーター（37頁）・カプノグラフ（40頁）などです．血圧は150/85ですから，この患者の正常値です．SpO_2（パルスオキシメーターでみた動脈血酸素飽和度を表わすシンボル）が93%と低値なのは，血液ガスから予想したレベルです．

　　麻酔科医が麻酔してさらに体温計・食道聴診器を挿入し，さらに橈骨動脈にカテーテルを入れて直接動脈圧モニターをしました．

　　硬膜外麻酔の影響もあり血圧が動きやすかったので直接動脈圧モニターは有用だったようです．

A 引継ぎについて

　　手術室では通常病棟のナースから患者さんを引き継ぎます．その場合のやり方は病院で決めていることが多いはずですが，「手を抜かない」ようにしてください．

　　忙しかったり，すでにスケジュールから遅れたり，次の患者が待っていたりすると定められたステップを省略したりしたくなるのは自然ではありますが…．

　　事故はこういうときに発生します．

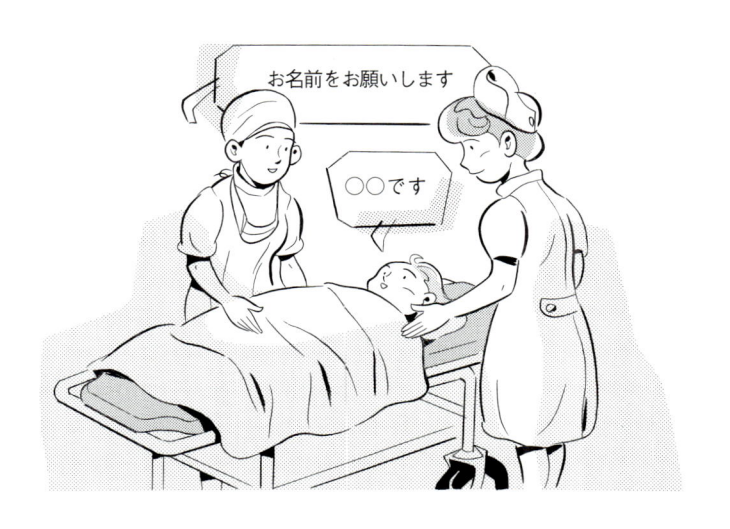

B 患者を間違えないために

　　　　手術室は短時間に多数の患者が出入りし，しかもそれぞれが重大な処置を受けます．
　　　「患者を間違えない」のは，引継ぎから患者を手術室に入室させるまでの重要な注意項目です．そのために，病院はいろいろな対策を講じていますが，「これで絶対」という方法はありません．いくつかの安全策を組み合わせて危険を最小限にする以外にありません．

a. 前日に患者に会う

　　　　麻酔科医が術前回診するのは当然ですが，ナースも患者に会っておくのはこの意味もあります．
　　　それも絶対ではありません．服装が変わったり，化粧，義歯，薬の作用で顔つきが変わって見違えることもあります．

b. 名札（認識票）

　　　　患者さんに名前と年齢と病棟の所属などの名札をつける．

c. 患者に名乗らせる

　　　　患者さんに積極的に名乗ってもらって誤認を防ぐ．
　　　そのときに，「Xさんですね」という風に確認するよりも，「お名前をお願いします」と尋ねて積極的に名乗ってもらうほうが確実性が高いことが判明しています．

d. 術者チームの一人が確認してから麻酔を開始

　　　　とても有効ですから原則として採用すべきですが，常に現実的とはいえません．術者チームは病棟や外来でも忙しく，麻酔も常に短時間とは決まりませんから．

C 麻酔開始から手術まで

　　　　麻酔の準備や患者が手術室に入室してから心電図の電極をつけたり血圧を測定することをナースの仕事としている病院もあるでしょう．
　　　ちょっと面倒ですが，逆に心電図や血圧をみることで患者の情報を得られるのですから，ナースにとってはありがたいことともいえます．麻酔科医が自分でやってしまうとナースはみているだけになって，情報が本当には身につきません．
　　　患者さんの意識がなくなってから麻酔科医に余裕がありそうだったら，疑問をきいてみてごらんなさい．状況によっては，説明してくれるかもしれません．気管内挿管の前に声門をみせてもらえるかもしれません．現代の麻酔では比較的余裕のある操作ですから．
　　　私自身は，医学生はもちろん看護学生や希望するナースにも観察させます．

D 麻酔からの覚醒をうながさないで

手術が終わって麻酔から覚ますとき，大きな声を出して覚醒をうながしたり，深呼吸をさせたりしないでください．

「目覚めは静かにさわやかに」は，日常生活では当然ですが，麻酔からの覚醒にもあてはまります．ですから，手術が終わって麻酔薬の投与を止めて覚ますときも，なるべく無用な刺激はしないほうがいいのです．

古い麻酔薬では，麻酔のレベルが大変に深く，また覚醒も遅くて時間がかかりました．覚醒を確認したりうながす目的で，大声でよびかけたりするのがふつうのやり方でした．

現代の麻酔では，麻酔レベルはあまり深くないので，覚醒には時間がかかりません．覚醒の確認は不要ですし，どの道すぐに目覚めます．

なるべく静かに目覚めさせましょう．

E 麻酔のモニター

1. 麻酔のモニターの基準

「手術中のモニターはいかにあるべきか」，「いかにすれば患者の安全が保てるか」という基準です．

「基本的にこうあるべし」との考え方は従来からありましたが，明確な基準を文章にしたのは，1980年代半ばにハーバード大学系の病院が集まって「麻酔中のモニターの基準」を作成したのがはじめで，やがて世界に広まりました．日本麻酔学会も類似の基準を作成しています．

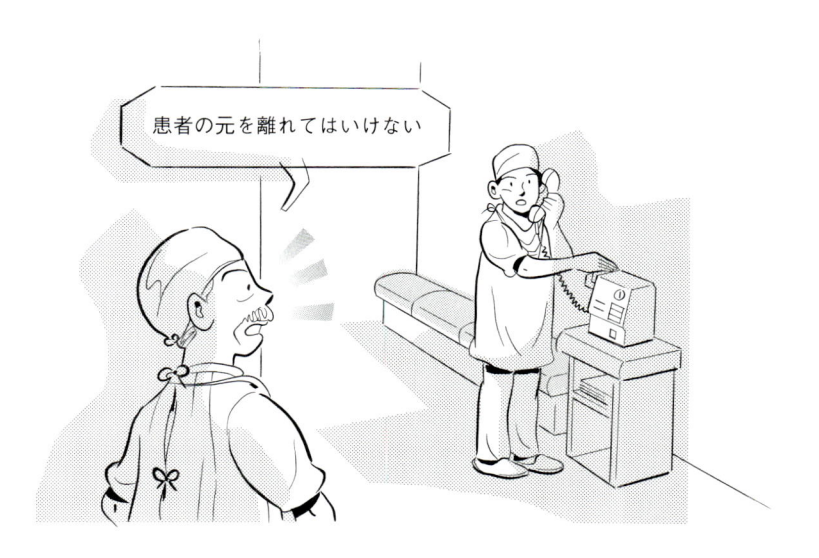

1) 麻酔中は常時麻酔担当者がその場に存在して患者をモニターし，ケアしていること（必ずトップにあげられる重要なポイント）．
2) 血圧と脈拍を5分以内毎にチェック
3) 心電図: 常時
4) 呼吸と循環の連続モニター（"連続"というのがミソ）
   呼吸: バッグの動き・気流・気道内二酸化炭素など
   循環: 心音・動脈波形・プレティスモグラフなど
5) 回路の接続アラーム（現在はカプノグラフのアラームを使用）
6) 回路の酸素濃度
7) 体温のチェック

括弧内は「基準」ではなくて，私の注意のコメントです．
パルスオキシメーターと気道内二酸化炭素モニターは現在は「基準」とはなっていませんが，「実質的な基準」（de facto standard）です．

2. この基準で許されない例

この「基準」からみると，次のようなやり方は許されません．
- 脊椎麻酔にプラスティックのマスクで酸素を与えている．
   理由: 呼吸を連続的にとらえていない．バッグの動きかカプノグラフが必要．
- 全身麻酔中で，血圧の間欠測定はしているが，連続モニターは心電図のみ．
   理由: 心臓の機械的活動の連続モニターが必要．
- 1人で2つの麻酔を同時に担当
   理由: 麻酔担当者は当該患者を"連続して"ケアするのが条件．

● memo ●
麻酔科医が1人で患者2人を麻酔するのは現代では認められませんが，実際にはときおり行われています．病院によってはルーチン化しているところさえあります．ところで，私自身は1台の麻酔器で2人麻酔した経験があります．麻酔器が1台しかないが，回路は循環回路とジャクソン＝リース回路があり，術者2人が仕事を早く終わらせたくて協力しました．麻酔器から出たところでガスを二分して麻酔しました．1967年秋に東京西部の某病院．もう時効だから書けますが．

3. 広汎子宮全摘術患者のモニターについて

この症例でモニターの方法を検討してみましょう．

問題

下のモニターのうちであなたが採用したいもの，採用すべきと考えるものをあげてください．

1. 自動血圧計
2. 心電図
3. 体温計
4. パルスオキシメーター
5. カプノグラフ
6. 動脈カテーテルによる直接動脈圧モニター
7. 中心静脈圧
8. スワン-ガンズ（Swan-Ganz）カテーテルによる肺動脈圧モニター
9. 脳波
10. 食道エコー

解答

この手術は大きな手術に属するので，1. 自動血圧計から 5. カプノグラフまでは装置があればすべて採用します．いずれも無侵襲で，信頼度も充分です．9. 脳波も無侵襲ですが，情報の使い方はどうでしょうか．使える自信があれば使用するのに賛成です．

6. 動脈カテーテルによる直接動脈圧モニター，7. 中心静脈圧，8. 肺動脈圧モニター，10. 食道エコーなどは患者への侵害度と費用の点が問題です．それから情報をどう使うのでしょうか．たとえば，食道エコーは患者さんの身体の負担は小さいけれど担当の麻酔科医が自分で一生懸命にみていたら，患者の全体をみる余裕がないかもしれません．8. スワン-ガンズカテーテルは患者の身体の負担が重く，その割にこの患者と手術の組み合わせでは必要性が低いと私は考えます．6. 直接動脈圧モニターは，術後のICUでも必要なら手術にも使います．中心静脈カテーテルも術後栄養に必要という判断なら，あらかじめ挿入して手術にも使います．

担当の麻酔科医が実際に使用したモニターは標準的な組み合わせです．
EKG・自動血圧計・パルスオキシメーターとカプノグラフ・体温・尿量．
他に，橈骨動脈にカテーテルを入れて，トランスデューサーで直接動脈圧を連続測定し採血して血液ガスを一回だけ測定しました．
CVPカテーテルは術前挿入も検討しましたが，今回は栄養を中心に使うとして，術後に挿入しました．
パルスオキシメーターと血液ガスで，50%の酸素の吸入でPaO_2は80〜150，SpO_2は97〜99とまずまず予測通りでした．血圧が不安定で，直接動脈圧測定は有用でした．

4. なぜ機器によるモニターが必要か

＜モニターの目的＞ 重症患者のモニターの使用の目的には2つあります．監視と制御です．
1) 系の"健常性: Integrity"の監視．
   たとえば，SpO_2が正常なら「血液の酸素化充分」と確認．
2) 系を"制御する"ための"制御系への入力パラメーター"を得る．
   たとえば，カプノグラフで二酸化炭素が高すぎれば換気量を増し，低すぎれば換気量を減らすなど人工呼吸の設定に有用です．

＜モニターに機器が必要な理由＞ 手術室での"モニター"に機器が必要な理由として一応，下の3つをあげましょう．
1) パラメーターによっては患者を目でみただけではわからない: ハイポキセミア，SaO_2の軽度低下などはわかりません．
2) モニター機器の教育効果: メカニズムを理屈で理解するより変化を眼でみる．
3) 患者をみる能力の較正: モニター機器のないところでもわかるように．

5. 機器と人間との相互関係

重症患者のケアになぜモニター機器や検査が重要でしょうか．
1) 感知は機器が得意: 最大の理由は「人は判断は得意だが感知は不得意」な点．
2) 医療対象と内容の変化: "老人が増えた"，"全身状態が悪くても手術"，"合併症が多くても手術"，"長時間の手術もする"，"ケアが複雑"なども理由．
3) "人"は高価: 患者が高価なのはもちろんで，完全無欠の医療を要求．
医療担当者も高価で，トレーニングは高価につき，大量生産が効きません．
機器が安くて高性能ならC/P（経済効率: cost-performance）がよいのです．

6. 理想的なモニターの条件は

生理的意義の確立したパラメーターが望ましく，さらに下の条件があればさらによい．
1) 無侵襲: 患者を損傷しない，合併症が起きないこと．
2) 連続的: このほうが変化が追えて，情報が多い．
3) 実時間: 変化が速いのにデータがずっと後に出ても価値がありません．

「安い」ことも重要．

他に，
・確実に動く装置: アラームがなり表示がおかしいとき，「患者の状態が悪い」と考えずに「また機械の故障」と考えるなら，モニターの有効性は低い！

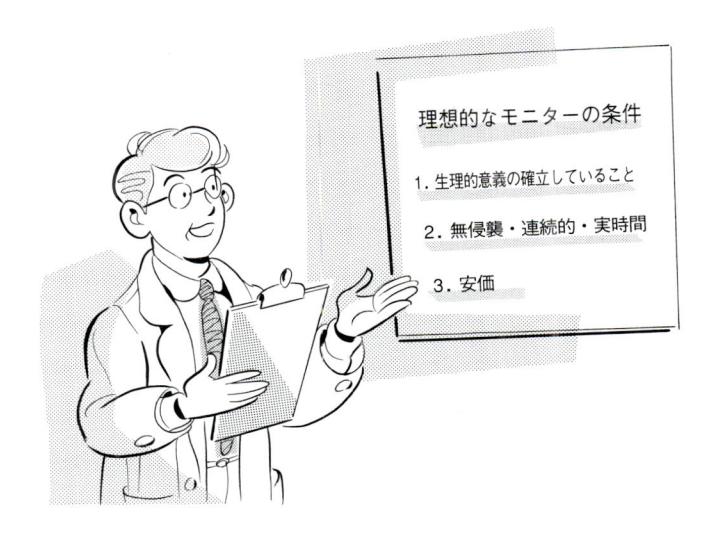

・自動血圧計とパルスオキシメーターとカプノグラフが仕事をしやすくしたのが好例.

表7　重症患者のケアに必要なモニター

呼吸: 換気量, 換気の維持, 血液ガス—酸素の運搬と酸素の利用
循環: 心臓: 下の3つのパラメーターは別個に必要 　　　1) 電気現象, 2) 拍出量, 3) 弁や心室壁の動き 　　　全身の循環と主要臓器の循環と血流, 特に脳と腎臓
脳: 脳血流・脳の酸素化のパラメーター・脳の機能
腎臓: 腎血流・腎機能のパラメーター・薬物排泄のパラメーター
代謝: 主要栄養素と代謝系の働き
薬物代謝: 薬物の血中濃度や組織中濃度

7. "患者をよくみろ"—モニターなしの麻酔は不可能

「モニター」とは機器が中心ですが, えらい先生やその尻馬に乗るジャーナリズムは"器械に頼らずに患者をよくみろ"といいます. しかしだまされてはいけません. "患者のいうことをよくきいてくれる医者"も, 実は口が巧いだけで何の学識もないかもしれません.

昔の医師は患者をよく観察し, 患者のいい分をよくききました. 麻酔科医も一時代前の人は今より患者をよく観察しました. 瞳孔の大きさや呼吸のようすに注意を払いました. しかし, 昔は患者が若く健康で, 手術時間も2時間か3時間だからそれで何とか無事すんだのです. それでも, 昔は術中に突然心臓が止まることも多く, 理由は何もわかりませんでした.

8. 装置を使う医療は教えやすく身につけやすい

"患者をよくみろ"という医学には，重大な問題があります．経験を重んじ論理や知識に基づかないので，「教えるのが困難」です．経験第一的なやり方は人がやるのをみて学び，自分も失敗して身につけます．その過程でたくさんの患者を犠牲にします．昔の医者は，"患者を10人殺してようやく一人前"といいました．

こんなことは現代社会では到底許されません．患者を犠牲にするだけでなく学生や若い医師の修行期間は短いのです．この点はナースも同じです．短時間で医療や看護を身につけるには，経験でなく学問として論理的に構成されてなくてはなりません．現代の医療が測定に頼る理由です．生命に一番大切なパラメーターを的確にとらえるのが一番理解しやすく，患者のためになります．麻酔も集中治療も，この点で大きな成功を治めた領域です．

現代麻酔は"計器飛行"です．計器に頼らず"目で見て飛ぶ"「有視界飛行」も状況によっては可能で，個人が楽しむのなら結構でしょう．しかし，業務としては計器を使用して安全確実を図るべきで，他にはありません．

ここからは個々のモニターを少し検討します．

E 個々のモニター

モニター全体だけでなくて，個々の機器や得られる情報に関しても勉強しましょう．

1. 心電図（EKG）モニター

＜対象と装置＞　原則として麻酔の全例．CRT（ブラウン管）が中心で，異常波形は記録計に記録．

＜施行法と結果＞　電極は右腕と胸壁第5誘導の位置に．ハムは電極の装着不良が多く，電解質液でしっかり濡らせば消えます．

＜判定と問題点＞　心臓の電気現象と循環動態との相関は高くない．
不整脈・期外収縮・STの変化・極端な頻脈の診断に有用．

2. 血圧測定

＜対象と装置＞　麻酔の全例が対象，測定不可能なもの以外は必ず施行．
自動血圧計（振動法を自動的に行う装置）か直接測定（動脈内カテーテルによる）．手動法の時代は終わり．

＜施行法と結果＞　通常の聴診法は不正確で，しかも担当者の手を煩わす度合いが大．自動血圧計を採用．重症例では直接法が，精度・連続性・記録性・採血（血液ガスや電

解質など）の点からも有用．

● memo ● **血圧について**
健康成人の血圧は収縮期圧/拡張期圧で120/80，平均で95mmHg というところですが，キリンの血圧は平均で250〜300mmHg もあります．あの長い頸についた中枢神経系に血流を送り届けるには，その程度の高圧が必要なのです．

3．尿量モニター

<対象と装置>　膀胱留置カテーテルによる．
ショックなど全身状態の不良な救急患者，成人で麻酔時間が2時間を超える手術．手術開始後のカテーテル挿入は，体位や術野から困難な例．

<施行法と結果>　1時間当り1ml/kgが最低基準．下回る場合は輸液・マニトール・ラシックス・ドーパミンで対処．乏尿は組織血流の障害を示唆．

<判定と問題点>　ラシックスの投与量は1回に5mg程度がふつう．利尿薬を用いると体液バランスの判断が困難になるから投与を控えようという考えもある．

4．パルスオキシメーター

<動作原理と意義>　血液の色を測定して飽和度をみるのがオキシメーターですが，"脈動成分は動脈血"として動脈血酸素飽和度を体外から無侵襲で測定．"脈動成分は動脈血を表わす"との動作原理は，日本光電の技師青柳卓雄氏の発明（図3）で世界で認められています．

<有用性と特徴>　パルスオキシメーターは酸素解離曲線の性質から PaO_2 が80以下，飽和度で95%を下回るレベルで有用度が急激に増します．なお，この装置で測定した酸

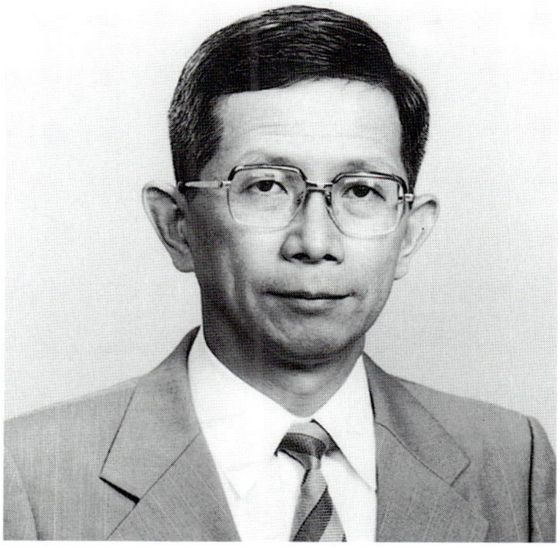

図3　パルスオキシメーターの発明者
　　　日本光電の技師青柳卓雄氏
　　　（1986年頃）

素飽和度はSaO₂と書かずに"SpO₂"という別の符号を使う習慣です．装置の性質と限界から真の酸素飽和度としては精度が高くないので，区別するねらいです．

　手術を含めて重症患者の血液酸素レベルは変化が速く予測も困難ですが，この装置は無侵襲，連続，リアルタイムでチェックします．スイッチオンで動き，較正不要，ウォームアップ不要，現在では10万円をあまり超えず安価なのも利点．

＜パルスオキシメーターは循環もモニターする＞　パルスオキシメーターは「脈波をみる」のが基本なので，脈波を描記する働きがあり，「心臓が確かに動いて末梢に血流が流れている」ことを確認できる点が有用です．

＜教育効果＞　パルスオキシメーターが"オンライン"，"リアルタイム"で酸素レベルを示すので，「麻酔で確かに酸素が下がる」，「手術が華境に入って横隔膜の動きが阻害されると酸素が下がる」，「吸入気酸素濃度を上げればPaO₂が上昇する」，「気道の陽圧を高くするとPaO₂が上昇する」等が目でみえ，その教育効果は測りしれません．

● memo ●　**パルスオキシメーターの原理発見から完成まで**

　パルスオキシメーターの原理を発見して，1970年代の前半に装置のプロトタイプをつくり特許もとったのは，日本光電の青柳卓雄氏ですが，それを本当に高性能で"使える装置"に完成したのはアメリカの人たちでした．アメリカの医療がこうしたモニターを必要とした「必要は発明の母」的要素と，技術的面もアメリカが進んでいたのも理由でしょう．家電製品などで「原理は外国で完成は日本」が多い中で，異色の経歴です．

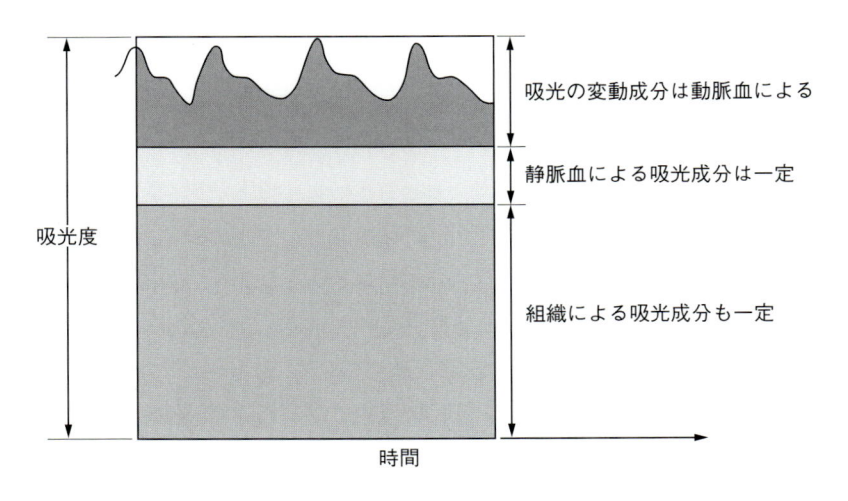

図4　パルスオキシメーターの動作原理

組織，静脈血，毛細管血，動脈血などのうちで脈動するのは動脈血だけ．
（諏訪邦夫：「パルスオキシメーター」1992, p7, 中外医学社）

5. チアノーゼではわからないか

　　動脈血の酸素が極端に不足すれば「チアノーゼ」が出ます．血液ガス測定の初期，さらにパルスオキシメーターの初期には，「測定しなくてもチアノーゼをみていればわかる」と議論する人がいました．

　　「チアノーゼは動脈血の酸素不足のサイン」は事実ですが，逆に「動脈血の酸素不足は必ずチアノーゼとして現われる」とはいえません．いいえ，むしろチアノーゼとしてみえるのは極端な場合だけです．

　　動脈血の酸素不足をチアノーゼでみつけにくくする条件を検討してみます．

a. チアノーゼになるのは酸素がよほど低い場合

　　チアノーゼは血中の還元ヘモグロビンが5g/dlあって初めて目でみえるとわかっています．ヘモグロビンが正常値の15g/dlの場合，この値は酸素飽和度が66％のレベルに対応します．酸素分圧でいえば35mmHgくらいです．こんな低くなるのを待つのは危険ですね．

b. 貧血ならチアノーゼはもっと出にくい

　　ヘモグロビンが10g/dl程度の貧血はよくあります．還元ヘモグロビンが5g/dlとは酸素飽和度が50％のレベルに対応します．酸素分圧でいえば27mmHgです．もう意識がおかしくなるレベルです．

c. 皮膚の色

　　還元ヘモグロビンが5g/dlでチアノーゼが現れるといっても，それは皮膚の色が正常の場合です．色の極端に黒い人や日焼けした人では「チアノーゼ」がみえません．

　　「ハイポキシア（低酸素）」「動脈血の酸素不足」は「患者をよくみてもわからない」ことがらの典型で，計器を使ってモニターする以外にないと結論されています．

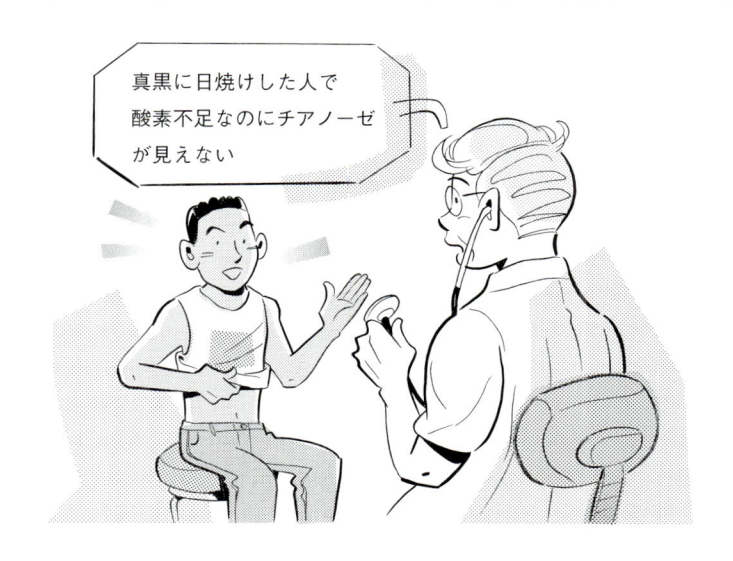

> 真黒に日焼けした人で酸素不足なのにチアノーゼが見えない

6. カプノグラフ

<装置>　気道内の二酸化炭素濃度か分圧を持続的に測定して画面に描く．二酸化炭素が赤外線を吸収する性質を利用しています．

<有用性と特徴>　換気していることの確認．肺胞の二酸化炭素レベルのチェック．他にもたとえば食道挿管の発見や回路のはずれの発見など

<効果>　非常に有用．現在では「呼吸の確認」の標準．

● memo ●　赤外線吸収

1. 二酸化炭素が赤外線を吸収する性質が地球温暖化の原因なのはご存知ですね？
2. 赤外線吸収による二酸化炭素測定の歴史は50年以上と長いのに，手術室にもちこまれて「一般モニター機器」となったのは1990年頃と歴史が短いのが面白い点です．

7. CVP（中心静脈圧）モニター

<対象と装置>　体液バランスに問題のある患者や大出血の予想される手術．

<施行法と結果>　上大静脈にカテーテルを挿入し水柱かトランスデューサーで測定．正常値は自発呼吸で5cmH$_2$O，人工呼吸で10cmH$_2$O．低下は循環血液量減少・静脈の弛緩，上昇は循環血液量増加・血管収縮・心機能低下

<判定と問題点>　一回の絶対値と同時に連続的な変化の傾向も大切．

この他，CVカテーテルは，空気栓塞の際には大量の空気を除去する目的に有用．また，一部の薬物は直接大血管に投与する必要があり，その経路としても有用．

8. 心拍出量の測定

<対象と装置>　心機能や肺循環，末梢循環に問題のある例．

肺動脈に挿入したスワン-ガンスカテーテルを利用して熱希釈法で測定．

<施行法と結果>　カテーテルから冷却生食水を5〜10ml注入．

心係数＝心拍出量/体表面積．心係数の正常値は3.4l/分/m^2．

<判定と問題点>　心係数が2以下は重大な障害で，早急な治療必要．

血圧と比較して血管抵抗（全末梢血管抵抗および肺血管抵抗）計算も有用．

左房圧（肺動脈楔入圧）との対比も有用な情報．

肺動脈カテーテルの挿入は侵害度が高い．心臓と肺血管に特別の問題がない限りは避ける．

9. 肺動脈圧モニター

＜対象と装置＞ 心機能・肺血管系に問題のある例．スワン-ガンスカテーテルで肺動脈圧と肺動脈楔入圧を測定．

＜施行法と結果＞ カテーテルは先端に風船がつき，血流にのって肺動脈に到達．充分に進めて風船をふくらませて楔入圧測定．これが左房圧に近い．

肺動脈圧は収縮期圧20mmHg/拡張期圧10mmHgが正常値の上限．

＜判定と問題点＞ 肺動脈圧・左房圧の値を心拍出量と組み合せて判定．

肺血管抵抗上昇（肺動脈圧が高く心拍出量が少）の状態．

左心機能低下（左房圧が高く心拍出量が少）の状態．

カテーテルが高価で，挿入が必ずしも容易でなく侵害度も高い．

● memo ●
1. 先端に風船をつけて血流に乗せて肺動脈に送り込むカテーテルの原理は，スワン氏らは1969年に論文にしているが，1953年にラテゴラとラーンがすでに記載している．
2. 表記について．本書では"ガンス"と書き，慣用の"ガンツ"を避ける．ガンス氏は開発にあたったエンジニアで，発音は"ガンス"か"ガンズ"なので．

10. 経食道心エコー（TEE: trans-esophageal echo）

経食道心エコーは心臓の動きと大動脈の血流に関して有用な情報ソースで，研究機器，臨床診断の機器として有用ですが，高価な心臓手術以外は，「ルーチンモニターとして」は割にあいません．パルスオキシメーターは100万円を切って急激に普及しました．この装置もそうなってほしいものです．

＜パターン認識の問題＞ パルスオキシメーターの素晴らしさは，動脈血酸素飽和度はわかりやすく知識が普及し，しかも数字です．測定値の意味を改めて勉強し直す必要なし．

経食道心エコーでは，基礎の画像自体が何を意味し，画像のどの変化がどの病態に対応するか勉強の必要があります．読み取り自体が，医師の診断作業です．麻酔業務の一部として，他の仕事の片手間にはできません．現在は，専門家が臨床研究に使用しますが，エコーを読む医師がもう一人必要なら，装置の価格よりさらに高価で，それが普及を阻害します．したがって，今後の課題は，

1) トレーニングなしに有用な情報を得て，活用できること
2) 価格．特にソフトウエアつきの価格．それは1)の問題とも関係．

11. 血液ガス測定

<対象と装置> 大手術・長時間手術，特に開胸手術や心臓手術・肺疾患患者・肥満患者など．原則として動脈採血によります．毛細管血や静脈血の分析もときに有用．測定は電極法．

2000年代の麻酔ではパルスオキシメーターとカプノグラフ（気道内二酸化炭素モニター）が標準で，こちらは採血が必要ないので，もう中心となりました．しかし，採血すれば電解質や化学物質も測定できるので，完全には捨てられません．

<施行法と結果> pH，$PaCO_2$値とPaO_2値とは解釈が異なります．特に後者が大切で，FIO_2との兼ねあいで肺機能を判定し同時に全身への酸素供給を確認．

<判定と問題点>
1) 酸素供給の安全率も見込んで$PaO_2>100mmHg$のこと．
   パルスオキシメーターは実時間で連続確認なので，少し低くて酸素飽和度が95％以上（$PaO_2>80mmHg$）の基準でよい．
2) 肺が良好に働いていると確認するにはPaO_2/FIO_2の比が400以上．すなわち0.33（33％）ならPaO_2で140以上．1（100％）ならPaO_2で400以上．
3) $PaCO_2$は換気量の妥当性の指標．35～45の間が正常値．あまり低いと脳血流の低下を起こし，高すぎれば脳圧亢進や不整脈の危険が増す．
4) pHは7.35～7.45が正常値．低下はアシドーシスで上昇はアルカローシス．ショックなどの血流低下では強いアシドーシスがみられます．

<現在の動向> 新しい方向として，小型でメンテナンスフリーの装置．本体は小さくて安いが，ランニングコストが高価．

12. 採血の注意（blood sampling）

ヘパリン液は死腔を満たすのみで充分．カテーテルの死腔を充分に血液で満たすこと（死腔量の少なくとも2倍をとる）．気泡が入ったらそーっと追い出して捨てる．採血時に強い圧で吸引すると血液ガス値が変わるので自然に押し出させる．採血後にすぐ分析できないときは標本を氷につめて冷やす．

13. 換気量と換気数

<対象と装置> 風車型のものから，各種の電子機器に切りかわる方向．
<施行法と結果> 呼吸器の設定と真の分時換気量は，麻酔器の流量設定に依存する．
<判定と問題点> 分時換気量は100ml/kg．カプノグラフの気道内二酸化炭素で較正．

14. 体温のモニター

<対象> 小児麻酔の全例，成人の大手術・長時間手術・腹腔や胸腔の臓器の露出の広汎な手術・輸液，輸血量の多い手術など．装置はサーミスター型のもの．水銀体温計は34℃以下が測定不能で手術室では使用しないこと．

<施行法と結果> 直腸か食道で．手術によっては一方が使えなかったり不正確．体温は正常範囲に維持が原則．プローブをポリエチレンの鞘で包んで使えば汚れない．外耳に挿入して鼓膜温を測る方法は脳組織の温度を反映しやすいとの理由で，体外循環時の体温モニターに推奨される．

<判定と問題点> 高体温はけいれんや悪性高熱の問題．低体温は代謝障害や薬物作用の変化を招く．直腸温で35℃未満および37.5℃以上は異常．積極的にコントロールします．

● memo ●
手術中に体温が下ると感染率が高くなることが判明しています．

15. 筋弛緩のモニター

<対象と装置> 筋弛緩薬を用いる症例に適用．特に作用異常の予想される例．たとえば肝腎機能障害・電解質異常・特殊な神経および筋疾患．最近では，全例に使う人も増えた．刺激は4連刺激で，反応は目視が標準

<4連反応法 train of four> 0.5秒間隔で4発の刺激を与え，第一刺激への反応と次の2～4番目の刺激への反応とを比較して筋弛緩の度合いを判定．

第1刺激にのみ反応　90%以上のブロック．臨床的には強すぎる．
第2，3刺激に反応　80%のブロック．臨床的に良好．
第4刺激にも反応　75%以下のブロック．生命維持可能，少量のリバースでよい．

<判定と問題点> 単収縮刺激の反応は情報が少なく信頼度が低い．4連反応法の利点は，その時点でコントロールをとる点．

16. 脳波（EEG）モニター

<対象と装置> 麻酔の深度評価の目的．生の脳波ではなくて脳波の周波数パワースペクトル解析．これをさらに簡略化した指標（パワー全体の中央周波数，90%や95%周波数など）やbispectral index（BIS: 位相情報も加えたもの）を用いる．

このうちBISは脚光を浴びているが，特定の会社が計算法を公開しないで装置だけ販売していて「信頼度」が疑問．

＜脳の"健常性"モニター＞ 脳波で麻酔深度をみるのも有用ですが，麻酔で必要なのは「脳の健常性」(integrity) のモニターです．脳に血流が十分に達しているか，酸素化が十分かなどを確認する必要があります．血流自体や酸素化レベルをモニターするのが有用かもしれません．

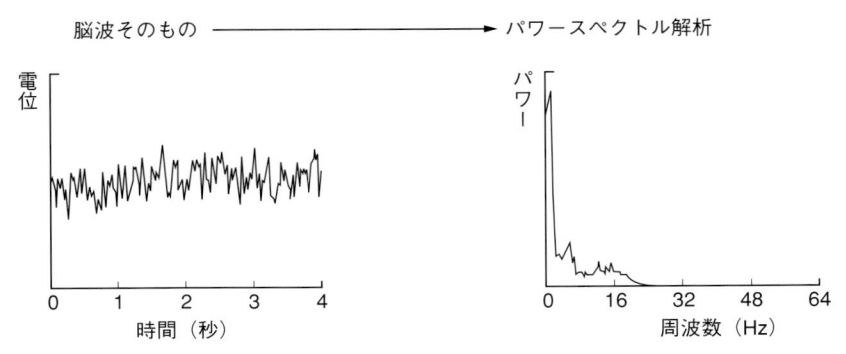

脳波そのもの ──────→ パワースペクトル解析

さらにパワースペクトルを積分して中央周波数（MPF）や95％スペクトルエッジ周波数（SEF_{95}）を算出する．

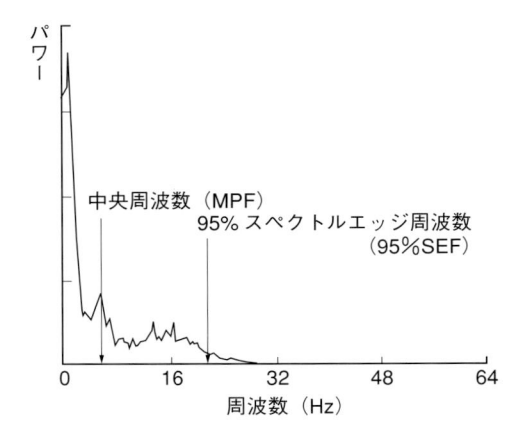

図5 脳波（EEG）モニター
脳波のパワースペクトルで，MPF: パワー全体の中央周波数，SEF_{95}．

練習問題

次の設問で，正しいものに○を，誤っているものに×をつけよ．

1) モニター機器を使えば，人手による監視は不要である．
2) 優秀な臨床医はモニターなしで活動すべきである．
3) モニター機器を使う理由は，人は「監視」より「判断」が得意だからである．
4) EKGをつければ循環動態のモニターは万全である．
5) 血圧の測定は古くさい．心拍出量の計測こそ望ましい．
6) 尿量モニターは侵害度が低いのに情報が多い．
7) パルスオキシメーターはモニターとしての地位を確立した．
8) CVP（中心静脈圧）モニターは出血/輸血のモニターにもなりうる．
9) 体温のモニターはふつうの水銀体温計が有用である．

解答

1) ×　機器はデータは与えるが，判断や活動には人手が必要ですから．
2) ×　優秀な臨床医はモニター「も」使って活動すべきですね．
3) ○　人は「監視」より「判断」が得意だけが理由ではありませんが，大きな理由です．
4) ×　EKGは「電気現象」で，圧や血流といった循環「動態」の情報はありません．
5) ×　心拍出量計測は望ましいが現時点では信頼性の高いものがなく，血圧測定からも情報を得る必要があります．
6) ○　その通り．尿量モニターは侵害度が低く情報が多いのですね．
7) ○　パルスオキシメーターの地位はもう揺るぎません．
8) ○　「圧」を測って「量」の情報を得るところがおもしろいですね．
9) ×　体温は電子体温計が必要で，水銀式は34℃以下は計れません．

麻酔に使う薬物

麻酔に際してどんな薬物を使用するか，簡単に勉強しておきましょう．

麻酔薬として全身麻酔薬と局所麻酔薬があり，さらに全身麻酔薬は静脈麻酔薬と吸入麻酔薬に分かれます．局所麻酔薬は，使う方法はいろいろですが，薬は基本的に同じグループです．

全身麻酔薬のうち吸入麻酔薬はすべて類似のメカニズムで作用すると考えられますが，その作用メカニズムはよくわかっていません．これに対して，静脈麻酔薬はメカニズムが多彩で吸入麻酔薬のようにわかっていないものから，よくわかっているものまで幅が広い薬物です．局所麻酔薬は化学物質としても作用の上でも幅が狭く，作用もしっかりと判明しています．

「麻酔薬」ではないけれども，麻酔ではよく使う薬物が何種類かありますが，その代表が「筋弛緩薬」です．その他に，循環系に作用する薬物，呼吸系に作用する薬物，腎臓に作用する薬物などがあります．このうちで，筋弛緩薬は化学物質としても作用の上でも幅が狭く，作用もしっかりと判明しています．

A 静脈麻酔薬

まず静脈麻酔薬の勉強をします．例のとおり勉強に進む前に，まず次の質問に○か×かで答えてください．

問題
1. 現代の麻酔は吸入麻酔薬中心で，静脈麻酔薬の使用は補助的である．
2. 全身麻酔の開始は静脈麻酔薬を使うことが多い．
3. 「麻薬」と「麻酔薬」とはまったく違う．両者は無関係である．
4. 静脈麻酔薬の作用が切れるのは肝で代謝されるからである．
5. 静脈麻酔薬にはかならず拮抗薬がある．

解答
1. △ 間違いではありませんが，「区域麻酔を組み合わせることが多い」のと「完全静脈麻酔」がしだいに勢力を強めている2点で，この文章には疑問があります．

解答

2. ○ これは○でいいでしょう．全身麻酔の開始は静脈麻酔薬を使います．
3. △ 30年前ならこの記述は正しかったけれど，現代の麻酔では「麻薬」は「麻酔薬」の中の重要なカテゴリーで，両者無関係とはいえません．
4. ×または△ 大抵の静脈麻酔薬の作用が切れるのは肝の代謝ですが，サイオペンタルはその項目で述べるとおり，脳から他のコンパートメントに移行して作用が切れます．
5. × 「静脈麻酔薬には拮抗薬がある」場合もあり，麻薬に対するナロキソン・ベンゾディアゼピンに対するフルマゼニルがこれにあたります．一方，バルビツレート（サイオペンタルもこの一種）・プロポフォル・ケタミンは拮抗薬が知られていません．「静脈麻酔薬のほうが吸入麻酔薬よりは拮抗薬ができる可能性が高い」と考える根拠はあります．

＜子宮摘出患者の実例＞

Aさんが子宮癌患者の麻酔に使った静脈麻酔薬の使い方を説明します．

まずフェンタニル50μg，ミダゾラム1mgを投与し，ついでマスクで酸素を与えながら，サイオペンタルを50mg加えました．よびかけにほとんど応じなくなった時点で，ベクロニウム6mgを加えて人工呼吸にしました．

血圧は入室時の150/70から100/60まで低下しました．挿管前にセヴォフルレンを加える予定でしたが，不要と判断して一度喉頭を展開して刺激し同時に喉頭に局所麻酔薬を散布しました．挿管に対する反応を抑制するためです．この操作で血圧が150/70に回復したのでセヴォフルレンを加え，血圧が落ち着いた時点で挿管しました．

心臓や循環系の不安定な患者では，サイオペンタルやプロポフォルの充分量投与で，心臓自体の抑制や血管の拡張で血圧が低下します．この例のように麻薬とベンゾディアゼピンで，循環動態を比較的安定に導入できます．

この患者は，手術開始時点で心拍数の増加と血圧上昇など，浅麻酔に反応したので，フェンタニルを50μgをさらに加え，硬膜外麻酔も使いました．

「静脈麻酔薬」は正確にいえば「吸入麻酔薬以外の麻酔薬」というほうが正しいかもしれません．筋注や皮下注，さらには経口投与のものもあり，ときには注腸でも使います．

1. サイオペンタル thiopental（局方名チオペンタール，商品名ラボナール・チオバール）

すでに50年近く使われている静脈麻酔薬の代表で，2000年の時点でも使用頻度が一番高いでしょう．

<概念>　作用の短いバルビツレートの代表．ほんの少しだけ構造の異なる「サイアミラル」（チアミラール，商品名イソゾール）もあるが，使い方・作用，薬理などすべて同一．

<使用>　麻酔の「導入」に多く用いる．就眠は迅速で快い．

<薬理と臨床薬理と問題点>　心筋も血管も血管運動中枢も抑制します．換気も強く抑制．中枢神経のけいれんに拮抗するので，各種のけいれん発作の治療に用いる．

<薬動力学>　サイオペンタルは作用開始が速いだけでなくて作用の消失も高速で，単独使用では10分以内に目覚めます．この時点で代謝を受けているのは10%程度で，残りのかなりの部分が筋肉に移動しています．つまり，サイオペンタルは最初は血流が豊かで容積の少ない脳に入りますが，ついで容積が極端に多くその割に血流が乏しい筋肉に移行するので，脳の濃度が低下して目覚めます．

<注意>　心機能障害や循環血液量低下の患者では，投与と同時に著しい血圧低下や心停止を起こす危険あり．

<絶対禁忌>　ポルフィリア（特に急性間歇型）には絶対禁忌．脊髄性の麻痺を起こす．

● memo ●　サイオペンタルを救った話

　1997年夏，この薬品を40年間製造してきた会社が，「採算がとれないので製造販売を打ち切る」と宣言しました．早速，麻酔科医が中心になって主にインターネットを使って議論し，新聞・雑誌・テレビ・役所・学会に働きかけて，ついに撤回に成功しました．薬価は採算点まで引き上げられ，製造は再開し現在も使っています．

2. プロポフォル　propofol（商品名ディプリバン）

1980年代に使われ始め，急速に使用量の増している静脈麻酔薬です．

<使用>　麻酔の「導入」に使うだけでなく，維持にも使える．就眠だけでなくて覚醒も迅速で快いのが特徴．

<化学>　ディイソプロピルフェノール．水溶性は低いが脂質溶解度が高いので脂質溶媒に溶かして供給．

<薬理学と作用>　急速に中枢神経系に入り，急速に消失．

<ファーマコキネティクス>　他の臓器への再分配が非常に急速．肝臓での代謝も急速．

<副作用>　呼吸と循環の抑制は深刻．老人では半分以下を使用．

<注意>　上記の副作用があるので，適応は厳重にします．

● memo ●

　長期に大量を使うと筋肉を損傷する副作用の報告があります．

3. フェンタニル fentanyl（商品名フェンタネスト）

　　強力な麻薬鎮痛薬．循環系の抑制がほとんどないのが特徴．呼吸の抑制は強いので，補助が必要です．心疾患患者の麻酔，心臓手術の麻酔に標準的に用います．
　　大量に使うと筋肉強直も起こるので筋弛緩薬で対処し，さらに術後に呼吸抑制が続けば人工呼吸が必要です．
　　フェンタニルは麻薬ですが，モルフィンのような「陶酔感」は少なく作用も短いのでブラックマーケットでの人気がないそうです．

4. モルフィン morphine

　　別名「モルヒネ」で，物質として発見されたのは19世紀の初めですが，20世紀初めから麻酔補助薬としても使用されてきました．
　　1960年代後半に大量投与時の優れた性質が発見されて，主として心疾患患者，心臓手術を対象として使用されました．現在はフェンタニルがさらに優れていることが判明して，そちらを使うようになりモルフィンの使用は減っています．呼吸抑制は強いが酸素投与と人工呼吸で対処できます．循環系の抑制も少しあってフェンタニルよりは強いのが欠点です．
　　副作用：筋肉の強直を起こすことあり．筋弛緩薬で対処．大量投与では，原則として術後人工呼吸が必要．この条件はフェンタニルより厳しい．
　　＜モルフィンの局所使用＞　モルフィンを硬膜外腔やくも膜下腔に投与する法も，優れた鎮痛法として最近注目されています．

● memo ●　**量の間違いから生まれた大量モルフィン麻酔**

　　人工弁移植手術が始まったのは1960年代半ば，重症の心不全を対象として新しい麻酔法が模索されました．当時の麻酔法ではうまく麻酔できなかったからです．当時モルフィンは10mgが標準量でしたが，「呼吸抑制は酸素と人工呼吸で対応できる．モルフィンの量を増やそう」と考えた人が工夫しました．
　　ある日，一緒に麻酔を担当していた研修医に"Give ten（10入れろ）"といいました．モルフィンを10mg注射しろ，という意味です．ところが彼は10ml注射しました．モルフィンは1mlが10mgで，予定の10倍です．意外にも患者は何ともなくて，良好な麻酔状態になりました．この人は当時すでにモルフィンの研究を行っていましたが，この事件に勇気百倍して，モルフィンを100mgから200mgも使用する麻酔法を完成しました．すでにこの時点で研究が進んでいたので，「量の間違いで生まれた」というのは正確ではありませんが，研究を進める要素になったのは事実で，本当にあったエピソードです．

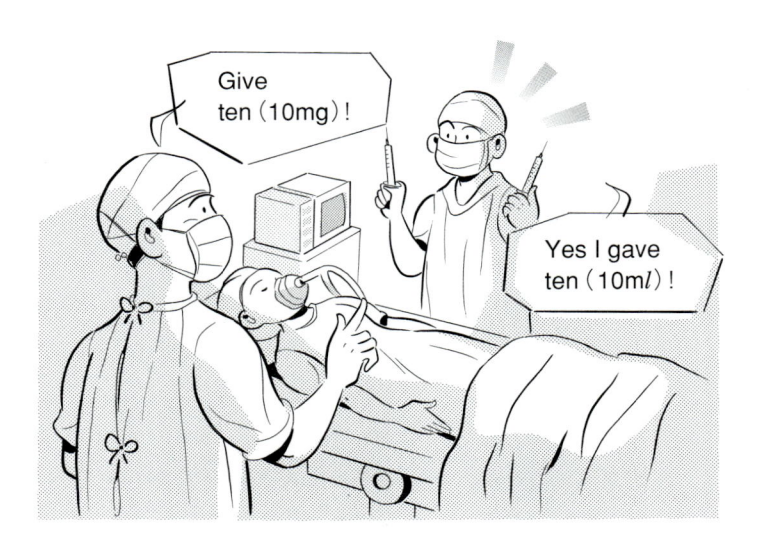

● **memo** ● 「女性がすべて美人に」なりました

　　30歳で虫垂炎手術を受けたときの私自身の経験です．術後は痛くて辛いのですが，麻薬の注射を受けると，「チクチク痛い」感覚そのものは同じなのに，少しも"辛くない"と感じました．それだけではなく，回ってくる看護婦さん全員が大変な美人になりました．当時私は独身でしたが，「この病棟の看護婦さんは全部知っている人で，こんな美人ばかり揃っているはずはない」と思っていると，薬が切れてフーッと平凡な顔になるのを繰り返して「なるほど麻薬の作用はすごいな」と痛感しました．
　　女性のあなたなら周囲の男性が全員ハンサムになるかも？！

5．ミダゾラム　midazolam（商品名ドルミカム）

　　ベンゾディアゼピンというのは1960年代に開発された鎮静薬のグループで，優れた性質がありいろいろな薬物が使われています．多くは飲んで効く薬ですが，注射で使う薬も少しあります．このミダゾラムはその一つです．

<特徴>　作用の短いベンゾディアゼピンの代表で．水溶性で血管痛は少しだけです．

<用途>　麻酔の「導入」や区域麻酔時の鎮静に用います．

<投与量>　0.02〜0.1 mg/kg．

<利点>　就眠は2分程度と早く快い．心筋に対する抑制も，血圧を下げる作用も，換気の抑制もサイオペンタルより弱く，したがって心機能障害や循環血液量の低下のある患者でも，サイオペンタルより安全性が高い．

　　「麻酔力」は弱く，気管内挿管の刺激で，体動したり高血圧や頻脈になります．

<ジアゼパム>　ベンゾディアゼピン系薬物の代表だが，ミダゾラムよりは作用が長い．難溶性で特殊な溶媒（エチレングライコル）に溶かして供給され，注射で強い血管痛あり．投与量は0.1〜0.4mg/kg．就眠は早く快いが覚醒は遅い．

6. ケタミン ketamine（商品名ケタラール）

作用の短いフェンサイクリジン系薬物の代表．

＜使用＞ 静注使用が多いが，筋注・皮下注でも数分で作用を発揮．小児の導入に頻用．麻酔の「導入」にも維持にも用いる．鎮痛作用が強い．

＜薬理と臨床薬理＞

- 意識がなくなっても，バルビツレートやベンゾジアゼピンのようにグターッとならず，体を動かし目を開いて眼球が動き続け，脇でみている人には「覚醒状態」とみえることあり．
- 頻脈・血圧上昇がみられる．交感神経を刺激．換気は抑制しない．
- 脳圧・眼圧も上昇．唾液，涙液の分泌を増す．
- 心機能障害や循環血液量低下の状態でも安全性は高い．
- 同じ麻酔レベルで比較すると気道も維持されやすい．
- 成人では不快な夢をみたり幻覚を起こすことが多く，単独使用はすすめられない．小児は快い夢をみることが多く，単独で小手術が可能．
- 限定された領域にはきわめて優秀，筋注も痛くない．
- 2000年の時点で，ペインクリニックで慢性痛の患者に対する「鎮痛薬」としての作用が注目されている．

● **memo** ● ハッシッシとは

アラビアンナイトやデュマの「モンテ クリスト伯」にでてくるハッシッシ（インド大麻）は「幻覚剤」で，ケタミンやLSDと同系の薬物です．

7. ナロキソン naloxone

フェンタニルやモルフィンなどの麻薬の拮抗薬として使います.

＜化学＞ 麻薬の構造をしていて，立体構造は特によく似ています.

＜薬理学と作用＞ 麻薬の受容体に入りこんで麻薬が作用できなくするので，麻薬だけに選択的特異的に拮抗します．鎮痛作用も呼吸抑制作用も拮抗します．

・針麻酔にも一部拮抗します．針麻酔が内因性オピエイトを放出する証拠と考えていいでしょう．

＜ファーマコキネティクス＞ 作用は30分程度と短い．

＜使用法と状況＞ オピエイトによる呼吸抑制の治療．麻薬以外の呼吸抑制には無効．

8. フルマゼニル flumazenil

ミダゾラムやジアゼパムのようなベンゾディアゼピン系薬物の拮抗薬です．

＜薬理学と作用＞ ベンゾディアゼピンを選択的特異的に拮抗．鎮静作用も呼吸抑制作用も拮抗．

＜ファーマコキネティクス＞ 作用はあまり長くない．

＜使用法と状況＞ 新薬で高価．必要な機会が少ないので普及していません．

9. 鎮静作用と鎮痛作用

「鎮静作用」と「鎮痛作用」を説明します．

a. 鎮静作用

「鎮静作用」は「気分を落ち着ける」，「不安をなくす」作用で，ベンゾディアゼピン（ミダゾラム，ジアゼパムなど）はそうした作用を中心とした薬物つまり「鎮静薬」です．鎮静が強くなると「睡眠作用」となります．サイオペンタルやプロポフォルにも鎮静作用はあり，その目的でも使いますが，作用時間が短く大量に使って「眠らせてしまう」「意識をなくしてしまう」目的で使うのが普通です．鎮静薬は「鎮痛作用」はごく弱いのがふつうですが，「眠る」「意識がなくなる」レベルでは痛みも感じ方が弱くなります．

b. 鎮痛作用

「鎮痛作用」は，「痛みを和らげる」作用で，麻薬（フェンタニル・モルフィン）はそうした薬物の代表つまり「鎮痛薬」です．

「鎮痛薬」は下のような種類に分ける習慣です．

1）中枢性鎮痛薬

脳から脊髄までに作用して鎮痛を起こす薬物．

＜麻薬＞ 麻薬は強力な鎮痛薬で鎮静作用はあまりありません．

ただし，鎮静薬と併用すると鎮静作用・催眠作用を増強します．

＜麻薬類似薬＞ 化学構造や作用に麻薬と共通点があります．

しかし，作用が弱かったり「陶酔作用」が弱いので麻薬ほどには厳しく取り締まれません．ペンタゾシン・ブプレノルフィンなどがその例です．

ケタミン：化学的には他とまったく異なる薬物ですが，強い鎮痛作用があります．

2）末梢性鎮痛薬

痛みの発生点で刺激が中枢に向かうのを防ぐ．「消炎鎮痛薬」ともいいます．

末梢で発生する「痛み」は「炎症」に基づくことが多く，この炎症による反応を薬で抑えるのが「消炎鎮痛薬」です．

アスピリンが代表ですが，薬局で処方箋なしで買える鎮痛薬（イブプロフェン・インドメサシンなど）はこのグループです．

鎮静薬は一般には鎮痛作用は弱いものですが，末梢性鎮痛薬と組み合わせて良好な鎮痛が得られることがあります．

痛みが強いときは，中枢性鎮痛薬と末梢性鎮痛薬を組み合わせると特に良好な鎮痛が得られるのがふつうです．

完全静脈麻酔のことは，「麻酔法」の項で説明します．

● **memo** ● **麻薬と麻酔の関係**

「麻薬」とはモルフィン（モルヒネ）・コカイン・ヘロインなど，化学的に近縁の一群の薬を指します．本来は「アヘン（阿片）」としてケシの実からとる物質ですが，今日では化学合成で作る物質もたくさんあります．紀元前から世界各地で使われた記録があります．

世間的には「気持ちよくなる」作用が有名ですが，麻薬の最大の特徴は鎮痛作用，つまり「痛みを和らげる作用」で，そのゆえに医薬としての効用が大きいのです．

こうしたイメージと社会での"副作用"のゆえに，医薬としての麻薬の使用は不当に制約されています．

B 吸入麻酔薬

吸入麻酔薬の勉強をします．勉強に進む前に，まず次の質問に○か×で答えてください．

問題
1. エーテル・クロロフォルム・笑気はいずれも現在の麻酔では使用しない．
2. 吸入麻酔の麻酔深度（麻酔の深さ）は脳波で判定する．

問題

3. 吸入麻酔の脳内濃度は体外から推定できる．
4. 吸入麻酔薬には拮抗薬がない．
5. 吸入麻酔薬にも肝で代謝されるものがある．

解答

1. × エーテルとクロロフォルムは使いませんが，笑気は2000年の時点で現役です．
2. ○ 最近，吸入麻酔に限らず麻酔深度を脳波で判定する手法が開発され，従来役に立たないと考えられてきた脳波が脚光を浴びています．
3. ○ 肺胞気ないし呼気の終末部分の分圧と脳の分圧がほぼ一致します．
4. ○ 知られている限り，吸入麻酔薬には拮抗薬がありません．「ないはず」と考える根拠があります．
5. ○ 吸入麻酔薬で代謝の知られていないのは笑気とキセノンだけです．

<子宮摘出患者の実例>

Aさんが子宮癌患者の手術に参加したときの吸入麻酔薬の使い方を説明します．

この症例は，吸入麻酔は単独ではなくて，フェンタニルとミダゾラムによる静脈麻酔，メピバカインによる硬膜外麻酔を補強します．笑気67%にセヴォフルレンが0.5%加われば，意識は消失します．硬膜外麻酔と麻薬で鎮痛を得て，ストレス反応を防止します．

これが硬膜外麻酔＋全身麻酔の考え方です．もっとも，笑気にも鎮痛作用が，麻薬にも意識を失わせる作用もあります．

「吸入麻酔薬」は2000年の現時点で，全身麻酔薬の中心です．特に笑気（亜酸化窒素）はほとんどの施設で，全身麻酔のほぼ全例に使用しています．

1. 麻酔深度

「麻酔深度」とは麻酔の深さのことで，睡眠と同様に覚醒に近い状態を"浅い麻酔"，覚醒から遠い状態を"深い麻酔"とよびます．深さと麻酔薬の量は平行します．

麻酔がどのくらいの浅いか深いかは，以前はゲデル（人名）が提案した各種の徴候を使いました．瞳孔の大きさや自発呼吸のパターンで分けます．しかし，現在の麻酔の臨床では人工呼吸が中心で呼吸パターンは意味がありません．瞳孔の大きさもアトロピンをよく使う現代ではあてはまりません．

2. MAC（マック: minimum anesthetic concentration）

MAC（マック）は，「最小麻酔濃度」などとも訳しますが，原語も日本語訳も単独

では意味不明の悪い命名です．意味するところは「吸入麻酔薬の力価を表わす指標」です．

<定義> 強い痛み刺激に対し体動反応を指標としたED50を，濃度%で表わす．「ハロセンのマックは0.75%」は，脳組織が0.75%ハロセンと平衡状態にあることを表現．

"ED50" は薬理学の用語で，「対象の半数に作用がでて半数には作用のでない程度の量」ということ．

セヴォフルレンのMACは1.75%，イソフルレンのMACは1.1%で，年齢その他の因子で変動します．笑気のMACは100%より高く，笑気は単独では「強い痛み刺激に対し体動反応を抑えるレベルまで麻酔が深くはならない」ということ．

たとえば，イソフルレンの2.2%が脳に達しているなら「2MACの麻酔レベル」という風にも表現します．

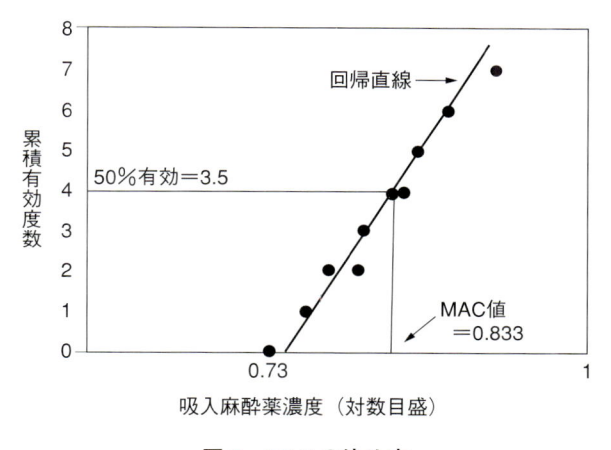

図6 MACの決め方

<MACの問題点と欠点>
"強い痛み刺激に対する体動反応"の基準は，臨床での意義は深いが万能ではありません．"麻酔とはどんな状態か" "どんな状況をいうか"もはっきりしていません．

MACの提案は1960年代に遡りますが，1990年代になってMACを規定するのは脊髄の要素が強く，大脳に依存する度合いが小さいことが判明しました．「強い痛み刺激に対する体動反応を指標」だから，わかってみれば当然といえそうです．

3. 溶解度と分配係数（付: 質量数）

<概念> "分配係数"は，溶解度の一種で，「同量の気相と液相」との間に麻酔薬（一般に「溶質」）が平衡したとき，分配する麻酔薬の比で表わす．

<単位> 「比」だから単位のない無名数です．

<文字> 文字はギリシャ文字のλ（ラムダ）をあてる習慣．

＜表現＞ 気相と液相の比較では，気相を分母にとる習慣で，ハロセンの「血液ガス分配係数が2.3」は，平衡状態で気相に1，血液に2.3の割合で分布することを意味します．

表8でみると，笑気が血液に溶けるのは気相の半分なのに対して，エーテルでは12倍ですから，分配係数だけでみるとエーテルは笑気の24倍も溶けやすいことになります．

溶解度は，吸入麻酔でどの位速く麻酔状態になるかの速度に関係があります．

● memo ●

ガスが液相に解ける溶解度の表現は種類が多くまぎらわしい．「ヘンリーの法則」が成立して，溶存ガス量は分圧に比例します．ガスが溶媒と化学的に結合する場合は，比例しません．酸素と血液の関係が化学結合の典型で，酸素解離曲線で表現され，S字状の関係です．

付）質量数: 拡散は分子の大きさ（重さ）に依存します．質量数は分子量を「丸めた数値」．

表8　各種ガスの分子量（質量数）と溶解度

	分子量（質量数）	分配係数（血液/ガス）
生理ガス		
酸素	32	0.026（Hbとの結合分を含まず）
窒素	28	0.014
二酸化炭素	44	0.55（重炭酸イオンを含まず）
吸入麻酔薬		
亜酸化窒素（笑気）	44	0.47
セヴォフルレン	200	0.63
イソフルレン	184	1.1
ハロセン	197	2.3
エンフルレン	184	1.8
サイクロプロペン	42	0.46
エーテル	74	12.0
その他の医療用ガス		
水素	2	0.017
ヘリウム	4	0.009
ネオン	20	0.014
アルゴン	40	0.029
キセノン（ゼノン）	130	0.085
SF_6（6フッ化イオウ）	146	0.007

4. 吸入麻酔薬の脳の濃度は呼気終末の濃度から推定できる

　　吸入麻酔薬の利点の一つが「脳の濃度が推定できる」点です．麻酔が急速に深くなるときや逆に急速に浅くなるとき以外，動脈血と混合静脈血と脳の三者の分圧はほぼ一致しています．吸入麻酔薬の血液溶解度は一定なので，肺胞気と動脈血の分圧も一致します．呼気の終わりの部分は肺胞気とほぼ同じ組成で，この濃度を測定すれば脳の濃度を推定できます．

　　最近では優秀な分析装置が安く入手できて，日常臨床に使われています．

5. 吸入麻酔薬の代謝

　　笑気とキセノン以外の吸入麻酔薬はすべて体内で代謝を受けますが，その量は薬物によって異なります．ハロセンは代謝量がかなり多く，中間代謝物が肝障害に重大な関係があると推定されています．

　　もっとも代謝の量と副作用とは必ずしも平行しません．

6. 吸入麻酔の導入速度を決める因子

　　吸入麻酔の導入速度を定める因子は，
1) 麻酔回路・器具，2) 身体の因子，3) 薬剤の因子 などです．

＜導入をはやめる因子＞

1) ガス濃度大: 当然です．急激に深くなるのは危険ですから，気化器には上限を設定します．ガスの物理的性質で高濃度の出せないものもあります．
2) ガス流量大: 呼気は麻酔薬がとられて濃度が低いので，それを一部再吸入するより，再呼吸式より非再呼吸式の方が少し速くなります．
3) 換気量大，肺気量小: 肺の残余ガスで希釈されない
4) 肺の換気血流比の分布が均等
5) 心拍出量小で脳血流は大: 選択的に脳に多くいく．
   ・現代の麻酔で静脈麻酔薬で導入するので，こうした因子の影響は重要ではありません．
   薬剤の因子: 吸入麻酔薬の身体の組織への溶解度（血液/ガス分配係数）が重要な因子．

　溶解度の高い薬剤は「導入が遅く」，溶解度の低い薬剤は「導入が速い」．

　体組織の量を等価量のガス体に置きかえると，溶解度の高い薬剤は体組織量が多く，溶解度の低い薬剤は体組織量が少ないことに相当し，ガスの流れ（換気量）が同じなら，体組織量の多い（溶解度の高い）薬剤が遅い．

　例）$2 \times MAC$ の濃度で吸入する場合，脳のレベルが $1 \times MAC$ に達する時間（すな

わち半減期）は，笑気で10分，セヴォフルレンで15分，ハロセンで1時間．

7. 閉鎖法と半閉鎖法

循環式呼吸回路に供給するガス量は，分時換気量以下でまかなえる．不足分は呼気（から炭酸ガスの除去されたガス）で補う．つまり呼気を「再呼吸」．

a. 閉鎖法

回路からのガスの排出を止めて，患者が消費していく酸素（酸素消費量≒250ml/分位）と体内各部位に蓄積していく麻酔薬のみを補っていく方法で，使用する麻酔薬と酸素の量は最少量ですみます．

キセノン（ゼノン）は研究的に麻酔薬として使われていますが，高価なのでこの方法で与えます．

<問題点> 実際の吸入濃度の測定が必要．有毒なガス，たとえば体内でわずかにできる一酸化炭素などが次第に蓄積する．

b. 半閉鎖法

分時換気量に近いガス量を供給する法（総流量は5〜10l/分）．患者の吸入するガスの濃度は，流量計と気化器で作ったガス組成に近い．習慣的に笑気/酸素を4l/2lで与えると総量が6l/分で分時換気量とほぼ等しい量です．呼気の再呼吸は少ない．

c. 少流量法

総流量を上の二つの中間の流量（約1〜3l/分）で維持する法．

2000年の現在，吸入気酸素濃度の測定，パルスオキシメーター・カプノグラフのお蔭で，気道内の酸素不足や二酸化炭素の蓄積が容易にチェックできるので，「少流量法」が安全にできるようになり，その方向に転換しています．呼気の再呼吸が多い．

8. 吸入麻酔薬のメカニズム

吸入麻酔のメカニズムとしては，吸入麻酔薬が脳細胞の膜の脂質二重層に入り込んで側圧を増し，これがイオンチャンネル蛋白の活動に影響を与えて，麻酔状態を誘導すると考えられています．1970年代に確立しましたが，いまだに仮説のままです．

吸入麻酔薬には拮抗薬がありません．吸入麻酔薬は細胞の受容体と結合せずに組織全体にじんわりとしみこんで作用するので，拮抗薬がつくれません．

9. なぜ吸入麻酔か？　麻酔ではなぜ"吸入麻酔薬"が中心か

手術が終わったら麻酔薬は作用が切れる必要があります．手術後に何時間も麻酔状態が続くのは，患者にも周囲にも不便です．つまり，薬の作用が切れることが麻酔薬では重要です．この"急速に切れる"点と"吸入で使う"点が密接に関係しています．

<呼吸からの除去は急速> 物質が肺を経由すれば，他の経路より極端に速く処理できま

す．分時換気量は6lで，1日に換算すると8,000l以上に達します．尿量が1日に1〜2lしかないのと比較してください．薬を呼吸で吐きだすと急速に処理できて身体から消えてなくなるのが，吸入麻酔薬の最大の特徴です．

別項で扱っているように，最近では「完全静脈麻酔」という考え方が生まれています．代謝の速い静脈麻酔薬が開発されたからで，吸入麻酔薬中心の臨床，概念にも変更が要求されます．

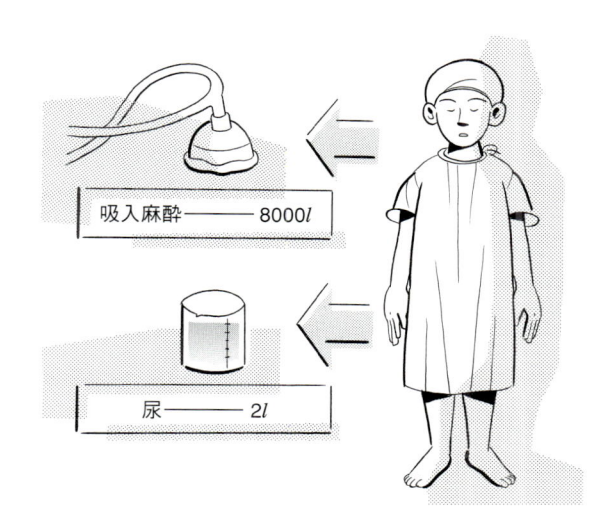

10. 吸入麻酔薬も例外でない「薬害」

薬害の例としては，ペニシリン（アレルギーショック）・ストレプトマイシン（聴覚障害）・クロロアンフェニコール（造血機能障害）・消化管の抗菌薬（スモン：亜急性脊髄視神経障害）などが有名ですが，吸入麻酔薬にもいろいろ知られています．

- 吸入麻酔薬のハロセンには肝障害の危険があり，それが使わなくなった理由の一つです．
- ペントレン（メトキシフルレン）という薬物は使い始めてまもなくフッ素を遊離して腎障害を起こすことがわかってすぐに使用しなくなりました．
- トリクロロエチレンは現在では発癌物質として扱いますが，以前はヨーロッパを中心に吸入麻酔薬として使われました．
- 無害とされる笑気にも，妊娠や造血機能への障害作用が疑われます．
これらの問題のゆえに，従来手術室にふりまいていた吸入麻酔薬の排気ガスは，現在は手術室の外へ捨てます．

11. 笑　気

<性状>　常温で無色，微かに甘い匂いのある吸入麻酔薬

4. 麻酔に使う薬物

<歴史> プリーストリー（Priestley）が1772年に発見．デイヴィー（Davy）が1800年に鎮痛作用を発見．"笑気遊び"として応用され，一部の医師や歯科医師が麻酔に使い，1860年代から次第に広まった．

<物理と化学> 臨界温度が36.5℃で，室温が高ければ圧をかけても液化しません．

<溶解度> 血液/ガス分配係数は0.47．

<MAC> 106%（つまり1気圧を超さないとMACレベルになりません）．

<利点>
・鎮痛作用が強く，導入・覚醒が迅速．非刺激性．非爆発性．
・呼吸，循環抑制が軽度．臓器毒性なし（骨髄作用は下記）．

<欠点>
・麻酔作用が弱く，単独では手術に必要な麻酔深度は得られません．
・体内の閉鎖腔に溶出して，容積を増したり圧を加える．別項参照．
・気胸・イレウスなどへの使用は要注意．同じメカニズムで，空気塞栓を大きくする．
・長時間（数時間以上）の使用では，骨髄機能（造血機能）を抑制．
・耽溺性あり．オピオイド様作用と関係？

<使用法> 現在ほとんどの吸入麻酔に組み合わせて使います．呼吸と循環の抑制が少ないので，笑気を組み合わせると麻酔しやすいからです．

● memo ● **笑気の地球温暖化作用**

笑気には二酸化炭素と同様に地球温暖化作用があります．二酸化炭素と同様に赤外線を吸収するからです．しかも笑気は二酸化炭素と違って植物が同化したり海水が吸収することがないので，量は少ないが環境破壊の効果は大きいと考える人もいます．

笑気は，肥料や土壌の窒素化合物の分解で生じ，また山火事でも産生するのが主なルートで，麻酔で使われて空中に放出される量は数%程度と考えられています．「量は少ないけれど減らせればさらに望ましい」と考えるのも流量を減らす要因になっています．

a. 笑気による閉鎖腔の膨張

体内にあって，ガスや空気がたまっている閉鎖腔は笑気麻酔で笑気が遊出して容積を増したり圧が上昇します．

<実例> 中耳腔（欧氏管は受動的には開きにくい），気管内チューブのカフ（特に大容量低圧カフ），腸の内腔特にイレウス時，空気塞栓，気胸や気縦隔などです．

こうした状況では笑気の濃度を下げたり使用停止を考慮する必要があります．カフは時々ふくらみを調整し，イレウスで腸がふくらんで具合が悪ければ吸入気から笑気を除きます．

実際的な意義の大きいのは，笑気による腸の膨張と空気塞栓の予防と治療でしょう．

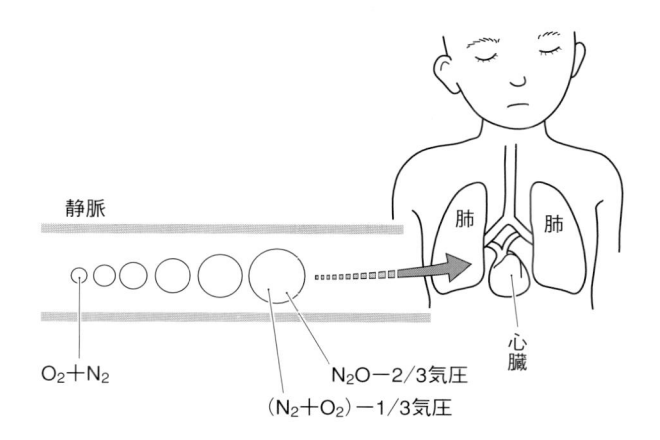

図 7　笑気による閉鎖腔の膨張

笑気による閉鎖腔の膨張で特に，空気塞栓が3倍になります．肺で笑気/酸素が2/1，血管に空気が入るとそれが笑気/酸素 2/1になるまで変化します．そこで笑気が血液から出てくるので3倍にふくらむ．酸素や窒素は動きがありません．

b. 濃度効果と併存ガス効果

笑気と他の吸入麻酔薬を併用して麻酔を導入する際の問題．実際的な意義は小さい．

＜概念＞　CE（concentration effect: 濃度効果）は，同一の吸入麻酔薬において，PA/PI の比（肺胞気分圧/吸入気分圧）は絶対濃度の高い方が比の増加速度が大きい現象．

笑気は1%でも10%でも70%でも投与が可能だが，上記の比の立ち上がりは70%の場合が一番大きい．理屈の上では，他の吸入麻酔薬でも同様な現象がみられるはずだが，絶対濃度が低い場合は差がなくて意義はありません．

SG（The Second Gas Effect: 併存ガス効果）は，笑気のように高濃度で使用する吸入麻酔薬が併在すると導入の遅い吸入麻酔薬（たとえばアイソフルレン）の PA/PI の比が急速に大きくなり，その導入も加速される現象．

＜メカニズム＞　CEとSGのメカニズムは類似し，いくつかの現象の複合です．自発呼吸で笑気吸入の場合を考察すると，

1) 高濃度笑気吸入で，肺胞の笑気濃度が高くなり，肺毛細管から大量の笑気が摂取されます．胸郭の動きより吸気量が多く，「過換気」と同じ効果でPA/PIの比が急増．笑気濃度が70%なら麻酔初期の笑気摂取量は1l/分を超え，低濃度なら摂取量も小．
2) 笑気が肺毛細管から摂取され，併在するハロセンやアイソフルレンが取り残されて，濃縮を受ける（concentrating effect: "濃縮効果"）．
3) 胸郭の動きの割に吸気は多いのに，呼気が少なく二酸化炭素呼出が阻害され，血中の二酸化炭素が高くなり換気が刺激されるので，過換気になる．

実際的な意味: 吸入麻酔のファーマコキネティクスを考える意味では重要で興味も

引かれるが，いずれの効果も小さく，実際的な意義は小．

■ 蛇足　The second gas effect を「併存ガス効果」と訳しました．日本麻酔学会の学会用語規定では「二次ガス効果」．

12. ハロセン（ハロタン）halothane（商品名フローセン）

<性状>　$CF_3CClBrH$ という化学構造で，分子量は196．常温の蒸気圧は約1/3気圧．エーテル構造でない唯一の吸入麻酔薬．一方のC原子が不斉炭素で，光学異性体がありますが，作用はあまり異なりません．

<歴史>　1957年頃に臨床使用が開始され，現在も使用が続く．

<MAC>　約0.75%．笑気67%にハロセン0.5〜1.5%を加えて使用．

<利点>　導入がスムーズ，反射の抑制力が強い，覚醒も迅速で滑らか．気管支拡張作用あり．

<欠点>　循環器系抑制が強く，心臓の刺激伝導系の興奮性を増して不整脈発生．呼吸も抑制．筋弛緩作用は強くない．

・アドレナリンで不整脈を起こす．

・代謝率が高い．体内に取り込んだ量の20%程度．

・最大の欠点は肝障害の危険．発生頻度・メカニズム等は完全には判明せず予測も困難で，使われなくなった最大の理由です．

　ハロセンの代謝経路には酸素を使う経路と酸素を使わない経路があり，後者から傷害物質が発生します．したがって，肝のハイポキシアになる状況で肝障害が起こるので，肝血流低下とハイポキセミアで発生しやすい．

13. エンフルレン（エンフルラン）enflurane（商品名エトレンまたはエースレン）

<性状>　フッ素化合物の吸入麻酔薬．$CHFClCF_2OCHF_2$ のエーテル構造．常温では液体で蒸気圧は約1/4気圧．

<歴史>　日本では1975〜1990年に使用．現在は使用頻度が低下．

<MAC>　約1.7%．血液ガス分配係数は1.7

<使用法>　通常は笑気67%にエンフルレン0.5〜3%を加えます．

<利点>　・導入，覚醒が迅速だが，ハロセンには及ばない．筋弛緩作用が強い．

・カテコールアミンとの併用はハロセンより安全．

・代謝率は数%でハロセンより低い．

・臓器毒性も低い．肝炎の報告はあるが，頻度はハロセンより低い．

<欠点>　・反射の抑制力はハロセンに劣る．特に呼吸抑制が強い．

・脳のけいれん発作を起こすが，コントロール可能．

■ 蛇足　商品名エトレンはEthraneだが，Eの上に-をひいて"えーすれん"と発音．

14. アイソフルレン（イソフルレン）isoflurane（商品名イソフルラン）

＜歴史＞ 1970年代初頭に臨床治験が行われ，麻酔薬としての有効性は確立したが，発癌性が疑われて正規認可が遅れた．日本では1990年頃より普及しています．

＜物理と化学＞ $CF_3CHClOCF_2H$ というエーテル構造で，エンフルレンの同素体．常温では液体で，飽和蒸気圧は約1/3気圧．

＜MAC＞ MACは約1.1%．つまりハロセンより弱く，エンフルレンやセヴォフルレンより強い．

＜使用法＞ 通常は笑気67%にアイソフルレン0.3〜2%を加える．

＜利点＞
- 導入，覚醒が迅速だが，ハロセンには及ばない．
- カテコールアミンの併用は，ハロセンよりずっと安全．
- 化学的に安定．肝障害の報告なし．臓器毒性も低い．
- 循環抑制が少なく，血圧も心拍数は増加．交感神経を刺激．

＜欠点＞
- 反射抑制はハロセンに劣る．呼吸抑制は強い．頻脈は欠点にもなる．
- 気道刺激性が強く覚醒状態の患者は吸入を嫌う．吸入麻酔での導入はむずかしい．

■ **蛇足** 日本の正規の名前はイソフルラン．薬物の仮名書きを規定したルールがあり，基本的にドイツ語読みに近い．

15. セボフルレン（セヴォフルレン・セボフルラン）sevoflurane（商品名セボフレン）

＜歴史＞ 薬物自体は米国で開発されたが，日本で製造され日本で臨床治験が施行され認可され，1990年頃より急激に普及して，アメリカでも使用が増加するという面白い経過をたどっている薬．

＜物理と化学＞ 化学構造は $(CF_3)_2CHOCH_2F$ でエーテル構造．

＜MAC＞ MACは約1.7%で，ハロセンやアイソフルレンより弱い．

＜特徴＞ 血液/ガス分配係数が0.6程度で，笑気やサイクロプロペンにほぼ等しく，しかも気道刺激性は乏しくスムーズに麻酔状態に入る．

＜利点＞ 導入，覚醒が迅速．カテコールアミンとの併用はハロセンより安全．

＜欠点＞ 化学的に不安定で代謝量が多く，ソーダライムと反応して有害物質を発生することが実験室レベルでは判明している．臨床では明らかな臓器毒性はみつからない．

● memo ●　**ゼノン（キセノン）は優秀な麻酔薬だが，高価で実用性は乏しい**

　原子番号54，質量数131と重い．大気中に50〜100 ppb 存在する．50 ppb は2千万分の1（ppbは1/10億）．1lあたり2000円以上．節約して使っても，一人の患者に10〜20l必要．

　キセノンは化学的に「不活性気体」で，体内で代謝されない．

● memo ●　**爆発がこわい！―エーテルが使われなくなった理由**

　エーテルは大変に優れた吸入麻酔薬ですが，よく燃えるので現在の手術室では使用できず麻酔薬としての寿命は尽きました．

　手術室は元来人工環境で湿度が低く静電気が起きます．そのため手術室では静電気の起きやすい羊毛やナイロンの衣服は禁止でした．床・履き物・器具は電導性で静電気がたまりにくくしました．

　最近では電気メス・モニター機器・人工呼吸器など電気機器が必要で，燃えない吸入麻酔薬の開発にあわせて，燃える麻酔薬が締め出されました．

　ちなみに，"おならの素"である腸ガスはメタンなど燃えるガスも含み，電気メスで爆発した報告があります．

● memo ●　**「エーテルを飲む」**

　19世紀後半に北アイルランドで，「エーテルを飲んで楽しむ」ことが流行った由．この土地では聖書の禁酒の教えを厳格に守るよう要求されたが，エーテルは教義に反しないからかまわないので，エーテルで酔うようになった理由．

　沸点が35°と低く気化しやすいので，冷やして一気に飲み下すなど工夫されました．アルコールより覚めやすいけれど，それだけ何回もいい気持ちになれると歓迎もされた．

　19世紀半ばにエーテル麻酔が知られ，普及したのもきっかけのようですが，やがて危険性と合併症が判明してすたれました．

C 局所麻酔薬

次は局所麻酔薬の勉強をします．勉強に進む前に，まず次の質問に○か×で答えてください．

問題
1. 局所麻酔薬は神経の伝導を阻止して麻酔作用を発揮する．
2. 局所麻酔薬の作用は薬物毎に大きく異なる．
3. 局所麻酔薬を脊髄に作用させるのが脊椎麻酔，脊髄の外の神経に作用させるのが硬膜外麻酔である．
4. 局所麻酔薬中毒では，意識を失うのが最も重要な症状である．

解答
1. ○ 局所麻酔薬の作用の基本は，神経伝導の阻止です．
2. × 局所麻酔薬の主作用は薬物で変わりません．副作用に差があります．
3. △ 脊椎麻酔も硬膜外麻酔も，神経根部分への作用が作用の中心ですが，いずれも脊髄作用も加わります．その度合いは脊椎麻酔のほうが強いと考えられます．
4. △ 「意識喪失」は局所麻酔薬中毒での主症状ですが，いきなり心停止なども起こり得ます．

1. 神経伝導のメカニズム

局所麻酔薬の作用を知るには，末梢神経の神経伝導のメカニズムを少し知っておくほうがいいので，それを少し勉強します．

問題
神経伝導のメカニズムに関して，どれが正しいか推測してください．正解は一つです．
1. 末梢神経の中を刺激が伝わるメカニズムの基本は電気が伝わるのと似ている．
2. 末梢神経の中を刺激が伝わるのは電気ではなくてアセチルコリンのような化学物質が放出されて，それを隣の受容体が受け取るからである．
3. 末梢神経の中を刺激が伝わるメカニズムはよくわかっていない．「気」のような未知のエネルギーが伝わるとの考えも有力である．

解答
神経節での乗りかえや神経末端から筋肉などの効果器などへの刺激伝導は，2.で述べられるような化学物質放出→受容体の刺激というプロセスによりますが，神経自体の伝導は違います．3.のような未知のエネルギーでもありません．
正解は1.です．神経伝導の基本は電流です．ただし，それだけではありません．

解答

電線と違って神経は電気抵抗が大きく，周囲との絶縁も悪いので，途中で信号が小さくなります．そこで，途中で小さくなった信号を増幅して元に戻す作業をします．

末梢神経の代表格の「有髄神経」とよばれる太い神経は，外側を「髄鞘」という物質で覆われています．この髄鞘は絶縁体の役割をして，電流を外に逃がさない役割をします．

有髄神経にはところどころにこの髄鞘の途切れた箇所があります．「ランビエ Ranvier の絞輪」とよばれる部分で，ここで「小さくなった信号を増幅して元に戻す作業」が行われる重要な部位です．

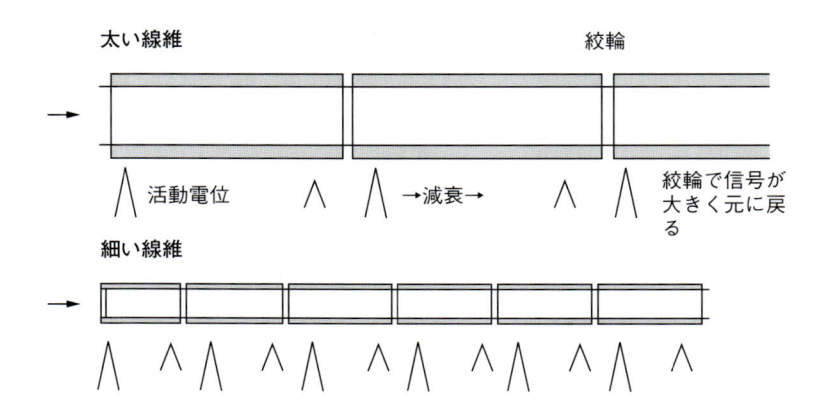

図8　神経伝導のメカニズム

2. 局所麻酔薬は神経伝導を阻止する

局所麻酔薬は，こうした神経の伝導を阻止することによって「麻酔作用」を発揮しますが，次に局所麻酔薬が神経伝導を阻止するメカニズムを少し勉強します．

問題

局所麻酔薬が神経伝導を阻止するメカニズに関して，どれが正しいか推測して下さい．正解は一つです．

1. 末梢神経の中に入りこんで，電気伝導を阻止する．
2. 髄鞘を溶かして絶縁をなくして，末梢神経の中を伝わる電気が外に漏れやすくして，先端に伝わらなくする．
3. 「ランビエの絞輪」で「小さくなった信号を増幅して元に戻す作業」を阻止するので，結果的に電流が衰えて，伝わらなくなる．
4. 局所麻酔薬が神経伝導を妨げるメカニズムはよくわかっていない．「気」のような未知のエネルギーが関係しているのだから，現代科学では解決できない．

解答

1. と2. はいずれも違います．局所麻酔薬の作用はそれほど直接的ではありません．

4. はもちろんデタラメの解答です．人体でわかっていないことはありますが，神経伝導と局所麻酔薬の働きは判明しています．

正解は3．です．前問で検討したように，神経伝導は減衰するとランビエの絞輪で信号が増幅されて元に戻るのを繰り返して伝わりますが，局所麻酔薬はこのランビエの絞輪の部分に作用して，電位の回復を阻止します．それで神経伝導が妨げられるわけです．

3. 神経の種類と局所麻酔薬の作用の難易

末梢神経の中にもいろいろな種類があります．サイズの太いものや細いもの，伝導速度の速いものと遅いものがあります．それと，局所麻酔薬の効きやすさはどうでしょうか．

問題

神経の太さ，伝導速度の速さなどと局所麻酔薬の効き方がどう関係しているでしょうか．どれが正しいか推測して下さい．正解は一つです．
1. 運動神経のように太くて伝導速度の速い末梢神経は，局所麻酔薬が効きにくい．
2. 運動神経のように太くて伝導速度の速い末梢神経は，局所麻酔薬が効きやすい．
3. 自律神経線維は髄鞘がなくて伝導速度が遅い．この種の神経は局所麻酔薬が効きにくい．
4. 神経線維には太いものや細いもの，伝導速度が速いものや遅いものなどがあるが，それと局所麻酔薬の作用は直接関係がない．

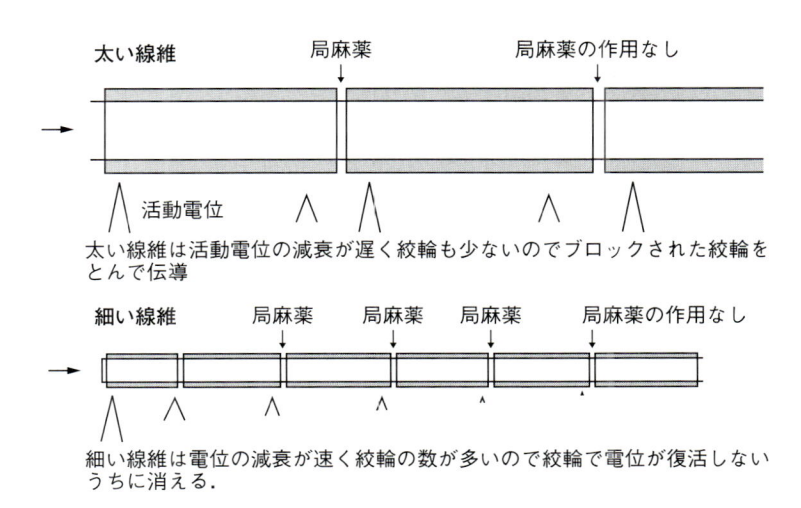

太い線維は活動電位の減衰が遅く絞輪も少ないのでブロックされた絞輪をとんで伝導

細い線維は電位の減衰が速く絞輪の数が多いので絞輪で電位が復活しないうちに消える．

図9　局所麻酔薬の作用

解答

神経の太さと伝導速度の関係をまず知っておきましょう．1．と2．の解答の前半にあるように「運動神経は太くて伝導速度の速い」のは事実です．神経が太いと電気抵抗が低く，しかも一般に太い線維は髄鞘も発達して絶縁もいいので，電流が流れても減衰しにくく「ランビエの絞輪」で「小さくなった信号を増幅して元に戻す作業」の回数が少なくてすみます．つまり，一度活動電流が発生すると，それが遠くまで伝わります．神経伝導のメカニズムのうちで，電流で伝わる要素は速度が速いが，「絞輪で小さい信号を増幅して元に戻す」のは少し時間がかかります．「運動神経は太くて，絞輪で小さい信号を増幅して元に戻す頻度が少ないので，伝導速度が速い」のです．ちなみに運動神経の伝導速度は1秒間に100m程度です．

逆に細い神経（たとえば痛覚の神経）や，髄鞘で覆われていない無髄の自律神経線維では，「絞輪で小さい信号を増幅して元に戻す頻度が多いので伝導速度が遅い」のです．ちなみに痛み神経の伝導速度は1秒間に10mと遅く，自律神経では1mとさらに遅いことがわかっています．

ここで，局所麻酔薬は髄鞘をかぶった線維には作用せず絞輪に作用することを思い出してください．運動神経では絞輪の数が少ないので局所麻酔薬が作用しにくく，逆に知覚神経は絞輪の数が多いので局所麻酔薬が作用しやすいのです．髄鞘のない自律神経ではいたるところ絞輪のようなもので特に作用しやすいわけです．

つまり，2．と3．は後半がまちがいで，4．はもちろん間違い．

正解は1．です．

4．局所麻酔薬の化学と薬理学

局所麻酔薬が末梢神経の伝導をブロック（遮断）することはすでに学びました．局所麻酔薬は，基本構造としてアルコールのような親水部（水に溶けやすい部位）とアルキルか芳香環のような疎水部（水に溶けにくい部位）とからなり，両者がエステル（-CO-O-CO-）かアミド（-NH-CO-）で連結していますが，でもこんなことは知らなくてもかまいません．

ただし，この化学構造は作用や代謝と関係があり，エステル型は血漿のコリンエステラーゼで分解され，アミド型は肝臓で代謝される点が違います．

局所麻酔薬とエピネフリン

局所麻酔薬にはときにエピネフリン（アドレナリン）を添加します．あらかじめ添加した製剤もあります．これによって作用時間が延長します．延長のメカニズムは「アドレナリンで血流が悪くなって吸収が遅れる」と考えますが，他のメカニズムも加わっているようです．脊椎麻酔に使った場合，脊髄のアドレナリン作働受容体に作用するらしい証拠もあります．

5. 局所麻酔薬の濃度と量

区域麻酔を含めて局所麻酔を施行する際に，濃度と量がどう関係するかを検討しましょう．

問題　脊椎麻酔を例にとります．局所麻酔薬の濃度と量の関係はどうでしょうか．どれが正しいか推測してください．正解は一つです．
1. 薬物の全量が重要で，溶解した薬液の濃度や量は無関係である．
2. 溶解した薬液の濃度が高ければブロックはしっかりと効き，量が多ければブロックは広い範囲に効く．
3. 溶解した薬液の濃度が高ければブロックは広い範囲に効き，量が多ければブロックはしっかりと効く．
4. 薬液の濃度や量より，薬物の種類が一番重要である．

解答　4.の「薬物の種類が一番重要」というのは，間違いではありませんが，局所麻酔薬の場合は薬物の性質は比較的よく似ていて優劣は大きくありません．したがって，「これが正解」とはいえません．

残る1.〜3.でどれが正しいでしょうか．再び局所麻酔薬の作用を考えます．脊椎麻酔で局所麻酔薬の働くのは，脊髄から出る神経根の部分と考えられていますが，これはいろいろな種類の線維が混ざっています．そこで低濃度の薬物では太い神経がブロックされずに残ります．

3.は間違いです．極端でなければ1.も正しいのですが，まあ2.が正解としていいでしょう．

個々の薬のことをちょっとだけ勉強します．

6. メピバカイン　mepivacaine（商品名カルボカイン）

現在使用頻度のおそらく一番高い薬物です．

＜化学と薬理＞　アミド型局所麻酔薬．持続は中等度でリドカインより長く毒性は低い．

＜投与経路と量＞　各種神経ブロック・硬膜外麻酔・浸潤麻酔の主薬．通常投与量は200mg，極量は500mgまで．粘膜表面には無効．抗不整脈薬としての効果はなし．

＜作用と効果，副作用＞　作用は迅速．持続は1時間半と中等度．中枢神経系に対してけいれんを起こす．アナフィラキシー様反応の報告はあるが確実ではなし．2000年の時点で，局所麻酔薬としての使用量・頻度が多い．

7. ブピバカイン　bupivacaine（商品名マーカイン）

　　　　　　　　メピバカインと似た薬ですが，作用が長いのが特徴で，使用量は少なくてすみますが，毒性が強い点に注意が必要です．

　　<化学と薬理>　メピバカインの誘導体で持続は長い．脂質にとけやすく，各種蛋白との結合も強く，心筋に毒性あり．

　　<投与経路>　各種神経ブロック・硬膜外麻酔・浸潤麻酔の主薬．脊椎麻酔にも使う．

　　<投与量>　通常投与量は50mg，極量は100mgまで．脊椎麻酔の使用量は最大25mg．

　　<作用と効果，副作用>　作用は迅速．持続は4～6時間程度と長い．アナフィラキシー様の報告はあるが確実ではない．

　　<心血管作用>　他の局所麻酔薬より心血管作用が強い．

　　　1）リドカインやメピバカインと比較して中枢神経系への作用の割に心臓作用が強く，けいれんが始まったら循環虚脱が近い．

　　　2）この時点の組織濃度は血液濃度の4倍も高く，他の局所麻酔薬の2倍を凌駕．

　　　　■ 蛇足　ブピバカインの脊椎麻酔は，日本ではようやく最近認められました．"新しい用途"として手続きに必要な費用が，脊椎麻酔用ブピバカインから得られる収入が見合わないので手続きが遅れました．

8. テトラカイン　tetracaine（商品名ポントカインまたはテトカイン）

　　<化学と薬理>　脂質との親和力が強く作用時間の長い局所麻酔薬．毒性も大．エステル型．

　　<投与経路と量>　脊椎麻酔の主薬．各種神経ブロック，硬膜外麻酔の補助薬に．通常投与量は10mg，極量は20mgまで．代謝は速いが吸収も速く毒性も強い．大量使用は不可．

　　<作用と効果，副作用>　作用は迅速．脊椎麻酔の持続は4時間程度と長い．血漿コリンエステラーゼで分解され，半減期は15分．アナフィラキシーは確実に存在．一般毒性も高い．しかし，脊椎麻酔に使う限りは安全．

9. リドカイン　lidocaine（商品名キシロカイン）

　　　　　　　　使用頻度の高い局所麻酔薬ですが，心臓に対して不整脈を止める作用もあり，そちらでも高頻度に使用します．

　　<化学と薬理>　アミド型局所麻酔薬の代表．持続は中等度で，毒性は低い．

　　<投与経路と量>　各種神経ブロック，硬膜外麻酔，浸潤麻酔の主薬．

　　　　　　　　粘膜表面にも有効な唯一の局所麻酔薬で，口腔内，咽頭喉頭，気管粘膜などの麻酔にも使用します．

通常投与量は200mg，極量は500mgまで．

<作用と効果，副作用> 作用は迅速．持続は1時間半で中等度．中枢神経に対してはけいれん．アナフィラキシー様反応の報告はありますが，確実ではありません．2000年の時点で，局所麻酔薬としての使用量・頻度が多い．

10. ヌペルカイン nupercaine（別名ジブカイン dibucaine）（商品名ペルカミン）

歴史の古い局所麻酔薬で日本では脊椎麻酔に使います．

<化学と薬理> 作用時間の長い局所麻酔薬．作用時間の長さは，脂質との親和力が強く毒性も大．軽度ながら神経に不可逆的な障害を起こすことあり．

<投与経路と量> 脊椎麻酔の主薬．各種神経ブロック・硬膜外麻酔の補助薬に．通常投与量は5mg，極量は10mgまで．吸収が速く毒性も強く大量使用は不可．

<作用，効果，副作用> 作用開始も遅く，持続も4時間と長く毒性大で脊椎麻酔のみに使用．

■ 蛇足　ヌペルカインを脊椎麻酔に使用する習慣は日本では根強い．しかし，毒性・神経損傷のゆえに，世界的には使用中止の方向です．

11. プロカイン procaine

20世紀初めに登場した初めての合成局所麻酔薬で，長命の局所麻酔薬．

<化学と薬理> ジエチルアミノエタノールとパラアミノ安息香酸のエステル．つまりエステル構造．

<投与経路と量> 各種神経ブロック特に診断用．他に浸潤麻酔にも．通常投与量は500mgまで，極量は1,000mgまで．代謝も吸収も速く，力価が弱く大量使用が必要で毒性は高い．

<作用と効果，副作用> 作用は迅速．持続も1時間と短く半減期は15分．アナフィラキシーは確実に存在するので，リドカインやメピバカインに切りかえるべきでしょう．

12. 局所麻酔薬中毒

<状況> 血液濃度が急速に上昇して発生します．主な作用点は，脳と心臓・血管です．各種の反射の感受体（たとえば頸動脈小体）にも作用します．

<反応> けいれん・呼吸減弱から停止・循環系は血圧低下・不整脈・房室ブロック・PVC・心停止（徐脈から心停止と心室細動の両方）．

<治療> 呼吸と循環の維持，通常の蘇生法（輸液，昇圧薬，不整脈治療．酸素で人工呼吸），鎮静薬（ジアゼパム10〜30mg静注），けいれんが特に激しければ筋弛緩薬．

<予防> 大量使用を慎む．硬膜外麻酔に筋弛緩薬を組み合わせて，中毒反応は減った．

<量に注意> 局所麻酔薬は使用量と極量の差が少ない．

<注意> 麻酔薬とCa^{2+}ブロッカーの相互作用．併用で循環動態を強く抑制します．

■ **蛇足** 局所麻酔薬の最大投与量（極量）に関して．製薬会社は非難を恐れ，PL法も考慮して極端に低く設定し，事件の発生毎に数値を下げる．一方，使う側は大量に使う．無知や無鉄砲に基づく場合が多いが，ときにモルフィン大量麻酔など大傑作も生まれる．

13. アナフィラキシー

局所麻酔薬の一部はアナフィラキシーショックを引き起こします．特に，エステル型のテトラカインとプロカインでは確実に存在します．もっとも，テトラカインは脊椎麻酔に使うなら使用量が少なく投与経路も特殊なので血中濃度がアナフィラキシー反応を起こすレベルに達しません．

他の局所麻酔薬もアナフィラキシーを疑わせる反応はありますが，臨床的に重要とは考えられません．

D 筋弛緩薬

筋弛緩薬は麻酔医療にとっては麻酔薬の次に重要なグループです．その勉強をします．正しいものに○を，誤っているものに×をつけてください．

問題

1. 筋弛緩薬は運動神経をブロックして筋を弛緩させる．
2. 筋弛緩薬は腎機能障害では作用が延長する．
3. 2000年の時点で，ベクロニウムの使用頻度が高い．
4. リバースに徐脈作用が必要だからアトロピンを併用する．
5. 横隔膜は一般の横紋筋よりも筋弛緩薬の影響を受けにくい．

この問題は，考えてもわからなくて答えられないものが多いでしょう．

解答

1. × 筋弛緩薬は運動神経自体には作用しません．運動神経から筋肉への興奮の伝達をブロックします．作用するのは筋肉側にあるアセチルコリン受容体です．
2. ○ 現在使用する筋弛緩薬はすべて腎機能障害で作用が延長します．
3. ○ 2000年の時点で，日本ではベクロニウムの使用頻度が圧倒的です．
4. × アトロピンは頻脈を起こします．アトロピンを併用するのは，ネオスティグミンの徐脈作用を防ぐ目的です．
5. ○ 横隔膜は一般の横紋筋よりも筋弛緩薬の影響を受けにくいのは事実ですが，理由やメカニズムは不明です．

＜胃切除患者の実例＞

　Aさんが子宮癌患者の手術に参加した際の筋弛緩薬の使い方です．ベクロニウムを，麻酔開始の時点で1mgを投与しました．「プライミング」というやり方で，筋弛緩薬の総投与量が節約できる可能性があります．

　挿管のために6mgを投与し，術中に2mg×2回，1mg×3回で合計14mgを使用しました．手術終了時には，筋弛緩モニター上は作用が切れて抜管も可能とも考えましたが，肺合併症を考えて挿管のままICUへ移りました．リバースは不要と判定．

1．神経筋伝達

　筋弛緩と筋弛緩薬の勉強の基礎として，神経筋伝達のメカニズムを復習しておきます．神経と筋肉の間には電気的な連絡はなく，その伝達はアセチルコリンという化学物質に依存します．

　神経の刺激が神経の末端に到達すると，そこからアセチルコリンが放出され，これが筋肉側にある受容体に付着し，ここの引き金を引きはじめはその周辺が，ついで筋肉のもっと広い範囲が興奮し収縮が起こります．

　アセチルコリンは受容体の周辺にあるコリンエステラーゼという酵素で分解されて作用を失うので，刺激が短時間なら収縮も短時間で終わります．

　筋弛緩薬は筋肉側の受容体に結合して，神経末端から放出されたアセチルコリンの作用を妨害するのがメカニズムです．

　コリンエステラーゼには拮抗薬があり，代表はネオスティグミンです．この薬を与えるとコリンエステラーゼの活性が低下して，放出されたアセチルコリンの分解が弱まるので受容体付近のアセチルコリンが増加し，筋弛緩薬で受容体が一部塞がれていても，アセチルコリンが作用して神経筋伝達がある程度は起こります．

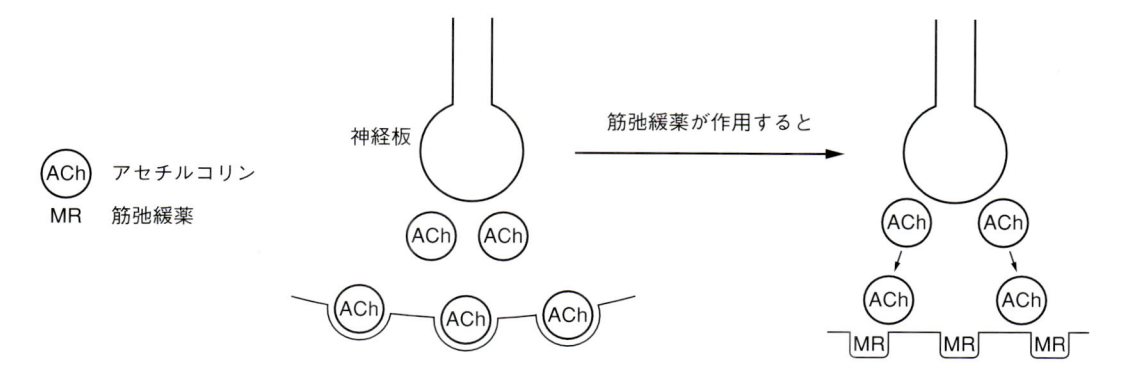

図10　アセチルコリンと筋弛緩薬の競合
アセチルコリンの受容体に筋弛緩薬が入りこんでしまっていてアセチルコリンが作用できない．

2. 筋弛緩薬とは

　　　　麻酔で用いる筋弛緩薬は，すべて神経筋接合部に作用します．脱分極性筋弛緩薬（サクシニルコリン）と非脱分極性筋弛緩薬（クラーレ・ベクロニウムなど）に分類します．脱分極性筋弛緩薬の使用は急速に減っています．

　　　　反復による作用延長: 筋弛緩薬を反復投与すると作用が延長します．メカニズムは薬物によって大きく異なり，分解が悪くなるもの（サクシニルコリン），体内に蓄積して排泄が遅れるもの（パンクロニウム），分解は続くが一次分解産物に筋弛緩作用があって量が増えるもの（ベクロニウム）などいろいろです．

a. 脱分極と非脱分極

　　＜語義＞　サクシニルコリンはアセチルコリンと同様に，神経筋接合部の筋肉側の受容体に結合して脱分極します．これが持続的なので，その後のアセチルコリンが作用せず，筋弛緩状態になります．「脱分極性筋弛緩薬」の名の由来．

　　　　「非脱分極性筋弛緩薬」は，アセチルコリン受容体に結合して塞ぎ，アセチルコリンと受容体との作用に競合します．「競合型筋弛緩薬」ともいいます．

　　　　サクシニルコリンは分子量が300程度で細くて長く，非脱分極性筋弛緩薬は分子量が600〜800で，太くてまるっこい構造です．

b. 筋弛緩薬と横隔膜

　　　　非脱分極性筋弛緩薬はすべて横隔膜に効きにくいことが判明しています．メカニズムはよくわかりませんが，横隔膜は原始的な筋肉で，四肢の筋肉のように自分自身の収縮の度合いを筋紡錘を使って微妙にコントロールするメカニズムが貧弱です．アセチルコリンの出方と受容体の数なども関係があるのかもしれません．

　　　　「筋弛緩薬は横隔膜に効きにくいから呼吸は維持されやすい」と結論するのは間違いでしょう．咽頭喉頭の筋肉は筋弛緩薬が効きやすく，気道閉塞を起こしやすいですから．横隔膜は重要ですが，それだけでは呼吸はできません．

　　　　それでは代表的な筋弛緩薬のことを簡単に勉強しましょう．

3. サクシニルコリン　succinylcholine（局方名スキサメトニウム）（商品名サクシン）

　　　　局方名は英語名 suxamethonium の日本語読み．英語式発音なら，"サキサメソウニアム"

　　＜化学＞　アセチルコリンが背中合わせに2つ結合した化学構造．

　　　　succinyl-は「コハク酸の」で，2価の酸（-COOHが2つある）です．コハク酸にコリン（4級アミンで同時にアルコール）が2つ結合した2価エステル．

　　＜薬理＞　作用開始が速く作用時間が短い．血漿コリンエステラーゼで分解されます．

<投与量> 1mg/kg. 胎盤通過性が低く，産科麻酔（帝王切開など）に使用可能．現在使用される唯一の脱分極性筋弛緩薬ですが，使用が急激に減っています．

<副作用（重要！）>
1) 悪性高熱発症の引金となる．非常に重大．
2) 火傷患者や神経麻痺患者で，大量のKイオン遊離とこれに伴う循環系の合併症．
3) 徐脈（特に2回目の投与で，小児で）
4) 線維束性収縮（線維束性攣縮 fasciculation）による眼圧上昇
5) 手術後の筋肉痛
6) コリンエステラーゼ活性の低い状態での作用の遷延（低体温，遺伝，肝機能障害患者，ネオスティグミン投与後）．実際の問題は少ない．
7) 大量長時間投与した場合の第Ⅱ相ブロック．これも，実際の問題は少ない．

　こうした作用は，非脱分極性筋弛緩薬にはありません．サクシニルコリンの使用が急速に減少して，非脱分極型筋弛緩薬に切りかわった理由です．

● memo ●

1. サクシニルコリンの発現と使用の歴史

　サクシニルコリンは20世紀初頭に合成され，アセチルコリンと同時に作用が検討されたが，実験動物にクラーレを使用していたのでサクシニルコリンの筋弛緩作用は判明しませんでした．筋弛緩作用の発見は40年後の1949年．

2. サクシニルコリンを使った犯罪

　最終分解産物のコハク酸もコリンも生理物質で，由来は判別できません．"サクシニルコリンで殺人を犯してもわからない，と考えて新しい愛人のできた麻酔科医が，妻にサクシニルコリンを注射して証拠の残らない殺人を謀りました．期待に反して（？！）証拠が残りました．1960年代のアメリカでの事件．

　理由：コリンが一つだけはずれた「サクシニルモノコリン」は天然に存在せずサクシニルコリンからこわれてできます．状況からサクシニルコリン使用が疑われ，脳組織から微量のサクシニルモノコリンが検出された．

3. その他

　1994年に自称「犬の訓練士」が，愛犬家をサクシニルコリンで毒殺してこの薬は日本でも有名になりました．

4. ベクロニウム（ヴェキュロウニアム）vecuronium（商品名マスキュラックス）

　2000年の時点で使用頻度の最も高い筋弛緩薬です．

<化学と薬理> パンクロニウムの構造を少し変えてできた新しい脱分極性筋弛緩薬．作用時間はパンクロニウムの半分．循環動態は安定で血圧や心拍数は変化しません．

作用の消褪は肝代謝で，腎からの排泄の要素は少ない．ただし代謝物に筋弛緩作用
があり腎での排泄に依存し，腎不全で作用延長の報告があります．

 <実際> 作用が短いので手術の終り近くでも安心して投与可能．作用開始は4分ほどと
   遅い．高価．

 <合併症> 肝からの代謝に依存．肝障害患者の使用には厳重なモニターが必要．

5. パンクロニウム pancuronium（商品名ミオブロック）

 <化学と薬理> 非脱分極性筋弛緩薬の一つ．

  血圧下降作用が全くない．頻脈を起こす．腎からの排泄に依存する．

 <実際> 初回投与量は 0.08 mg/kg．2回目以降はこの 1/4 量を 50 分毎に．

  フェンタニルの徐脈作用に対して，パンクロニウムの頻脈作用を組み合わせて利用．

  ● memo ●
  1. 英語の綴りは"Vecro"でなくて"vecuronium"，"pancro"でなく
   "pancuronium"で，"Curare"の語源を示唆しています．
  2. パンクロニウム使用はベクロニウムの普及で急速に減少．力価が高く作用時
   間も長いのは大きな利点ですが，"薬は，特許が切れると効果も切れる"の典
   型．

6. dTc（クラーレ，dトボクラリン）

 筋弛緩薬の代表．「古典的筋弛緩薬」で使用頻度は低くなりましたが，価格も安く
現在も好む人がいます．

 <名前> 正式名称は「dトボクラリン」ですが，"クラーレ"も使用．dTcという略語は
   外国でも通用します．

 <薬理> 筋弛緩薬作用の他に降圧作用があり，ヒスタミン遊離と神経節遮断の双方です．
   処理は肝と腎．したがって，腎機能障害患者で作用遷延．

  ● memo ●
  1. コナン ドイルのシャーロック ホームズにクラーレが登場します．「サセック
   スの吸血鬼」で1924年の発表．臨床使用の始まる1940年代よりずっと前で
   す．お母さんが赤ちゃんに噛みついていたが実は…という話です．
  2. クラーレが神経筋接合部に作用することは，1850年ころにベルナールがエレ
   ガントな実験で証明しました．直接の証明は1930年頃ですから，天才の直観
   能力は80年も遡ることになります．
  3. クラーレは南米原住民が狩猟に使用していました．当時は矢毒から分離精製

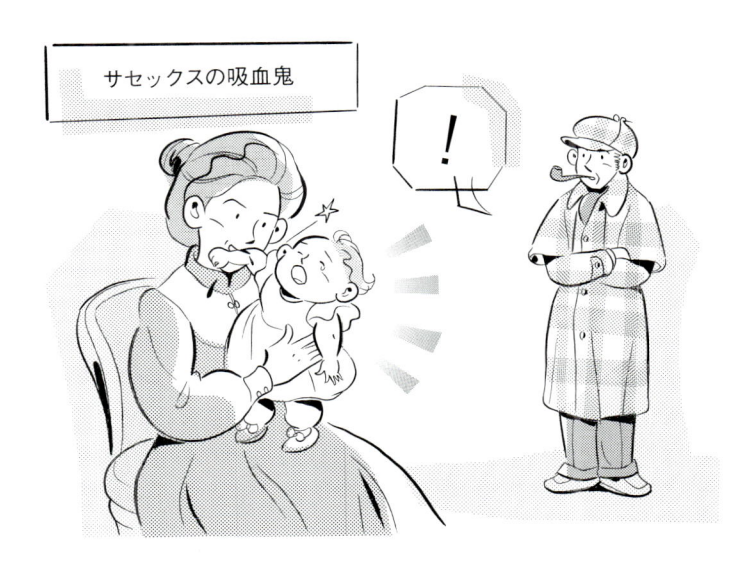

されましたが，現在の筋弛緩薬はすべて化学的に合成します．

7. コリンエステラーゼ（コリンエステレース）choline-esterase

＜化学と薬理＞ コリンエステルを分解する酵素．アセチルコリン・サクシニルコリン以外に，ネオスティグミン・トリメタファン・エステル型の局所麻酔薬なども分解．

＜作用と効果＞ "真正"と"偽性"の二種あり．

真正コリンエステラーゼ: アセチルコリンに作用します．神経節と神経筋接合部にありアセチルコリンを分解．

偽性コリンエステラーゼ: 血漿に存在しサクシニルコリンや局所麻酔薬に作用します．肝障害で活性が低下し，さらに遺伝的に活性の低い人もいます．

8. ネオスティグミン neostigmine（商品名ワゴスティグミン）

抗コリンエステラーゼ薬の一つで，神経筋接合部でのアセチルコリンの分解を阻止してアセチルコリンを増量するので，筋弛緩薬の作用に「拮抗」します．

ネオスティグミンのアセチルコリン増量作用は，神経筋だけでなくてアセチルコリンの自律神経終末にも働き，副交感神経系刺激の作用を呈します．すなわち，徐脈・各種の分泌（唾液・気道分泌・消化腺）・腸の蠕動亢進などが起こります．

9. リバース

非脱分極性筋弛緩薬を使用した麻酔の終了時に，アトロピンとネオスティグミンとを投与して筋弛緩薬の作用を消滅させます．英語の"Reverse"（「逆転する」）

＜タイミング＞ 筋弛緩薬の作用が切れかかったことを確認して施行．成功の確認は視診

の他に筋弛緩モニター，患者の表情や呼吸の様子も観察．

＜組み合わせる理由＞ ネオスティグミンはアセチルコリンを増加させて筋弛緩薬の作用を消しますが，同時に起こる強い徐脈や気道の分泌をアトロピンで防ぎます．

● memo ●

1993年秋，ネオスティグミンのリバースに，とんでもない問題がもち上がって現在も未解決のままです．

ネオスティグミンが治療薬として認可されたのは1930年頃で，

1) 筋弛緩薬の拮抗薬として認可されていない．クラーレが日本に導入されたのは1950年代で，ネオスティグミン導入の20年以上後です．
2) 静注の認可を受けていない．皮下注射と筋注だけ．

つまり，ネオスティグミンによるリバースは日本では二重に違法なのです．そこで適用外使用を厚生省が問題にしています．しかし，ネオスティグミンは単価が安く，年間収入の合計が1千万円をあまり超えません．適用拡大の認可の費用は数億円もかかります．

リバース例数は40年間に1千万件の使用実績があります．認可に10例とか100例検討する意味はあるでしょうか？ 1千万例に使用してから，100例で検定するのは論理的か？

10. 筋弛緩薬と腎障害

腎機能障害で麻酔終了後に筋弛緩薬の作用を残さないためには，腎機能に依存しない薬物や麻酔法を選択します．たとえば硬膜外麻酔使用．

表9　筋弛緩薬の腎への依存度

薬物	依存度
ガラミン	100%
ジメチルトボクラリン	90
パンクロニウム	70
d-トボクラリン	50
ベクロニウム	15
サクシニルコリン	0

11. 4連反応法

筋弛緩薬の作用を臨床状況でモニターする方法です．

＜概念＞ 末梢神経を皮膚から刺激し，対応する筋肉の収縮をみる際に，同一の刺激を0.5秒間隔で4回与え，その反応をみます．

1) 第1発目に対する反応T1がゼロか，極端に弱ければ筋弛緩薬が強く作用している．

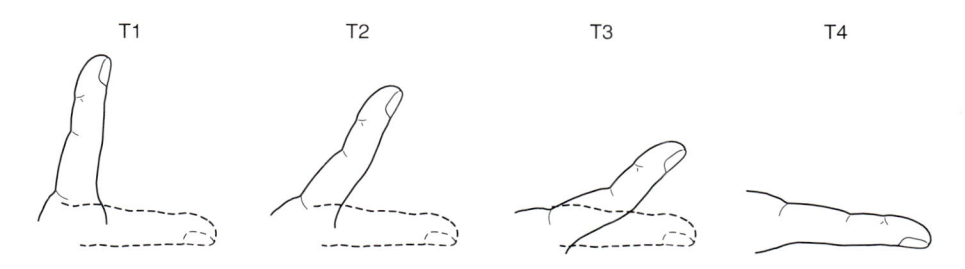

図11 4連反応のフェード
前腕内側に電極をつけて刺激して,小指が4通りに反応.
強く収縮,中等度に収縮,少し収縮,まったく収縮しない.

2) 第1発目に対する反応は強いが,2発目以降が低下なら筋弛緩薬の作用が残存.
3) 定量的には,トランスデューサーか筋電図を使用してT4/T1(4連反応比)を評価.

● memo ●

筋弛緩薬の使い方や作用の調べ方について「プライミング」「プレキュラリゼーション」「フェード」などの言葉を勉強家の方のために紹介しておきましょう.でも知らなくてかまいません.

プライミング: 筋弛緩薬を使う際に,少量を先に投与して,本投与の作用を早めるやり方.効果は不確実.

プレキュラリゼーション: サクシニルコリン投与の前に非脱分極性筋弛緩剤を少量与えておくとサクシニルコリンによる作用(K遊離,ミオグロビン遊離,筋のけいれん,筋肉痛など)が少し防げる.これも効果は不確実.

フェード(fade): 非脱分極性筋弛緩剤が弱く作用した状態で,反復刺激に対し筋肉の収縮反応がしだいに減弱する状態をよびます.「フェード」は「次第に消える」意味.

4連反応法はこの現象を利用し,単一の刺激に対する反応より正確な情報が得られます.

筋弛緩薬の作用が消失するにつれて,刺激に対する反応も強くなり,フェードは筋弛緩薬の受容体からの消失を正確に検出.

● memo ● 「筋弛緩薬だけで手術」は不可能

1960年代にイギリス北部の方々が笑気と筋弛緩薬だけで麻酔する方法を考案しました.方法が考案された都市の名から「リバプール法」(あのビートルズの町です)ともよばれました.麻酔薬を少ししか使わないので深い麻酔に伴うトラブルがなく,一時期もてはやされました.しかし,結局捨てられました.麻酔が

浅いので交感神経系が抑えられず，術中に血圧が上がりすぎて肺水腫になり，術後は逆に血圧が下がって悩まされました．交感神経系の興奮は体力を消耗して，術後の回復も遅れました．

痛みをとり意識をなくすだけでなく，交感神経系を抑えて過度の反応をコントロールするのが麻酔の重要な役割との認識には，こんな経験も与っています．

E 循環系に作用する薬物

循環系に作用する薬物のうちで麻酔の現場でよく使うものを学びましょう．

1. アトロピン atropine

副交感神経ムスカリン作用の拮抗薬．麻酔で使用する状況は2つ．
1) 前投薬に組み合わせて気道を乾燥させ迷走神経反射を遮断します．
2) 非脱分極性筋弛緩剤のリバースにネオスティグミンに組み合わせて，ネオスティグミンのムスカリン作用に拮抗します．

他に，極端な徐脈の治療，調律の異常．

注）ネオスティグミンに関しては，「筋弛緩薬」の項目参照．

2. エフェドリン ephedrine

麻酔で使う薬剤のうちで，麻酔薬と筋弛緩薬を別にすれば使用頻度の高いものです．

＜投与法＞ 原則は静注．まれに筋注や皮下注，時に吸入．内服でも有効．

静注では2〜8mg程度．1アンプル（40mg）を10倍希釈して4mg/mlにして使用．

＜作用・効果＞ 交感神経刺激作用およびα-, β-受容体刺激作用．

＜吸収・代謝・排泄＞ 作用発現は1分以内．

■ 蛇足　箱に書いてある「ナガイ」の名は発見者長井長義氏にちなんだもの．1880年代に漢方薬の麻黄から発見．日本の研究者が発見して欧米で認められた一番古い薬です．

3. ドーパミン dopamine

カテコールアミンの一つですが，「昇圧剤」とはやや異なり，少量では軽い静脈収縮作用と腎血流増加作用．中等量でα刺激作用．用途は，脊椎麻酔や硬膜外麻酔の血圧低下に頻用（静脈の収縮で静脈還流を改善）．心筋の収縮力を高めるが程度は弱い．

麻酔中の尿量増加もねらう．血流は維持されて尿量を増加させたい状況で頻用．

＜使用法＞ 点滴かポンプで投与．0.5〜5μg/kg/分．脊椎麻酔・硬膜外麻酔はこの半量．

4. ドブタミン dobutamine（商品名ドブトレックス）

カテコールアミンだが天然には存在しない合成薬．心臓に対する正の変力作用だけ．用途も，心臓手術などの心原性ショック，低心拍出量症候群などに使用．

＜使用量＞ 点滴で投与することが多く，0.5〜20 μg/kg/分の速度で投与．

5. ネオシネフリン neosynephrine（フェニレフリン）（商品名ネオシネジン）

交感神経作働性アミンの一つ．カテコール核はないので"カテコールアミン"ではありませんが，構造は近い．いわゆる「昇圧剤」で，純粋のα刺激作用のみ．

＜用途＞ 脊椎麻酔や硬膜外麻酔の血圧低下に頻用し，一般の麻酔の血圧下降にも使用．静注で一回投与量は0.1mg程度で5分有効．点滴投与も多い．

＜欠点＞ 他のα刺激薬と同様で，尿量を減らす．徐脈になる．使用を停止すると低血圧になる．

6. プロプラノロール propranolol（商品名インデラル）

代表的β遮断薬．交感神経系の過剰な反応（たとえば褐色細胞腫）やアドレナリンの過量投与不整脈や頻脈などに使用．

＜特徴と注意＞ 作用時間が長い（半減期は数時間）から少量（0.1〜0.2mg）ずつ投与．

● memo ●
現在はβ遮断薬の種類は増えて他にも使える薬物は多い．

7. ニトログリセリン nitroglycerin

カテコールアミンとは無関係の血管拡張薬．静脈拡張作用→動脈系も拡張．

＜用途＞ 麻酔中の高血圧の低下や低血圧麻酔に頻用．肺動脈圧の低下にも使用．冠血流を維持しながら血圧を下げたい状況で頻用．肺高血圧にも投与．

＜使用量＞ 点滴で投与し，0.5〜2.5 μg/kg/分の速度で．血流を維持し血圧を低下させることをねらうので輸液・輸血は充分に必要．冠動脈拡張作用．経皮の軟膏も使用．

＜作用の本体＞ 一酸化窒素NOの生理作用が確立しました．ニトログリセリンはこのNOを放出する作用があるらしい．

8. Ca^{2+}ブロッカー各種（カルシウムチャンネルブロッカー）

＜一般名＞ ニフェジピン・ニカルジピン・ヴェラパミル・ディルティアゼム

＜商品名＞ アダラート（ニフェジピン）・ペルジピン（ニカルジピン）・ワソラン（ヴェラパミル），ヘルベッサー（ディルティアゼム）．ニカルジピンとディルティアゼム

は日本開発.

ニフェジピン（商品名アダラート）
　<作用>　降圧・血管拡張・冠状動脈拡張にも.
　<用途>　高血圧・狭心症.

ニカルジピン（商品名ペルジピン）
　　　　　作用・用途，半減期はニフェジピンと類似ですが，脳血流増加作用が特徴.
　<用途>　脳血流増加と静脈注射可能なため，麻酔医は好む.

ヴェラパミル（商品名ワソラン）
　<作用>　AV，SAノードの活動電位を下げ，AVノードの不応期延長.
　<用途>　上室性頻脈と期外収縮. Ca^{2+}ブロッカーで，この薬物は不整脈への作用が明確.
　<注意>　局所麻酔薬，βブロッカーとの相互作用，WPWなどの発作誘発の危険.

ディルティアゼム（商品名ヘルベッサー）
　<作用>　降圧・血管拡張・冠状動脈拡張も. 刺激伝導系作用はヴェラパミルより弱い.
　<用途>　高血圧・狭心症.

9. カリウム（K）チャンネル開口薬のニコランジル（商品名シグマート）

　　　　　ピリミジン系統の化学物質. 薬効はKチャンネル開口薬.
　<動作特性>　ニコランジルは特にATP感受性Kチャンネルに作用. 2000年の時点で，臨床に使われるKチャンネル開口薬はこの薬物だけ.
　<Kイオンの作用>　Kイオンは膜の興奮を抑え，興奮を鎮める方向の作用.
　<薬理作用>　a）Kの流入（K influx）の増加，b）過分極，c）他にNO放出作用.
　　　　　Kチャンネル開口薬は，Kを流入させ過分極で血管拡張.
　　　　　1）冠状動脈を開き，狭心症を改善し，心筋梗塞の量を減らす.
　　　　　2）心臓の機能が全体として改善. 3）抗不整脈作用. 4）全身作用は乏しい.
　<用途>　1. CABG（冠動脈バイパスグラフト）手術の心筋保護. 2. 虚血と再灌流も同じ.

10. ヘパリン　heparin

　<化学>　多糖類で分子量は5,000〜25,000の範囲. 体内物質だが意義は不明確.
　<用途>　血液凝固を防ぐ. 凝固因子の消耗を防ぐ. 体外循環，採血，DIC治療，血栓塞栓の治療.
　<使用法>　用途による. 体外循環ではボラス. DIC治療では持続.
　<合併症>　アナフィラキシー反応がまれにあります.

11. プロタミン protamine

低分子の蛋白．分子量は2千～1万，ヘパリンを中和する．これも体内物質．

<使用法>　静脈注射，ゆっくり投与のこと．

<合併症>　急性

1) 血圧低下: 投与速度に依存します．急速投与では発生頻度が高い．
2) 肺動脈圧急上昇: 肺動脈の急速強度の収縮．頻度は低いが，起これば難渋．

● memo ●

プロタミンは，オスの性腺に大量にあってDNAの構造維持に重要な役割を果たす物質と判明しています．

12. 一酸化窒素 NO と ARDS（成人呼吸窮迫症候群）の治療

<NOの生理作用>　血管内皮に働いて血管拡張を起こす．

<化学>　生体内ではLアルギニンから合成．作用発揮後は，代謝されて腎から排泄．

<投与>　NOの肺動脈圧低下作用を利用して，肺動脈高血圧症を治療．

<対象>　ARDSなど．投与量は1～40ppm．

<投与時間>　1時間から数時間程度ですが，ほんの数分で有効との意見もあります．確かにごく少量を短時間で有効な場合もあるのですが，それがどういう条件で決まるのかが判明していません．

F 腎臓に作用する薬物

麻酔で使用する「腎臓に作用する薬物」は，ドーパミン・フロセミド・マニトールの3つだけです．このうち，ドーパミンは「循環系に作用する薬物」で説明します．

1. フロセミド（フロセマイド）furosemide（商品名ラシックス）

<作用>　商品名のほうが有名です．ループ利尿薬と称される薬物の代表で腎臓のヘンレHenleのループとよばれる部位でNaイオンと塩素イオンの再吸収を抑制して利尿を起こします．腎血管拡張作用もあり，副作用はあまりありません．

<使い方>　静注可能なのと即効性があるので利尿を起こしたいときに使います．

2. マニトール（マンニトール）mannitol（商品名D-マンニトール）

<作用のメカニズム>　血漿の浸透圧をあげて利尿作用を発揮します．

<製剤と使い方>　10～15%の高張マニトール液を静脈内に大量（50～200m*l*程度）投与

し血漿の浸透圧を上昇させ利尿を招きます．

＜他の用途＞　組織から血漿に水分を引き込む作用もあるので，眼圧や頭蓋内圧低下の目的にも用います．

G 輸液と栄養

水分・電解質・エネルギー必要量などは「術前説明・評価・前投薬」のところで説明しました．ここでは，術中から術直後の輸液と栄養を扱います．

1. 輸液の基本

輸液は電解質の組成によって大きく2種類に分けられ，使い分け方はかなり異なります．

a. 血清や細胞外液の組成に近いもの

例: 乳酸加リンゲル，リンゲル，生理食塩水など

＜特徴＞　Na濃度が130mEq/lと高く，K濃度が4mEq/lと低い．

＜用途＞　体液（細胞外液）を急速に補充する目的で．

＜用途の実例＞　麻酔すると血管が拡張して血圧が低下します．これを修正するねらい．
局所麻酔・全身麻酔・人工呼吸などでの静脈還流障害を改善する．

b. NaイオンとKイオンの比率が，摂取率・ターンオーバー率に近いもの

例: 糖質に少量の電解質の加わったもの．3号輸液．

＜特徴＞　Na濃度が40mEq/l，K濃度が20mEq/l程度に調整されています．

＜用途＞　体液を急速に補充する必要はなく，"1日必要量を維持する"だけの場合．

＜用途の実例＞　影響が全身に及ばない小手術と浅い麻酔の組み合わせ．
診断的処置の場合など．

c. その他

通常の麻酔と手術では，輸液の意義は両者の中間で，両者を複合して使用する必要があります．aのみでは，Naが多すぎてKが少なすぎ，bのみでは水とKが多すぎてNaが少なすぎます．

そこで，一応「半分ずつ与える」と理解しておきましょう．あるいはあらかじめ中間的な組成のたとえば

　　Na濃度が70mEq/l，K濃度が15mEq/l

程度のものもあるので，それを使うことができます．

2. 栄　養

　手術中・麻酔中の栄養の補給に関しては一致した意見がありません．「積極的に与えるべし」という考えと「手術中は麻酔薬の作用やストレス反応で，栄養を与えても利用できないから与えてもムダ」という考えに分かれます．しかし，条件によって異なるでしょう．大手術では後者の意見が正しいでしょうが，ストレスが小さくて時間だけが長い手術なら前者が正しいといえそうです．

　術中は，一応グルコースを中心に与えるほうが使いやすいと考えられるので，5g/時間程度は与えます．20kcal/時間ですから，本来の所要量の1/5程度にしか当たらず，「飢餓を防ぐ」だけです．

　術後はなるべく早期に食事を開始するか，それがむずかしければ高カロリー輸液を投与します．

練習問題

静脈麻酔

次の設問で，正しいものに○を，誤っているものに×をつけよ．

1) フェンタニルは麻酔に使用するが，モルフィンは麻酔には使用しない．
2) ミダゾラムはバルビツレートの一種である．
3) ジアゼパムはベンゾディアゼピンの一種である．
4) ケタミンもベンゾディアゼピンの一種である．
5) サイオペンタルはポルフィリン症に使わないほうがよい．
6) プロポフォルは循環系の抑制がない．
7) 完全静脈麻酔では，プロポフォルを必ず使用する．
8) ニューロレプト麻酔とは「意識をとらないことに着目した麻酔法」である．
9) 麻薬中心の麻酔法は心臓への抑制が弱い．
10) 内因性オピエイトとオピエイト受容体はモルフィンの研究から生まれた．
11) ナロキソンはバルビツレートの作用に拮抗する．

吸入麻酔

次の設問で，正しいものに○を，誤っているものに×をつけよ．

1) 麻酔深度を表現するMAC（マック）とは，強い痛み刺激に対する体動反応を指標としたED_{50}を濃度％で表わしたものである．
2) 吸入麻酔薬の溶解度は，血液/ガス分配係数で表わし，たとえば笑気では約0.5である．
3) 吸入麻酔の導入速度は呼吸の換気量で定まり，薬剤には無関係である．
4) 笑気は空気より軽い．
5) ハロセンは強い腎障害作用が知られている．
6) エンフルレンはけいれんを起こすことがある．
7) アイソフルレンは頻脈を起こすことがある．
8) セヴォフルレンは導入が遅い．
9) 麻酔の閉鎖法では，麻酔がかかったら後は消費した酸素だけを回路に加えればよい．
10) 麻酔の半閉鎖法では，回路に加えるガスの量は分時換気量にほぼ等しい．
11) 笑気を70％吸入していて空気塞栓が起こると，気泡はほぼ3倍に成長する．
12) 麻酔中に腸管が膨らんでいる場合，笑気を止めるとさらに膨張する可能性がある．
13) セヴォフルレン導入に笑気を加えると麻酔が早くかかる．
14) 吸入麻酔薬の作用点は，脂質・蛋白・水などいろいろな理論があって結論がつい

ていない．
15) 吸入麻酔を使う最大の理由は，麻酔状態からの覚醒が速いからである．

区域麻酔
次の設問で，正しいものに○を，誤っているものに×をつけよ．
1) 局所麻酔薬は，化学的にはエステル型かアミド型に分けられる．
2) 局所麻酔薬は，全身麻酔作用がある．
3) 局所麻酔薬は心臓を刺激する．
4) ブピバカイン（マーカイン）は他の局所麻酔薬より毒性が高い．
5) メピバカインを硬膜外麻酔に使用することが多い．
6) テトラカインは脊椎麻酔に使用することが多い．
7) リドカイン（キシロカイン）は粘膜の麻酔にも使用できる．
8) ヌペルカインは硬膜外麻酔に使用する．
9) プロカインはアミド型の局所麻酔薬である．
10) 局所麻酔薬中毒では患者は意識を消失する．
11) 局所麻酔薬中毒は，脊椎麻酔では起こらないが硬膜外麻酔では起こりうる合併症である．

筋弛緩薬
次の設問で，正しいものに○を，誤っているものに×をつけよ．
1) 筋弛緩薬は運動神経をブロックして筋を弛緩させる．
2) 筋弛緩薬には脱分極性と非脱分極性があり，脱分極性のものを多く使用する．
3) 非脱分極性筋弛緩薬はアセチルコリン受容体を塞ぐのが作用の本態である．
4) サクシニルコリンは筋肉からKイオンを放出する作用と悪性高熱を誘発する作用がある．
5) 一般の筋弛緩薬は腎機能障害では作用が延長する傾向が強い．
6) 現在ベクロニウムの使用頻度が高い理由は，作用時間が長くて安いから．
7) パンクロニウムは徐脈を起こす作用がある．
8) d-ツボクラリンは降圧作用が強い．
9) サクシニルコリンは筋肉のアセチルコリン受容体のコリンエステラーゼが分解する．
10) リバースにアトロピンを併用するのは，その徐脈作用が必要だからである．
11) ネオスティグミンとエドロフォニウムとはアセチルコリンの作用を増強する．
12) フェード（fade）とは，筋弛緩薬の作用が切れかかった際に，一つ目の刺激には反応が弱いが刺激を反復すると反応が強くなる現象をいう．

13) 横隔膜は一般の横紋筋よりも筋弛緩薬の影響を受けにくい．

解答

静脈麻酔

1) ×　フェンタニルの使用頻度が高いが，モルヒネも使用します．
2) ×　ミダゾラムはベンゾディアゼピンの一種で，バルビツレートとは違います．
3) ○　ジアゼパムはベンゾディアゼピンの一種です．
4) ×　ケタミンはベンゾディアゼピンには属しません．化学的にも違いますが，作用も鎮静作用は少なく脳波は覚醒状態を示します．鎮痛作用のほうが強いのが特徴です．
5) ○　サイオペンタルはポルフィリン症，特に急性間歇型には禁忌です．
6) ×　プロポフォルは強い循環抑制作用があります．
7) ×　別に説明していますが，完全静脈麻酔にはいろいろな薬物の組み合わせがあります．
8) ○　ニューロレプト麻酔は「意識をとらない」ことに着目しています．
9) ○　麻薬中心の麻酔法は心臓への抑制が弱いのが特徴です．
10) ×　内因性オピエイトとオピエイト受容体は，モルヒネの研究と無関係．
11) ×　ナロキソンはバルビツレートには拮抗しません．

吸入麻酔

1) ○　その通りです．
2) ○　笑気の血液/ガス分配係数は0.46です．
3) ×　呼吸の換気量以外にも要因は数多くあります．
4) ×　笑気の質量数は44で，空気の平均値29より大きいから空気より重い．
5) ×　ハロセンは強い肝障害作用を起こします．
6) ○　エンフルレンはけいれんを起こすことがあります．
7) ○　アイソフルレンは頻脈を起こすことがあります．
8) ×　セヴォフルレンは，導入の速い群に属します．
9) ×　消費酸素以外に身体に充填していく少量の麻酔薬が必要です．
10) ○　半閉鎖法では，回路に加えるガスの量は分時換気量とあまり違いません．
11) ○　笑気70%吸入で発生した空気塞栓はほぼ3倍に成長します．
12) ×　逆．麻酔中に腸管がふくらんだ場合，笑気投与を止めると収縮することもあります．
13) ○　笑気の麻酔力と笑気の併在ガス効果が加わります．
14) ○　作用点は脂質説が有力ですが，蛋白説や水和説も完全には否定されていませ

ん.

15) ○　吸入麻酔を使う最大の理由は，麻酔状態からの覚醒が速いからです．

区域麻酔

1) ○　局所麻酔薬はエステル型かアミド型です．
2) ×　定義によるが，局所麻酔薬はけいれん作用が強く，全身麻酔作用は弱い．
3) ×　局所麻酔薬は心臓を刺激せず，むしろ抑制する．
4) ○　ブピバカインは他の局所麻酔薬より毒性が高い．
5) ○　メピバカインを硬膜外麻酔に使用することが多い．
6) ○　テトラカインは脊椎麻酔に使用することが多い．
7) ○　リドカイン（キシロカイン）は粘膜の麻酔にも使用できます．
8) ×　ヌペルカインは脊椎麻酔か神経ブロックに使用します．
9) ×　プロカインはエステル型で，最初の合成局所麻酔薬です．
10) ○　局所麻酔薬中毒でけいれんが起こり，患者は意識を消失します．
11) ○　局所麻酔薬中毒は，脊椎麻酔では起こりませんが硬膜外麻酔では起こります．脊椎麻酔は使用する局所麻酔薬の量が極端に少ないので，たとえ全量が血中に入っても中毒にはなりません．

筋弛緩薬

1) ×　筋弛緩薬は神経と筋の伝達を妨げて筋肉を弛緩させます．
2) ×　非脱分極性薬物の使用が多くなりました．
3) ○　その通り，非脱分極性筋弛緩薬はアセチルコリン受容体を塞ぐのが本態．
4) ○　その通り．サクシニルコリンの使用が減ったのはこの2つの作用によります．
5) ○　程度は異なりますが，筋弛緩薬は腎機能障害で作用が延長します．
6) ×　ベクロニウムの作用時間は中等度，価格は高いが性質が優れているからでしょう．
7) ×　パンクロニウムは頻脈を起こします．
8) ○　d-ツボクラリンの降圧作用はヒスタミン遊離と節遮断の二つによります．
9) ×　サクシニルコリンの分解は，血漿（偽性）コリンエステラーゼが担当します．
10) ×　アトロピン併用は，その頻脈作用でネオスティグミンの徐脈に拮抗します．
11) ○　いずれもコリンエステラーゼを抑えて，アセチルコリンの作用を増強します．
12) ×　フェード（fade）は，筋弛緩薬の作用が切れかかった際に，一つ目の刺激には反応が強くても刺激を反復すると反応が弱くなる現象です．
13) ○　横隔膜は筋弛緩薬に抵抗性が強いが，原因は不明です．

5 消毒薬・滅菌薬

A 消毒と滅菌

「消毒」と「滅菌」とはほぼ同じ意義に使用します．消毒といっても「毒を消す」のではなくて，「滅菌」とほぼ同じ意味です．また，「滅菌」とはいっても対象は細菌だけでなくて他の微生物（カビ・リケッチア・ウイルスなど）もねらっています．対象を病原微生物に限定する場合を「消毒」といい，すべての微生物を除去することを「滅菌」とよぶという使い方もありますが，この分け方は未確立で，こだわらず「同じ」と解釈してください．

「殺菌」という用語は，文字の印象から「全部やっつける」意味に使うようです．これは定義ではなくて単語のニュアンスです．

消毒と滅菌は薬品を使う方法が標準的ですが，その薬品にはガスも含まれます．他に物理的な方法として熱・光線・ろ過なども使います．ただ洗浄することもなかなか有用です．

B 手術室の滅菌法: 薬物を使わない法

滅菌は薬物を使うのがふつうですが，薬を使わない方法もあり，現在でも手術室では高頻度に使われます．それを概観する前に，まず次の質問に○か×で答えてください．例をあげるように注文されているものは例をあげてください．

問題
1. 薬や化学物質を使わない滅菌法の例を2つ以上あげよ．
2. シンメルブッシュとオートクレーブは用語が異なるだけで，内容は同一である．
3. 赤外線を滅菌に使うことがある．
4. 薬や化学物質を使わない滅菌法は時代遅れである．

解答
1. 　　加熱と煮沸・高圧蒸気・紫外線・放射線・ろ過などがあります．
2. ×　シンメルブッシュは水を使って1気圧の100℃での煮沸，オートクレーブは2気圧で飽和水蒸気で加熱する．温度は2気圧での水の沸点121℃に維持

解　答

　　　　　します．
3. ×　赤外線には加温機能はありますが滅菌力はありません．
4. ×　そんなことはありません．現在も使います．

1. 洗　浄

　　薬品による滅菌は蛋白と作用して変性させることが作用の中心なので量が重要で，それも含めて対象の部位を洗浄して細菌や他の蛋白成分を減らしておくのが有用なことを知ってください．手術の前に術野を水や石けんで洗浄するのもそうした効果をねらったものです．

> ● memo ●　**手を洗う**
>
> 　　手術の手洗いはもちろんですが，日常行為としても手を洗いますが，その際に3点に気をつけることになっています．
> 　　1) 手のひらを洗う．
> 　　2) 指先を洗う．
> 　　3) 指の股（付け根の部分）を洗う．

2. 熱による滅菌

　　「熱に強い」器具を対象とした滅菌法です．

火炎滅菌: 文字通り「火で焼く」方法で，一部の医療器具でまれに採用します．通常は，廃棄物の処理に使うだけです．

煮沸滅菌:「シンメル」とよび習わすかもしれません．「シンメルブッシュ」という煮沸滅菌装置の省略形です．滅菌力を増す目的で薬品を加える場合もあります．

3. 加圧蒸気滅菌

＜名前＞　「オートクレーブ」とよばれるものです．
＜内容＞　圧を2気圧にすると水の沸点が121℃になるので，この条件の高熱高圧蒸気で滅菌します．
＜作用＞　高熱の分だけ滅菌力が強く，確実性も高いとされています．
＜使い方＞　手術材料などの金属器具，衣類などの滅菌に適し，現時点で使用頻度が非常に高い滅菌法です．滅菌が完全かどうかを確かめるべく「滅菌インジケーター」を入れて変色すれば完全と判定します．
＜注意＞　熱に弱いプラスチックには使えません．

4. 光線，放射線，ろ過による滅菌

a. 紫外線滅菌

<光源> 光源は水銀灯で，紫外線を透過する特殊なガラスでつくられています．

<作用> 本来は強力な滅菌作用がありますが，距離が少し離れたり蔭の部分は効果が乏しいので，完全な滅菌にはなりません．

<使い方> 一部の手術室などには備えられています．簡便なことと，物品は損傷しません．

<注意> 直視しないでください．働く人が日焼けすることがあります．

b. 放射線滅菌

日常的に体験することはありませんが，ディスポの医療器具の製造工程で使われています．

c. ろ過滅菌

これも日常的に体験することはありません．気体や加熱すると変性しやすい液体の滅菌に製造工程で使われています．一部の血漿製剤などがこの例です．

C 手術室の滅菌法: 薬物を使う法

薬物による滅菌は，いろいろな性質のものがあり，対象によって使い分けます．器具や機器を滅菌する場合と，人体を滅菌する場合では使う薬が異なります．また同じ人体でも，使う部位によって使い分ける場合もあります．概観する前に，まず次の質問に○か×で答えてください．例をあげるように注文されているものは例をあげてください．

問題

1. 消毒薬の例を2つ以上あげよ．
2. エチレンオキサイドは麻酔器の滅菌に使うことがある．
3. エタノールには滅菌作用があるが，お酒には滅菌作用はない．
4. ヒビテンとイソジンは同系統の滅菌薬である．

解答

1. クレゾール・ホルマリン・エチレンオキサイド・過酸化水素（オキシドール）・アルコール・クロロヘキシジンなど
2. ○ エチレンオキサイドは麻酔器の滅菌に使うことがありますが，普及していません．
3. ○ エタノールは50％以上の濃度で滅菌作用がありますが，お酒のエタノール

解 答

濃度は15％程度で滅菌作用はほとんどありません．
4. ○ ヒビテンは塩素系でイソジンはヨウ素系ですから，化学的には同系統の滅菌薬とはいえませんが，使用の場面はよく似ています．

それでは個々の薬物を勉強しましょう．

1. 器具や機器を滅菌する薬物

a. クレゾール

<化学> メチルフェノールあるいはヒドロキシトルエンという物質で，化学式は $CH_3C_6H_4OH$．つまりベンゼン核にメチル基と水酸基がついています．

<作用> フェノール（石炭酸）の作用と同じです．

<使い道と使い方> クレゾール石けん液とするのは，石けん液にクレゾールが溶けて作用が強くなるからです．

<注意> 以前は手の滅菌に使いましたが，人体には使わないほうが無難で，現在は実質的に使いません．器具に使う場合も滅菌後に洗浄が必要です．臭い！

b. ホルマリン

<化学> 物質はホルムアルデヒド，化学式は $HCHO$．

<使い道と使い方> 溶液は器具の滅菌に，ガスは室内の滅菌に用います．

<注意> 人体には直接には使いません．他に，滅菌ではありませんが，標本の固定にも使います．これも臭い！

c. オキシドール

<化学> 過酸化水素 H_2O_2 の溶液．無色透明で軽いにおいがありますが，必ずしも不快な臭気ではありません．

<作用> 細菌・血液・膿などのカタラーゼ含有物にふれると活性酸素を生じ，殺菌作用を呈します．

<使い道と使い方> 創傷や潰瘍の滅菌に塗布洗浄します．部位によっては噴霧したりうがいします．

<注意> 薬としてだけでなく，食品の殺菌と漂白など使い道が広い物質．

d. エチレンオキサイド

<化学> エチレンオキサイドはガスで，化学式は C_2H_4O．

<作用> 蛋白質や核酸の-SH基，-OH基，-NH₂基をアルキル化して変成させ，細菌・ウイルス・真菌などすべての微生物を殺す作用があります．

<使い道と使い方> ガス滅菌薬として使います．熱に弱いプラスチック，ビニール，ゴム製品などの滅菌に適しています．エチレンオキサイドは湿度が高いほうが滅菌力が強いので，滅菌したい物と適当量の水を密閉容器の中に入れて放置します．

<注意> エチレンオキサイドは人体への毒性も強く，低濃度で眼や粘膜の炎症を起こします．滅菌後に機器にガスが残らないようにする処置が必要なのが欠点です．

2. 人体に使用して滅菌する薬物

a. エタノール（エチルアルコール）

<化学> 化学式は CH_3CH_2OH．

<作用> 蛋白質を変性させ凝固させて滅菌作用を発揮します．

<使い道と使い方> 手指，皮膚，医療用具の消毒に使います．通常の濃度は70%液．効果は併存する有機物の種類と量で左右され，あまり強力ではありません．

<注意> 薬用のエタノールは毒ではありませんが飲んではいけません．

b. イソプロパノール（イソプロピルアルコール）

<化学> 名前のとおり，エタノールに CH_3 が一つ余分についたものです．化学式は $(CH_3)_2CHOH$．

<作用> 蛋白質を変性させ凝固させて滅菌作用を発揮します．

<使い道と使い方> 手指，皮膚，医療用具の消毒に使います．通常の濃度は50〜70%液．効果は併存する有機物の種類と量で左右されます．

<注意> 飲めません．

● memo ●
メチルアルコールもある時期滅菌に使用されましたが，毒性が強いので現在は使いません．

c. クロルヘキシジン（商品ヒビテン，ヒビスクラブ）

<化学> 有機塩素滅菌薬の一つ．

<作用> 広い範囲の細菌に有効で，血液・膿・石けんが存在しても有効．粘膜や皮膚からの吸収はほとんどなく毒性も低いレベルです．

<使い道と使い方> 「手洗い」（手術の際の完全滅菌）や術野の滅菌に使用します．

<注意> ごくまれにショック様症状を起こすと報告されています．

d. ポビドンヨード（商品名イソジン）

<化学> ヨードポリビニルピロリドンという物質．ポリビニルピロリドンはPVPと称して一時期代用血漿としても用いられました．

<作用> ヨウ素をポリビニルピロリドンとの複合体としてヨウ素の水溶性を高めたもの．ヨウ素を遊離して，ヨウ素自体の作用と一般のハロゲンのもつ酸化作用によって滅菌します．

<使い道と使い方> 有効な細菌や芽胞の範囲は広く，皮膚や粘膜を障害しにくいのが特徴で，傷や手術部位の滅菌と手術参加者の手洗いに広く使います．

＜注意＞　ヨウ素を放出するので，ヨウ素アレルギーの患者やナースは注意．

● memo ●
ルゴール液は分子状のヨウ素を含む処方で，歴史が古い．工夫した医師のルゴール氏は19世紀の人です．グリセリン（甘い味）とハッカを加えて口に含みやすくして口腔内の滅菌に使います．

e. 薬用石けん（石鹸）

＜化学＞　石けんに各種の滅菌薬を加えたもの．加える滅菌薬としては古典的な石炭酸やクレゾールの他，ヘキサクロロフェン・クロルヘキシジンなどいろいろあります．

＜作用＞　石けんの作用で皮膚を洗浄し，滅菌薬が作用しやすくしたものです．

＜使い道と使い方＞　洗浄の補助．

f. 逆性石けん

＜化学＞　ベンザルコニウムとベンゼトニウム．親水性の活性部位が4級アミンで陽性荷電で，一般の石けんと逆なのでこうよばれます．ちなみに一般の石けんは，親水性の活性部位はエステル結合の酸素ですから，陰性荷電です．

＜作用＞　この4級アミンの陽性荷電が細菌を攻撃します．しかし，緑膿菌・結核菌・ウイルスなどには無効です．

＜使い道と使い方＞　逆性石けんはふつうの石けんと併用すると効果が消失します．

手術の種類と麻酔の種類の組み合わせ

この項目では，手術の種類と麻酔の種類の組み合わせを検討しますが，勉強に進む前に，まず次の質問に○か×かで答えてみてください．

問題

1. 虫垂炎切除術の麻酔は必ず脊椎麻酔で，全身麻酔をしてはならない．
2. 帝王切開の麻酔は全身麻酔が標準である．
3. 脳神経外科の手術は全身麻酔でなくては不可能である．
4. 下肢の手術に全身麻酔はやり過ぎである．
5. 腹腔鏡胆摘術は局所麻酔で行うべきである．

解答

1. × 虫垂炎切除術の麻酔は脊椎麻酔で行う場合も多いけれど，「全身麻酔が不可」ではありません．患者の年齢や心理状態によって全身麻酔を選び，あるいは手術の途中で脊椎麻酔では続行不可能と判明して全身麻酔に切りかえることもあります．
2. × 帝王切開の麻酔は，全身麻酔も施行しますが，脊椎麻酔が日本も含めて世界の標準です．
3. × 脳神経外科の手術は原則として全身麻酔ですが，一部の手術は局所麻酔でも施行します．
4. × 下肢の手術といっても，脊椎麻酔や硬膜外麻酔単独ではむずかしいものもあります．小児はもちろんですが，成人でも腫瘍の手術で郭清の必要なものは全身麻酔が必要です．
5. × 腹腔鏡胆摘術は，創そのものは小さいので局所麻酔でも装置は挿入できますが，視野をよくするために，腹壁に不自然な力をかけて呼吸を抑制するので人工呼吸が必要で，また腹膜を強く刺激するので，結局全身麻酔が必要です．

A 麻酔の種類

いかがですか．麻酔と手術の組み合わせはこんな風に考えます．手術の種類は，外科の本で勉強して頂くとして，麻酔の種類をまず述べます．

＜全身麻酔＞　薬物を全身に作用させて，「身体全体を麻酔」する方法

＜区域麻酔＞　主に脊髄およびその下の神経の支配を利用して，少量の薬物を身体のどこかに注入して，注入部位よりもはるかに広い領域を麻酔する方法．具体的には，脊椎麻酔・硬膜外麻酔が中心で，他に広範囲に及ぶブロックもこれに含めます．使用する薬物は局所麻酔薬です．

＜局所麻酔＞　少量の薬物を身体に注入して，注入部位周辺を麻酔する方法で，使用する薬物は局所麻酔薬です．

実際には，全身麻酔と区域麻酔は組み合わせることが多く，さらにその場合もどちらが中心か明確でなかったり，一つの手術の中でも段階によって使い分ける場合もあります．さらにお国柄や土地柄の要素もあり，外科医の巧拙によっても影響を受けたり使い分けます．

基本的な考え方

a. 区域麻酔＋全身麻酔の併用

開腹や開胸の手術のうちで本格的なもの．区域麻酔は硬膜外麻酔．理由は，

- 硬膜外麻酔によって手術中の身体の好ましくない反応を単独の全身麻酔より抑えやすい，
- 術後の鎮痛が得やすい，

の2点です．問題の4や5も「区域麻酔＋全身麻酔の併用」を選ぶ人が多いでしょう．

b. 全身麻酔単独

1）頚部から上の手術．例は耳鼻科・眼科・脳神経外科・顔面の形成手術など．
2）開腹や開胸の手術で侵襲度の小さいもの（例: 内視鏡手術）．区域麻酔を使えない理由がある場合（出血傾向・患者の拒絶）．

c. 区域麻酔単独

1）四肢末梢の手術，特に侵襲度の低いもの．
2）本格的開腹や開胸手術だが，全身麻酔を使いたくない理由のある場合．

d. 局所麻酔

1）手術範囲が極端に限定されている場合．
2）区域麻酔を避けたい理由のある場合．

B そもそも麻酔が必要か手術が必要か，相談を受けた例から

質問

最近，知り合いから以下の質問を受けました．あなたならどう考え答えますか？

「9カ月の私の孫ですが，近くの国立病院で先天性股関節脱臼と診断されました．手術かどうかを決めるのにCTとMRIに全身麻酔が必要といわれました．でもちょっと心配なのは，この病院には一応麻酔科はあるけれど専門の麻酔科医はいないという噂なのと，担当の医師も非常勤で1週間に1度だけきて働く人だという点です．大丈夫でしょうか？」

解答

この質問は，ずいぶんいろいろなことがらが組み合わさっています．それを分析しながら，私の解答をお示しします．

a.「麻酔科はあるが専門の麻酔科医はいない」ということがあるか

現在の医師法と医療法の下では，たとえば麻酔科医の私が「内科」とか「整形外科」を標榜して開業することが可能です．麻酔科の場合はちょっと条件が必要ですが，それにしても麻酔科を標榜するのに「専門の麻酔科医」である必要はありません．ですから，「麻酔科はあるが専門の麻酔科医はいない」ことが現実に起こります．

b. 非常勤医師に治療を任せられるか？

非常勤で1週間に1度だけ働く医師が一般論としてダメな医師とはいえません．しかし，当の病院の事情に通じていない可能性は高いでしょう．この特定の症例の場合は下記のような問題が生じます．それに「手術」は術後に問題が生じる可能性も高いので，私なら1週間に1度だけ働く非常勤医師は原則として避けます．

c. この施設が最良か？

この患者さんの住まいは，この病院も近いけれど，やはり近いところに国立の小児病院があります．病気の性質から考えて，そちらを受診するのが自然で，しかも麻酔との関係では，文句なしにすぐれています．

d. CTとMRIに全身麻酔が必要か

通常のX線撮影なら瞬間的にすむので，医師やナースが防御服を着て抑えつければ1歳未満の乳児でも撮影可能です．しかし，CTとMRIは，いずれも数分間はかかります．そうなると，1歳未満の乳児ではしっかりと全身麻酔をせざるを得ません．ですから「全身麻酔で施行」という考え方自体は正しいといえます．

e. 全身麻酔が可能か？　この条件では不可能かも

ところで，こういう条件や場所での全身麻酔は結構やっかいなのです．
現代の麻酔器やモニター機器，それを使う麻酔法は手術室での使用を前提に開発

解 答

され使用されてきています.

一方，CTやMRIの装置や施設は，そこで患者を麻酔して撮影することを前提に製作されていません.

したがって，今回のような場合に麻酔に必要な機器をもちこむスペースがないのがふつうであり，必要な設備もありません．たとえば麻酔には酸素や吸引の装置が絶対に必要ですが，酸素も吸引も配管されていない場合も少なくありません．そうすると酸素ボンベと吸引の装置を調達しなければなりません.

さらにMRIの場合は強い磁力線が出るので，鉄製の装置はそもそももちこむことを許さないか，無理にもちこんでも装置が狂って使えません.

こんないろいろな条件を考慮すると，この全身麻酔はしっかりした学識と経験のある小児専門の麻酔科医でさえも，いろいろと入念にプランし，そのプランを関係者同志が検討して行うべきもので，気軽には施行できません.

私なら，自分の子供を専門の麻酔科医がおらず，担当医師も病院の事情をよく知らない条件で医療を受けさせません．他に病院がない僻地なら考慮の余地がありますが，この場合は選択の余地が充分にあるのですから.

そんないろいろなことをお話ししました.

＜後日談＞

結局，この例では上記の小児病院でもう一度診察した結果，先天性股関節脱臼は軽いので，手術はせずに保存的に治療しながら成長のようすを観察しようということになりました．CTやMRIは施行しませんでした.

いかがでしょうか．「検査のためにちょっと麻酔する」にもいろいろむずかしい条件があって，簡単ではないことがおわかりでしょう.

7

全身麻酔

麻酔の専門的なことを詳しく知っておく必要はありませんが，全体的なことを一応は承知しておきましょう．

全身麻酔には吸入麻酔と静脈麻酔があり，通常は両者を組み合わせますが，最近は「完全静脈麻酔」といって，吸入麻酔を使わない方法も開発されています．

例のとおり，まず問題を少し．○か×かで答えてください．

問題
1. 開腹手術は必ず気管内挿管する．
2. 脳神経外科手術は必ず気管内挿管する．
3. 麻酔器とは患者がそれをかぶって麻酔を受ける装置である．
4. 吸入麻酔と静脈麻酔は使う薬も異なる．投与経路の差だけではない．
5. 吸入麻酔薬より静脈麻酔薬のほうが種類が多い．

解答
1. ○ 開腹手術はたいていは気管内挿管します．しないのは極端な例外です．
2. ○ これも同じで，脳神経外科手術は必ず気管内挿管します．
3. × 麻酔器を「患者がかぶる」ことはありません．麻酔器はガスをつくる装置．
4. ○ 吸入麻酔と静脈麻酔は投与経路の差だけではなく，使う薬も異なります．
5. ○ 正しいといってよいでしょう．実際に使う数よりも，薬の「種類」は静脈麻酔薬のほうが多いといえます．

A 全身麻酔にあてはまることがら

1. 喉頭鏡

<役割> 口から挿入して喉頭を眺め，気管内挿管を補助する．

<構造> L字で，ハンドルとブレードの2つの要素に分離できるのがふつう．
ブレード部分を口腔内に挿入して喉頭を展開．
ハンドルの電池がブレード先端に光を送る．旧式のものはブレード先端の近くに電球があり，新式のものは手元の光源から光ファイバーで光を先端に送る．

<種類>　ブレードの形で分ける．マッキントッシュ型がふつうで，ブレードはゆるく弯曲し，先端は喉頭蓋の前面に入り，舌根部を引き上げて，喉頭蓋には直接はふれない．喉頭蓋の引き上げは間接的．
　　　　ジャクソン型: ブレードが直線的．先端が喉頭蓋自体を直接引き上げる．
　　　　マッコイ型: 手元のハンドル操作で，ブレード先端を曲げて喉頭を展開．

2. マスク

　　<役割>　顔面に当てて，酸素や吸入麻酔薬を投与．一方は麻酔器の呼吸回路につながる．
　　<構造>　鼻と口を覆う．辺縁部がエアクッションで，密着性をよくしている．
　　<種類>　最近のは軟質プラスティック製で，透明か美しい色彩．

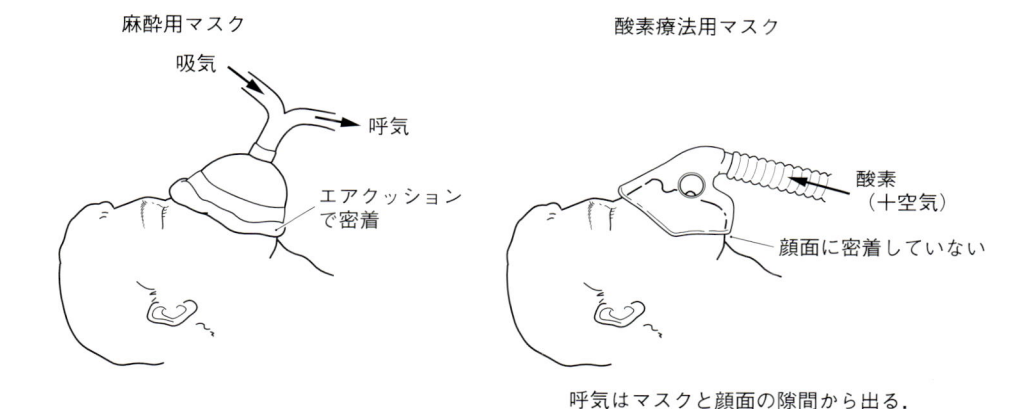

図12　「麻酔」で使うマスクと酸素療法で使うマスク

■ **蛇足**　「麻酔」で使うマスクは，酸素療法で使うマスクとは違います．顔面の皮膚に密着して周囲からガスが漏れない構造になっています．

● memo ●

1. マスク換気の困難:「マスクで人工呼吸する」のは，みかけよりむずかしいことを認識しておいてください．
   1) 密着をよくするにはマスクを押しつけねばならない．
   2) 力を入れて押しつけると下顎を押して気道閉塞を起こす．
   3) それで下顎を引き上げて気道を開通させながら，マスクは押して密着させる．
   4) しかも，これを利き手でない片手で行う．利き手はバッグを圧す必要．
   という条件を満たすのがむずかしい故です．

2. だから，「マスクでちょっと麻酔してください」というのは，実は気管内挿管よりやっかいなこともあります．マスクでは人工呼吸がむずかしく，誤飲の危険も．
3. 以前のマスクが黒いゴム製だったのは，カーボンブラック入りゴムで電導性をもたせたゆえで，現在はマスクの電導性を気にしません．

3. エアウェイ

<役割>　口腔内に挿入して気道確保する器具．

<構造>　舌と口腔の形に弯曲しており，また外に出る部分は大きく広がって，一部が口の外に確実に残る構造になっている．断面が楕円の管になっているものと，片かなのエのときになっているものがある．

<挿入の仕方>　弯曲を本来とは逆に先端が口蓋に向かうようにして挿入し，途中で回転して口腔内に納める．はじめから先端を舌根部に向けると，舌根を圧迫して気道閉塞を起こしやすい．

<用途>　マスク麻酔時の気道確保の補助．

4. ラリンジアルマスク

<役割>　口腔内に挿入し，喉頭部分に密着して気道確保する．

<構造>　ふつうのマスクを小さくした形．辺縁部のエアクッションの空気を抜いた状態で挿入して望ましい位置でふくらませて密着度を増し，同時に食道を塞ぐ．

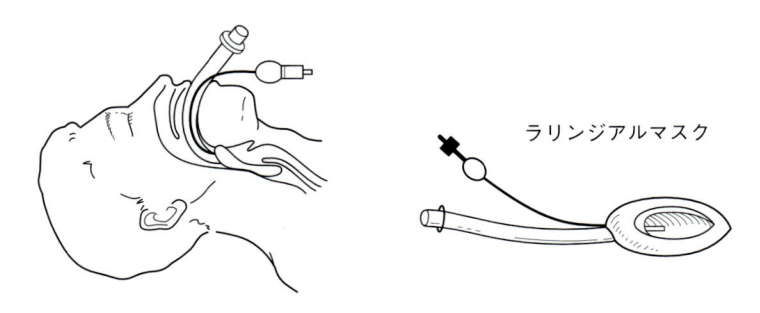

図13　ラリンジアルマスク

<種類>　現時点では一社の特許．サイズは新生児用から大きな大人用まで．

<用途>　気管内挿管はしたくないが，通常のマスクでは頼りない条件で使用．

<換気との関係>　自発呼吸が原則．圧や換気量が不充分だが人工呼吸も短時間なら可能．

5. 気管内チューブ

<役割>　気管内に挿入し，カフで密着させて気道を確保する管．

<構造>　特徴は，全体にゆるく弯曲．
　　　　先端は斜めに切れている．挿入しやすさと左主気管支を塞がないねらい．
　　　　先端に近く，「カフ」と称する風船がつき，気管壁とシールする．
　　　　カフから空気出し入れの細管がつき，途中にパイロット風船，手前に押し込み式弁．
　　　　気管内チューブはディスポ使用が原則．
<材質>　軟質プラスティック．折れても内腔が完全には閉鎖しない材質と形．
　　　　壁に弾性や剛性の強いプラスティックや金属を埋め込んで，折れにくくしたものもある．
<種類>　太さ・長さ・形態はいろいろ．

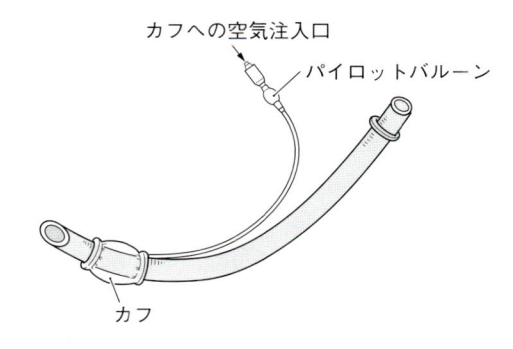

図14　気管内チューブの図

● memo ●　**挿管は麻酔科医の特技ではない**

　気管内挿管は，麻酔を見物しているとなかなかみばえがするステップです．以前は器具も悪く，使う薬も悪くむずかしい技術で，麻酔科医の特技でした．しかし現在ではかなり容易になり，医師ばかりでなく一部の看護婦さんもできます．近いうちに，救急隊の方々にもお願いするようにきっとなるでしょう．

6. マギルとフレンチ: 気管内チューブのサイズ

　気管内チューブの太さには規格が2種類あります．
　一つはマギル（7，7.5，8，8.5などと0.5とび）: 管の内腔直径を表わす．
　一つはフレンチ（30，32，34，36などと，だいたい2とび）: 管の外側周囲の長さを表わす．
　いずれも単位はmm．現在はマギル規格で表示の規定．フレンチサイズも書かれているが．
　マギルは「内腔の直径」で，フレンチは「管の外周」なので，フレンチはマギルの3.14倍ではなく，だいたい4倍．正確には両者の関係は管壁の厚さに依存．

● memo ● 酒飲みは麻酔がかかりにくいか

「酒飲みは麻酔がかからない」は誤り．酒好きが手術で麻酔がかからなくて困ることはありません．イソフルレンもセヴォフルレンも，酒飲みでも有効．

では，「酒飲みは麻酔が"かかりにくい"」，「酒飲みは麻酔薬を"余分に"必要とする」という質問の答えは？

1) 吸入麻酔薬: 研究はあるが結果は不明確．差はあったとしても小さい．
2) 静脈麻酔薬: 一部の静脈麻酔薬は酒飲みは耐性が大きい．

"静脈麻酔薬"は，吸入麻酔薬に比較して作用機序の種類が多く一般化しにくい．

B 静脈麻酔

静脈麻酔薬だけで，ないしそれを中心に麻酔する方法をこうよびます．それに関係することを少し勉強しましょう．

1. 子宮摘出患者の実例: 静脈麻酔の部分

Aさんが子宮摘出手術に参加した折の麻酔例は「静脈麻酔」ではありませんが，静脈麻酔で開始しているのでそのときの静脈麻酔薬の使い方を説明します．

まずフェンタニル50μg，ミダゾラム1mgを投与し，ついでマスクで酸素を与えながら，サイオペンタルを50mg加えました．よびかけにほとんど応じなくなったので，ベクロニウム6mgを加えて人工呼吸にしました．

血圧は入室時の150/70から100/60まで低下しました．挿管前にセヴォフルレンを加える予定でしたが，不要と判断して一度喉頭を展開して刺激し同時に喉頭に局所麻酔薬を散布しました．挿管に対する強い反応を抑制するためです．この操作で血圧が150/70に回復したのでセヴォフルレンを0.3%を加え，血圧が落ち着いた点で挿管しました．

心臓や循環系の不安定な患者では，サイオペンタルやプロポフォルの充分量投与で，心臓自体の抑制や血管の拡張で血圧が低下します．この例のように麻薬とベンゾディアゼピンで，循環動態を比較的安定に導入できます．

この患者は，手術開始時点で心拍数の増加と血圧上昇など，患者が浅麻酔に反応したので，フェンタニルを50μgを加え（総量100μg）ました．硬膜外麻酔も使いました．

2. 完全静脈麻酔　total intravenous anesthesia

＜概念＞　静脈麻酔薬のみに頼った麻酔法．吸入麻酔薬は一切使用しないのが原則ですが，"笑気は使用してもよい"とする立場もあります．

＜利点＞
1）麻酔器が不要．
2）手術室空気を汚染しない．
3）その他，吸入麻酔薬使用に伴う問題がすべてなくなる．
4）全面的に吸入麻酔に置き換わるかは不明だが，麻酔の臨床である地位を確立するのは確実．

＜方法＞　作用の消褪の速い静脈麻酔薬の持続注入を中心にする．
・プロポフォルによるもの
・作用時間の極度に短い麻薬によるもの
・その他：ケタミン・ベンゾディアゼピンなども組み合せるもの

＜問題点＞
1）作用の極度に短い麻薬は日本では未認可で，今後認可の可能性も低い．
2）各種モニターは必須で，吸入麻酔薬を使わないことがメリットか疑問．

3. 麻薬特にフェンタニルを中心とした麻酔法

モルフィンの大量麻酔から，合成麻酔フェンタニルの大量麻酔への転換は自然で，始めは心臓手術への麻酔法として開発されたが，全身状態特に心臓の悪い患者の一般手術の麻酔法としても普及しました．

現時点で，長時間手術や巨大手術に対して硬膜外麻酔＋全身麻酔とフェンタニル麻酔との領域区分は明確ではありません．

4. ニューロレプト麻酔

＜概念＞　強力な鎮静薬（ドロペリドルが代表）と強力な鎮痛薬（フェンタニルが代表）とを組み合せて，「麻酔状態」（痛みを感じず，その他の刺激にも反応しない状態）をニューロレプトアナルゲジアと称します．1960年代にできた概念と使い方で，2000年の現代には当てはまりません．

● memo ●
1. 法律は不便で，フェンタニルはドロペリドルと併用として認可されたので，単独使用は違法だといって保険の監査で「息巻く」人がいます．
2. "ドロペリドル"，"フェンタニル"の英語のアクセントは，前者はぺに，後

者はフェにあって面倒．日本語表記と発音（ドロペリドール，フェンタニールで後のドとニにアクセント）も不細工で，アメリカ人の"ヨコハーマ"と同類ですね．

5. 内因性オピエイトとオピエイト受容体

a. 内因性オピエイトの概念

モルフィンのような物質に特異的な受容体が体内にあると判明し，さらにこの受容体に作用する物質が体内で生成されて，伝達物質として働いていることが判明しました．

b. 内因性オピエイトの種類

エンケファリン類：アミノ酸が5つ程度の小さい物質．

エンドルフィン類：アミノ酸が数10個から200個のやや大きな物質．有名なのは，アミノ酸31個のポリペプタイドのエンドルフィンで，中枢神経系の各所に存在．

c. 内因性オピエイト受容体の役割

内因性オピエイトの生理的役割はいろいろな説や考え方はありますが，一致したものはなく現時点で不明確としておきます．

d. 臨床とのかかわり

エンケファリンは代謝が速く，外から加えても作用は弱くて役に立ちません．βエンドルフィンはモルフィンよりも数十倍も強力で安定性も高いが，構造が複雑で現時点では薬物としての使用は限定されています．しかし，近い将来に遺伝子工学で安価大量に供給されるかもしれません．

6. 点滴をうまく入れる秘訣

- むずかしい静脈に無理に試みないで，入れやすそうな静脈を捜す．
- 駆血帯をかけてから手を握らせる
- 血管の上を指で何回も弾くと，血管が反応してふくらんでくる．患者さんに謝って叩かせてもらう．
- 場所は手の甲・手首・前腕・上腕・足の甲・足首など．
- 皮膚の薄いところがやりやすい．
- 血管は太くても虚脱している（中に血液が詰っていない）と穿刺は困難．
- 麻酔がかかると必ず入りやすくなるから，無理に太いカテーテルを挿入せず，とりあえず細い点滴で導入して，あるいは吸入麻酔で導入してあとからゆっくり太い点滴を入れるのもよい．

● memo ●　点滴の際に手を握らせる理由は？

答：手を握ると内部の筋の組織圧が高くなり，筋肉内の血液が手の表面に追い出されて皮膚の静脈が太くなる．だから順序は当然，
1) まず駆血帯をかけて静脈血流をとめ，
2) 次に手を握らせて静脈をさらに太くする．

逆に"手を握ってから駆血帯をかけ"たら効果が少ない．

● memo ●　針１本と徒然草："一発で成功"の意気込みで

点滴は"一発で成功"の意気込みで行うのが当然で「下手な鉄砲も数打ちゃあたる」式に，いい加減に行わないように．

徒然草の第92段に"弓を射る際に，初心者は矢を２本もってはいけない．２本あると１本目の矢を射る際に集中心に欠ける…"（原文は『初心の人，２つの矢をもつことなかれ．後の矢をたのみて初めの矢になおざりの心あり…』）とあります．

実際面では"いくら失敗しても何とか頑張って最後に成功させる"という"頑張り"の要素も重要ですが．

C　吸入麻酔

現時点で麻酔の中心は吸入麻酔です．その吸入麻酔に関係する麻酔器のことを勉強しましょう．

1. 麻酔器の基本構造

麻酔に使用する装置．基本的には機械的な装置で，電気的．電子的部分はごく少ない．
- 流量計: 酸素と笑気の流量計（10l/分くらいまで）をそなえ，混合気をつくる．
- 気化器: 混合気を通し，揮発性吸入麻酔薬を気化させて，希望の濃度のガスを得る．
- 酸素フラッシュ機構: 酸素だけを大流量（数10l/分）で流す．
　　気化器をバイパスするので，呼吸回路の麻酔薬濃度を急速に薄める用途にも使う．
- 呼吸回路: 流量計と気化器で作った吸入ガスを，実際に患者に接続して呼吸させる回路．

呼出した二酸化炭素を化学的に除去する．
- 人工呼吸器: 麻酔器の必須コンポーネントではないが，現在では併用が多い．

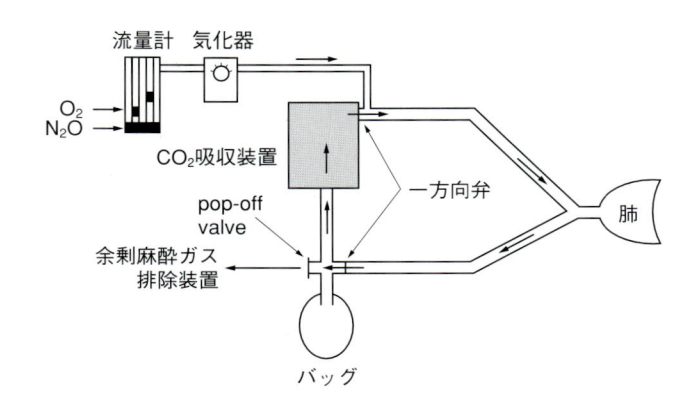

図15 麻酔器の基本構造と麻酔器呼吸回路

● memo ●

麻酔器を電子化する技術は整っているが，現実には機械式のものが使われ続けている．「電子の時代に蒸気機関車を走らせている」感じもする．

理由は，
1) 機械式装置は少数つくるのが容易．世界中の必要数が年間5,000台程度と少数です．
2) 使用者側の保守性: 慣れたものは捨てない．
3) 停電・地震・火災など万一の条件での信頼度

電子化で制御と記録が電子的に行えるメリットはあるが，それでも人手をなくすわけにはいかない．「せっかく電子化しても省力につながらないのでは…」という気持ち．

2. 麻酔器呼吸回路

<役割> 流量計と気化器でつくった吸入ガスを，実際に患者に接続して呼吸させる回路．通常は，麻酔器の本体のすぐとなりに設置．

<構成要素>
- ガス流入管と孔: 麻酔器でつくったガスを回路に導く管．
- 蛇管: 患者が吸入するべくマスクや気管内チューブを接続する回路の管．「蛇管」の名は，ひだを寄せて曲がりやすく折れにくくしている故．
- Yピース: 蛇管を接続．
- バッグ: 吸気と呼気の肺気量の差をまかなう．手で押して人工呼吸を行う．
- 一方交通弁（2個）: 一方交通弁は2個1組で，ガスの流れの方向を定める．
- 二酸化炭素吸収装置: 呼出した二酸化炭素を化学的に除去する．
- ガス排出弁（余剰ガス排出管）: 回路内の余分なガスを排気する．

・酸素濃度計: 回路内の酸素濃度を確認する．特に笑気の過量投与を防ぐ．

麻酔器呼吸回路は，「循環回路」（"circle"）ともよぶ．文字通りガスが循環するから．

3. 二酸化炭素吸収装置

<機能>　呼気内の二酸化炭素を吸収除去して，呼気の再吸入を可能にする装置．

<使用薬物>　ソーダライム（$NaOH + Ca(OH)_2$）またはバラライム（$Ba(OH)_2$）のいずれかをシリカ（SiO_2）で成型して粒状にしたもの．

<化学反応>　$Ca(OH)_2 + CO_2 \rightarrow CaCO_3$ または $Ba(OH)_2 + CO_2 \rightarrow BaCO_3$
いずれも水と熱とを生ずる．

● memo ●

1. 麻酔器の二酸化炭素吸収装置は，本来潜水艦に組み込まれていたものを小型化したという．潜水艦では艦の全体の空気を循環させて，回路に吸収装置をおいて二酸化炭素を吸収する構造．今世紀初頭に開発され，20年後に麻酔器に応用された．
2. 二酸化炭素吸収装置はウォータースが1926年に報告．使用経験をエッセイ風に綴ったもので楽しい（Waters RM: Anesth Analg 5: 160-162, 1926）．

4. 気化器

<機能>　揮発性麻酔薬（イソフルレン・セボフルラン）を気化させてガス体として，吸入できる状態にする．正確な設定濃度が出るように工夫が加えられている．

気化器内部では飽和蒸気圧の揮発性麻酔薬ガスをつくり，他のガスで希釈して望む濃度にする．この際，温度や全体の流量で濃度が変化しないような補償機構あり．

<問題点>　各吸入麻酔薬ごとに装置も異なり，新しい吸入麻酔薬が開発されると別の気化器が必要．万能気化器の開発が望まれる．

● memo ●

1. 現代の技術で"万能気化器"の製作は容易だが，使用者が受け入れない．
2. エーテルは犯罪に使えない．

推理小説には，吸入麻酔薬を使った犯罪がよく登場します．しかし，「ハンカチにエーテルを浸して被害者に嗅がせて云々」というのはウソです．「絶対不可能」ではありませんが，成功率が低く確実性が乏しく不自然です．犯罪成立には被害者が確実に意識を失わねばいけないのに，この方法では犯罪が成立しない可能性大です．

犯罪者がエーテルやクロロフォルムを使用する根拠を一つだけあげるなら，こうした薬品は手に入りやすい点でしょう．医薬品でなくて，化学の実験室などにいくらでもありますから．

5. 吸入気酸素濃度はなぜ33%以下にしないか

空気の酸素濃度は21%ですが，全身麻酔においては吸入気酸素濃度はこれよりもかなり高く少なくとも33%程度に維持します．その理由は，

a. 麻酔＋手術では肺のガス交換能・酸素化能が低下する

手術の麻酔では肺のガス交換能・酸素化能が低下します．

$A-aDO_2$ が拡大するといってもいいし，肺のシャントが増加するといってもいい．メカニズムは別の項目で考察．

＜対応＞　悪化した肺のガス交換能・酸素化能の下で，動脈血酸素のレベルを正常値に維持するには，吸入気酸素濃度を正常より高く保つのが有用です．

最初は経験的に判明し，血液ガス測定で徹底的に研究されて確立した．パルスオキシメトリーが普及した理由の一つ．33%の吸入気酸素濃度は，多数例の解析で確立．

b. 麻酔時の肺酸素化能低下のメカニズム

＜手術時の肺の働き＞　肺の一部が潰れる．肺が潰れてその部分を流れる血液が酸素をとれずに肺を通過するので，動脈の血液の酸素のレベルが低くなる．つまり無気肺．

無気肺発生の要素は4つ．

- 「仰向けに寝るのが肺の働きに悪い」：立位では重力で肝臓や胃袋が下に下がる．横隔膜も引張られて胸郭内容積が広く肺がふくらむ．肺が良好にふくらむ．

    仰臥位では，腹部臓器が横隔膜を圧迫して胸郭容積が小さくなり肺の一部がつぶれる．

- 気管内挿管: 声帯は吸気で広くひらき，呼気で狭くなる．これにより平均肺容積を大きめに保つ．気管内挿管でこの効果がなくなり，胸郭も肺も小さくなり無気肺が発生．

- 麻酔薬の作用: 麻酔薬は筋肉の働きを抑え，胸壁や横隔膜の緊張が弛んで胸郭の前後径が小さくなり，横隔膜が頭の方へ移動する．胸郭容積が減って無気肺となる．

- 手術: 手術には，一部の臓器を脇へどかさねばならない．上腹部の手術で邪魔なのは肝臓で，それを横隔膜に向って押しつけるので，無気肺を起こす．

＜対応＞　2つある．1つは肺や呼吸を工夫して働きを良好に保ち，もう1つは肺の働きが悪いまま血液の酸素のレベルをチェックして吸入気酸素を必要量まで上げる．

D 低血圧麻酔

<概念> 出血を防ぎ手術がやりやすいように，意図的に低血圧にしながら麻酔する方法．

<対象> 小さな皮膚の形成から，頭蓋内髄膜腫，心臓や肺の手術まで．

<基本> 1つの方法に頼らない．いろいろな手段を組み合わせた方が，コントロールしやすい．吸入麻酔薬を組み合わせると，特にコントロールしやすい．使用する薬は

- ニトログリセリン: 経皮投与を組み合わせてもよい．
- ニトロプルシッド: 日本では入手困難．
- プロスタグランディンE: 高価だが．
- Caチャネルブロッカー．例: ニカルジピン

他の手段: 上記と組み合わせる．

- 吸入麻酔を深くする: 単独では無効だが，他の方法と組み合わせると速いコントロールが可能な点で有用．
- 体位: 頭をあげる．やはり単独ではなくて他の方法と組み合わせて有効．

<補助薬>

1) 低血圧にしようとすると頻脈になって血圧が下がらない．その頻脈を抑える．

リドカイン: 20mgずつボラス．

ネオスティグミン: 0.2mgずつボラス．

プロプラノロル（インデラル）: これは要注意．慎重に0.1mgずつボラスで．

2) 筋弛緩薬: 血圧コントロールの幅を広げるには，筋弛緩薬を使用して，麻酔が万一浅くなっても手術が進行できるように対応しておく．

3) 輸液: 薄いものを少量．つまり「脱水気味」に．手術が終わりに近づいて血圧を上げる時点で輸液を大量投与する．

低血圧の度合いと指標: 決定版はない．患者・手術の種類と安全度などによって異なる．

モニター: EKGモニターと尿量チェックは必ず使用．

血圧測定: 原則は直接測定法，あるいは振動法を採用．

パルスオキシメーターで酸素飽和度が98%程度を維持．

● memo ●

1. 重要: 低血圧麻酔は保険で麻酔料の加算がある．忘れないように．
2. 低血圧麻酔を「血圧測定と薬物投与」の組み合わせて，コンピュータで自動的に施行する"試み"は報告が多いが，「システムが有用」と結論した研究はない．

E 全身麻酔のメカニズム

全身麻酔のメカニズムはいろいろです．全身麻酔とは，概念として無痛・意識消失・自律神経反応の減弱・外部刺激に対する応答の減弱などの複合状態を示す．

中枢神経系で起こっている現象であることは間違いない．したがって，麻酔は中枢神経系の細胞に作用している．これにはシナプスを含めて考える．

1. 麻酔の作用は多種

麻酔の作用の仕方にはいろいろある．
1) 一方の極に，中枢神経系全体に広く作用し，細胞1個でも膜全体や場合によっては内部構造物にまで作用するもの．
2) 他方の極に，中枢神経系の特定の伝達物質や受容体に作用して，生体での信号伝達を特異的にブロックしたり修飾するもの．

の2種類があり，ものによってその中間的な振る舞いをするものもある．

傍証: 麻酔薬によって中枢神経系の濃度が非常に異なる．

● memo ● 吸入麻酔薬の圧拮抗現象

概念: 吸入麻酔した状況で，環境圧を極端に上昇させると，麻酔から覚醒する現象．

対象: 観察には数十気圧程度の高い圧が必要で，水生動物の実験が便利．おたまじゃくしを使用した実験が中心ですが，現象自体は哺乳動物でも観察されています．

説明: 吸入麻酔のメカニズムは，吸入麻酔薬が脳細胞の膜の脂質二重層に入り込んで側圧を増し，チャンネル蛋白を圧迫して活動を妨げ麻酔状態にすると想定されています．

高圧で脂質二重層の吸入麻酔薬との物理化学的結合に異常が生じ，吸入麻酔薬分子が脂質二重層から除去されるのが圧拮抗現象です．

圧拮抗現象は静脈麻酔薬でも報告はあるが，吸入麻酔薬ほど明確ではありません．

この「圧拮抗現象」が，逆に吸入麻酔薬の作用のメカニズムの説明に使われます．

2. 吸入麻酔と静脈麻酔のメカニズムが異なる証拠

麻酔の作用メカニズムは不明ですが，吸入麻酔薬と静脈麻酔薬とはメカニズムが全く異なることが，単純な事実から推論できます．吸入麻酔薬では，同一麻酔レベルで脳組織にある麻酔薬の分子数はほぼ等しいのです．ところで薬は一般に，作用の部位がはっきりしているものは少量で有効で，逆になんとなく全体に効くものは必要量が多いもの．

吸入麻酔薬は極端に大量に必要で，この点からも吸入麻酔薬は脳の組織や脳細胞の

特定の部位，特定の受容体に作用するのでなくて，脳全体にじんわりと水がしみこむように作用を発揮していると想像できます．

　静脈麻酔薬は違います．麻酔に必要なサイオペンタルの分子数は吸入麻酔薬の1/10，ジアゼパムは1/100以下，麻薬のフェンタニルはそれよりはるかに少量です．全身投与でなく直接脳組織に働かせる実験条件では，ずっと少ない量で麻酔がかかります．つまり静脈麻酔薬は薬ごとに特異性が異なり，サイオペンタルのように脳全体に効くものから，作用点の明確なフェンタニルまで幅広く，多種多様の物質の集まりです．

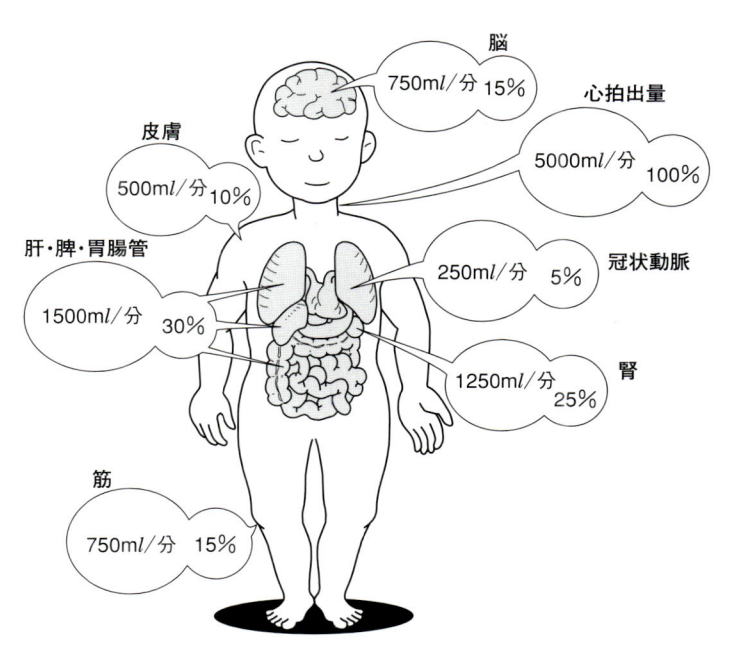

図16　臓器血流量の比率

表10　麻酔薬および関連薬物の分子量と有効血中濃度

	分子量	有効血中濃度
イソフルレン（吸入）	184	100,000 ng/ml
サイオペンタル（静注）	264	20,000 ng/ml
プロポフォル（静注）	178	5,000 ng/ml
ジアゼパム（静注）	284	100 ng/ml
ケタミン（静注）	238	100 ng/ml
モルフィン（静注）	375	65 ng/ml
フェンタニル（静注）	528	1 ng/ml

● memo ●

窒素にも麻酔作用があり，MACは30気圧です．われわれは日常1/35MAC程度に麻酔されていることになるのか，研究はされましたが結論は出ていません．

● memo ● 催眠術で手術が可能か

「催眠術」の医療の場での応用はまれですが，私自身は直接目にする機会がありました．トレーニングを受けたボストンの病院に，催眠術のよくできる医師がいて，ときどき使ったからです．

オックスフォード大学出身の他の点では普通の麻酔科医でしたが，特に催眠術のトレーニングを受けており，火傷の子供の包帯交換によく応用していました．

一度だけ腹部大動脈瘤の手術という大手術を催眠術で途中まで行いました．なぜ使ったのか記憶がありませんが，とにかく途中まではいっさい薬を使用せずに行い，そこから普通の麻酔に切りかえました．

「催眠術での手術は可能，しかし手間と時間がかかってとても大変」というのが彼の意見でしたが，私もそう感じました．

手術ができるくらい深い催眠術では呼吸はおかしくなり，心臓の働きもおさえられるので，現代の優れた薬物を使うほうが安全です．

練習問題

次の設問で，正しいものに○を，誤っているものに×をつけよ．答えが与えられているものでは，正解を選択せよ．

1) 健康成人の一回換気量は　　　a. 400ml　　b. 1l　　c. 4.5l
2) PaO_2（肺胞気酸素分圧）とPaO_2（動脈血酸素分圧）は，麻酔中ではほぼ等しい．
3) 肥満度を評価する指標として，身長/体重の比をとるのがふつうである．
4) 心拍出量の正常値は1分間に　　　a. 400ml　　b. 1l　　c. 4.5l
5) 平均肺動脈圧の正常値は　　　a. 5mmHg　　b. 10mmHg　　c. 20mmHg
6) 1人の医師が2人の患者の麻酔を行うのは，心電図と自動血圧計をつければ麻酔の安全基準は合致している．
7) 麻酔の呼吸回路には，人工呼吸をできる装置が付属している．
8) 呼吸回路から二酸化炭素を除去するには，酸が二酸化炭素を吸収する化学反応を利用する．
9) 気化器は麻酔ガスの流量をl/分で表示する．
10) 喉頭鏡で喉頭を展開するには頸部をあまり伸展しないほうがよい．
11) 短時間の手術では，気管内挿管しないでマスクだけを使う．
12) お酒を飲む人が麻酔薬を特に大量に必要とするというのは誤りである．
13) 麻酔時のPaO_2が低下するのは，吸入麻酔薬が肺で酸素の移動を妨げるからである．
14) 肥った人はやせた人よりもPaO_2が低いことが多い．
15) 出血傾向の強い患者には脊椎麻酔は行わない．
16) 肝機能障害の強い患者に肝臓で代謝される薬物を投与してはならない．
17) 腎機能障害の強い患者に腎臓で排泄される薬物を投与してはならない．
18) 低血圧麻酔は高血圧患者の血圧を下げる目的で行う．
19) 圧拮抗現象とは，高圧下で麻酔がかかりやすい現象をいう．
20) 吸入麻酔と静脈麻酔とは作用メカニズムが異なると考えられる．

解答

1) a　健康成人の一回換気量は，a．400mlが正解（500ml以下）．
2) ×　PAO_2とPaO_2は一致しない．麻酔中は特に差が大きく開きます．
3) ×　肥満度評価には体重/(身長×身長)の比をとるのがふつうで，BMIとよびます．
4) c　心拍出量の正常値は1分間に，c．4.5lが正解（5lと覚えよう）．
5) b　平均肺動脈圧の正常値は，b．10mmHgが正解（5mmHgも正解に近い）．
6) ×　1人で2人の患者の麻酔を行うのは，麻酔の安全基準にはずれています．
7) ○　バッグか人工呼吸器が付属しています．
8) ×　二酸化炭素除去には，アルカリが二酸化炭素を吸収する反応を利用します．
9) ×　気化器は液体の麻酔薬を気化する装置．通常は濃度を%で表示します．
10) ○　喉頭展開には頚部をあまり伸展しないほうがよい．
11) ×　手術時間だけでは決まりません．
12) ○　酒飲みが麻酔薬を特に大量に必要とはしません．差はあるとしてもわずか．
13) ×　麻酔時PaO_2低下に，吸入麻酔薬自体の寄与はありません．
14) ○　肥った人のPaO_2は低い．特に仰臥位で低い．
15) ○　出血傾向の強い患者には脊椎麻酔は行わない．
16) ×　肝臓で代謝される薬物が肝障害を増強するとは限りません．
17) ×　腎で排泄される薬物が腎機能を障害するとは限りません．
18) ×　低血圧麻酔の目的は別で，高血圧患者は低血圧麻酔の相対禁忌です．
19) ×　圧拮抗現象は高圧下で麻酔から覚める現象．
20) ○　吸入麻酔の作用メカニズムはおそらく単一ですが，静脈麻酔は多彩です．

8

区域麻酔

＜胃切除患者の実例: 硬膜外麻酔の組み合わせ方＞

　Aさんが癌患者の手術を担当した際の麻酔科医が硬膜外麻酔をどう使ったかを説明します．

　大きな開腹手術で，特に術後疼痛が強くて鎮痛が必要な場合，全身麻酔に硬膜外麻酔を組み合わせるのが，2000年の時点で標準の麻酔法です．この患者は呼吸の障害が強いので，術後に硬膜外ブロックで鎮痛を工夫して術後の呼吸不全を防ぐ意味もあります．

　この症例では，硬膜外カテーテル挿入時点で1%メピバカインを2ml投与し，挿管して落ち着いてから1%メピバカインを10分ごとに2mlくらいずつ加えました．手術開始で血圧が少し上昇した時点では5分間隔で3回つまり10分で6ml加えました．

　患者の体重からは，メピバカインの所要量はもう少し多く予想しましたが，血圧が低下しがちで，間隔を20分くらいに開き，総量は16mlと控え目でした．それでも血圧が低下して，エフェドリンとネオシネフリンを少量ずつ使いました．

　メピバカインの最後の2mlは，手術終了で笑気とセヴォフルレンの投与を中止して血圧が上昇してきたのを確認して投与しました．

A 「区域麻酔」とは

　本書で使用する「区域麻酔」とは，脊椎麻酔や硬膜外麻酔など広い範囲の麻酔を局所麻酔薬を使って得る方法のことです．これまで日本語のいい用語がなくたとえば「局所麻酔」ともよびますが，こちらはごく狭い範囲の「局所浸潤麻酔」にも使うので不便です．

　英語では"regional anesthesia"というよい用語があり，何かよい用語がないかとみなで苦心してきていました．

　最近になって中国で「区域麻酔」という用語が使われていることを山下正夫氏（茨城こども病院）が日本に紹介しました．正規の用語としては未承認ですが，意味も明快で英語との対応もよく，発音の印象も美しくて優れた用語なので本書も採用します．

B 脊椎麻酔 spinal anesthesia

脊椎麻酔は，背部からくも膜下腔に穿刺して局所麻酔薬を注入して下半身を麻酔する方法．薬物は脊髄自体にも作用しますが，脊髄から出てきた神経根に向かう部位への作用が中心です．省略して「脊麻」ともよぶこともあります．

1. 脊椎麻酔と硬膜外麻酔の解剖学

a. 脊椎麻酔と硬膜外麻酔で針の通る経路

皮膚→皮下組織→棘上靱帯→棘間靱帯→黄靱帯→硬膜外腔（硬膜外麻酔はここ）
→脊髄硬膜→くも膜→くも膜下腔（脊椎麻酔はここ）

b. 距離

日本人成人でL_3〜L_4レベルで硬膜外腔まで平均3.5cm，くも膜下腔まで平均4.0cm．

c. 血流

脊髄は血流を脊髄根動脈（肋間動脈，腰動脈の枝）から受け，数は2〜10本．下部が太いのがふつうで1本の動脈のときはアダム-キーウィック Adam-Kiewicz 動脈．脊椎穿刺で傷つけて下半身麻痺の報告あり．

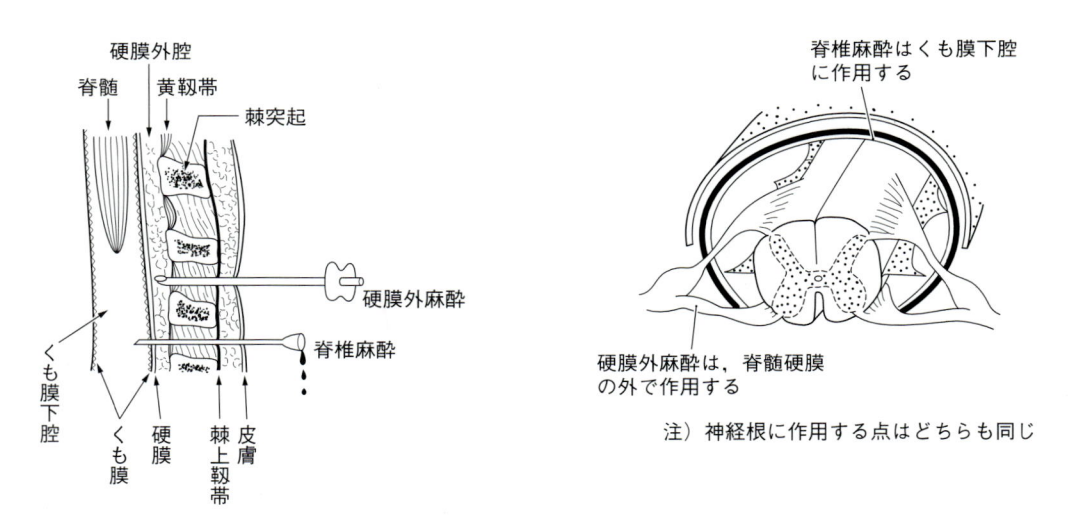

図17　脊椎麻酔と硬膜外麻酔の対比
脊椎麻酔はくも膜下腔に，硬膜外麻酔は硬膜外腔に麻酔薬が入って，神経根に作用する．

2. 脊椎麻酔の実際

＜適応＞　下半身の手術．下腹部・下肢はふつうですが，一部では上腹部，胸部の手術に使う人もいます．

患者を覚醒状態に保ちたい理由・挿管を避けたい理由・人工呼吸を避ける理由なども適応となります.

成人がふつうで，小児には行いません.

薬液量が極端に少量で，薬物の直接的な全身作用の危険はありません．たとえば麻酔薬による催奇性の危険は，各種の麻酔の中で脊椎麻酔が最も低いので，妊娠を継続する条件での各種手術には積極的に選びます.

<禁忌> 出血傾向（くも膜下腔や硬膜外腔に出血）．頭蓋内圧亢進状態（脳のヘルニアの危険）．全身感染と刺入部位付近の感染．特に，脊椎麻酔が効いていると各種の訴えが出にくい点には注意が必要です.

<部位> 腰椎の2/3間，3/4間，4/5間，腰椎5/仙椎間のどれか．それ以上は脊髄を損傷する危険があり施行しません.

正中法がふつうですが，少しななめに進む傍正中アプローチも利用します.

<Jacoby 線> 両側腸骨上縁を結ぶ線のことで，第4腰椎棘突起（L4）を通ることが多いのです．脊椎麻酔の穿刺部位の目標点の一つ.

<レベル> 同一の麻酔で運動麻痺のレベルが低く，知覚麻痺がそれよりは高く，交感神経麻痺が一番高い.

● memo ● **脊椎麻酔を小児に使用しない理由**

小児には原則として脊椎麻酔を使用しませんが，理由は2つあります.
1) 小児では脊髄が下方まで延びて，穿刺で損傷の危険.
2) 一般に覚醒状態のまま手術をするのがむずかしい.

3. 脊椎麻酔の合併症と処置

a. 低血圧

原因は静脈還流の障害によります（脊麻ショック）．心拍出量が低下しているからで，「血管が開いて血が流れやすくなったから」ではないので，治療が必要.

治療は，1) 頭低位にする，2) 輸液，3) 血管収縮薬の投与，の3つ.

b. 呼吸の障害

脊椎麻酔直後に起これば高位麻酔．治療は酸素の投与・気道確保・人工呼吸.

脊椎麻酔施行から時間を経て発生するのは見落とす可能性があって重大.

c. 不　穏

脳循環障害（低血圧）による可能性．「ちょっと鎮静剤を」は不可.

d. 悪心・嘔吐

迷走神経優位と脳循環障害に起因します．治療はアトロピン（0.5mg静注）と低血圧の処置．鎮静剤の使用はすでに低い血圧をさらに下げ，脳循環を悪くするので危険.

e. 腸の蠕動亢進

交感神経ブロックによって相対的に副交感神経系が亢進状態になることによります．

f. 脊椎麻酔後の頭痛

脳脊髄液の漏出で頭蓋内圧が低下し脳脊髄膜が緊張します．治療は離床を遅らせ，輸液を充分に与え，さらに脊椎穿刺部位に患者自身の血液 10 ml を注入して凝塊をつくり脳脊髄液の漏出を防ぎます．

g. 複　視

脊椎麻酔後の頭痛と類似のメカニズムで頭蓋内容が偏位し，外転神経が機能障害を受けることによります．

h. 馬尾症候群

脊椎麻酔の刺激によります．特異的な炎症ではないと考えられます．その部位の違和感，不快感，鈍痛など．頻度は低い．

● memo ● **とてもかわった脊椎麻酔の経験**

手術は脳室腰髄くも膜下シャントの再建術＋頭蓋骨欠損部形成．患者の意識は低下していたが痛みには反応．手術の性質からも深い麻酔は不要でしたので，浅い全身麻酔＋局所麻酔併用で手術．

側腹部から腹腔にあるくも膜下腔の操作を開始しましたが，腹筋が硬くて腹筋弛緩が必要．しかし，筋弛緩薬も深い麻酔も好ましくありません．ふと気づいて，術野のカテーテルから腰部くも膜下腔にテトラカイン 12mg を術者に注入してもらいました．みごとな麻酔と筋弛緩が得られ無事終了．術野から脊椎麻酔を施行してもらった唯一の経験です．

4. 脊椎麻酔後遅発性呼吸循環停止

<概念>　脊椎麻酔から，かなり時間が経過した時点で，呼吸と循環が停止します．

<時間経過>　最短で20分くらい．最長で2時間くらい．平均40分．1) 虫垂炎の手術を完了してみたら呼吸がとまっていたとか，2) 無事病室へ戻って事故が起こった，というのもあります．

麻酔学教科書には，「脊椎麻酔合併症」として記載されていませんが，事件の症例集・法律関係の症例集にあります．駒込病院の事件例（1990年11月16日に発生）では，脊椎麻酔から2時間経過して発生しています．

<問題点>　1) 一般医師も専門の麻酔科医も現象の存在を認識していません．著者も「挿話」としては聞いていましたが，下記の論文を読むまで明確なカテゴリーと認識しませんでした．

2) 麻酔学の教科書には通常は記載がありません．
　　3) 頻度が低いのはたしかで，脊椎麻酔1万例に1例未満でしょう．
　＜メカニズム＞　1) 不明　2) 術中の鎮痛薬使用が関係？　3) 脊椎麻酔が固定していない場合もあるでしょうが，他の原因で説明できる場合もあります．
　＜仮説＞　睡眠時無呼吸症候群と類似のメカニズムから推測します．
　　1) 脊椎麻酔ではよく眠ります．意識レベルが低下して睡眠状態になります（事実）．
　　2) 睡眠時呼吸障害と同様に気道閉塞が起こります（多分事実）．
　　3) 通常の睡眠時無呼吸の場合は，気道閉塞で呼吸ができないと，胸郭の動きや血液ガスの悪化を察知して，覚醒反応が起こります（事実）．
　　4) その気道閉塞に対する覚醒反応が，脊椎麻酔では起こりにくいのです．脊椎麻酔自体，鎮痛薬の作用，手術の影響など？（これは推測）
　　5) 脊椎麻酔の交感神経ブロックで，身体反応が乏しく蘇生もむずかしいものです（推測）．
　　6) メカニズムに迫る動物実験や人体実験に基づく報告は2000年の時点ではありません．

文献

Caplan RA, et al: Unexpected cardiac arrest during spinal anesthesia: A closed claims analysis of predisposing factors. Anesthesiology 68: 5-11, 1988.

● memo ●　**日本の脊椎麻酔の現状と保険点数**

　脊椎麻酔の健康保険点数は，2000年の時点で数千円と低く設定されています．"脊椎麻酔はすればケアは不要"と考えているのでしょう．脊椎麻酔でよく事故が起きますが，脊椎麻酔の罪ではありません．脊椎麻酔を簡単に考えている医学界のあやまった常識と，それを採用している健康保険のシステムの責任です．脊椎麻酔の料金を妥当なレベルまで上げなくてはいけません．

5. サドルブロック　saddle block とは

　＜概念と方法＞　S_3〜S_5領域を中心に麻酔する脊椎麻酔法．
　＜対象＞　肛門，会陰部の手術で，薬液量は通常脊麻の半分〜2/3量，分娩時にも使用．
　＜方法＞　坐位で少量の高比重液で脊椎麻酔します．薬液が下に沈んで狭い範囲を麻酔．
　＜命名の由来＞　「サドル」の名は，乗馬の際の「鞍」にあたる部位が麻酔されるから．

● memo ●

1. 肛門手術を対象に上手に効かせた場合，麻痺は肛門周囲だけで，鞍のあたる部

位には効果が及びません．
2. 陰嚢やペニスの神経支配はS3より高くL領域で，サドルブロックでは不足です．精巣の神経支配はさらに高くTh8からときにはTh6位にも及ぶので低位脊椎麻酔でさえも不足なことがあります．

C 硬膜外麻酔と硬膜外ブロック

<用語の意味> 脊髄の硬膜外腔に局所麻酔薬を投与して，神経ブロックを達成する方法．手術に対して「硬膜外麻酔」，除痛など他の目的を「硬膜外ブロック」とよぶ習慣です．

1. 硬膜外麻酔の実際

<方法> 硬膜外腔に針を挿入して，そこに薬液を投与します．プラスティック製のカテーテルを挿入留置して反復投与するのが一般的施行法．

穿刺のレベルで頚部・胸部・腰部・仙部（仙骨ブロック）に分け，硬膜外腔へのアプローチのルートによって，正中法（背中の正中から入る）と傍正中法（正中線から10〜15mm程度外側から，体軸に対しても斜めに刺入）とがあります．頚部への施行は技術的にむずかしいので，特殊な医師が特殊な症例のみに行います．

<特徴>

くも膜下ブロック（脊椎麻酔）に比較して有利な点
1) カテーテル挿入が容易で障害を起こしにくく，数日程度使用できる．
2) 作用の範囲をやや狭く厳密にコントロールできる．
3) 感染にやや強い．
4) 病棟での鎮痛法に有効．
5) 頭痛はない．

くも膜下ブロック（脊椎麻酔）に比較して不利な点
1) 薬液は大量に必要で，血流への吸収も多い．それだけ中毒の危険も高い．
2) 効果が不確実で，無効な失敗の率も高い．
3) 使用する針が太く，それによる障害の可能性が高い．
4) 初心者にむずかしい．硬膜外腔の同定法には，脳脊髄液の流出のような絶対的同定法がない．
5) 上と関連するが，くも膜を穿刺すると髄液の流出が多い分だけ症状も強い．

2. 硬膜外腔の確認法

　脊椎麻酔の場合，針が脊髄腔（くも膜下腔）に入ったことは脳脊髄液が流出することで確実に決定できます．これに対して，硬膜外麻酔の場合はこれほど決定的なサインはありません．そこで，次のようないくつかの方法で硬膜外腔に針が入ったことを確認します．

- "Loss of resistance"：「抵抗が急になくなる」感じ．
  注射器をつけてその内筒に軽く圧をかけながら針を進めます．針の先端が靱帯内にあるうちは内筒にかけた圧は抵抗がありますが，先端が硬膜外腔に入るとここは陰圧なので抵抗がなくなります．
- カテーテルを入れる．針先を越えて10cmも楽に入れば確実．2〜3cmしか入らない場合，ただの緩い組織かもしれません．針が横にそれて神経根につかえている可能性も
- カテーテルを挿入する場合，局所麻酔薬は針からは入れないルールです．カテーテルが神経根をつついて痛みが起これば神経根にふれている証拠で，横にずれて痛みの位置ではずれた方向が判定できます．
- 針のそれた方向が判明したら針の方向を少し変えれば成功の可能性大．

＜空気と生食＞　Loss of resistance には，本来は生理食塩水を使用するルールです．実際

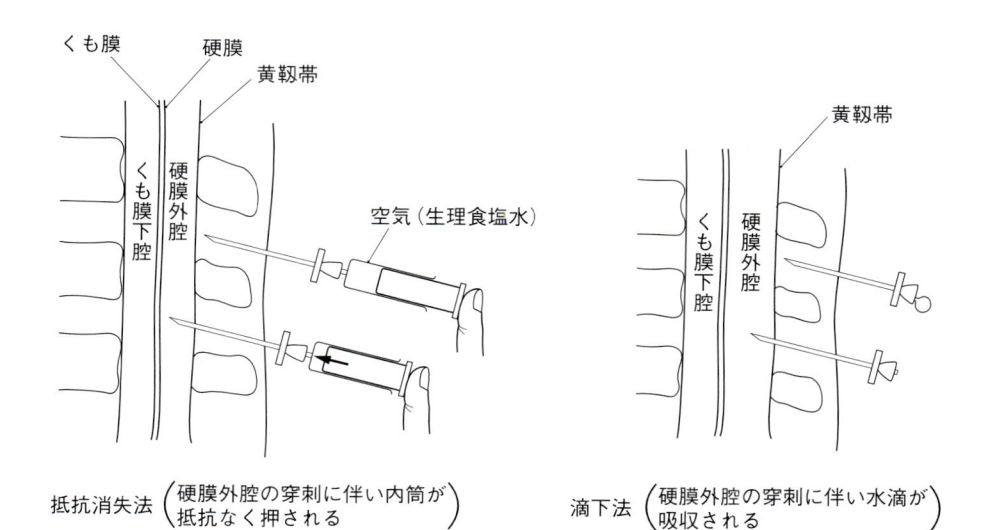

図18　硬膜外腔の確認法

"Loss of resistance"
「抵抗が急になくなる」手前に注射器をつけて，針を圧しながら進めます．先端が靱帯の中にあるうちは強い抵抗があります．硬膜外腔に入ると同時に「抵抗が急になくなる」．

には空気も使いますが，これは便法で注入量は極小にします．気泡が局所麻酔薬の浸潤を妨げ，麻酔が一部抜ける原因になりますから．

3. 硬膜外麻酔と全身麻酔の併用

大手術の標準的麻酔法は，全身麻酔単独でなくて硬膜外麻酔を組み合わせます．硬膜外麻酔自体は脳には作用しませんが，2つの経路で交感神経系を強力に抑えます．
1) 脊髄レベルで神経の働きを切り，手術の刺激が脳に達するのを抑える．
2) 脳の興奮が脊髄から交感神経系を通って末梢の器官まで伝わる経路を遮断．

硬膜外麻酔は，この他に術後の鎮痛に応用できる点で，重要な意味もあります．

4. 硬膜外麻酔の合併症と処置

a. 低血圧・呼吸の障害・不穏

原因・治療とも脊椎麻酔の場合に同じ．

低血圧の対応は 輸液・昇圧剤・体位の変更などを組み合わせます．一つだけに頼りません．もちろん，酸素を投与し，呼吸を監視します．硬膜外麻酔が脊椎麻酔に比較して障害が軽いとはいえませんが，効果発現が遅いので対応しやすいのがふつうです．不穏に対し「ちょっと鎮静剤を」が不可の点も脊椎麻酔と同じ．

b. 局所麻酔薬中毒

脊椎麻酔にはない合併症で，局所麻酔薬が血管内に入るのが原因．

予防は，量の注意の他に，出血した場合は硬膜外麻酔を強行しないこと．原則としてカテーテルを使用して少量ずつ追加すること．

治療は，呼吸と循環の維持，けいれんの処置．

c. 全脊麻

硬膜とくも膜を傷つけ，硬膜外麻酔用の大量の局所麻酔薬が直接くも膜下腔に入った状態．高位脊椎麻酔の状態に，さらに意識障害が加わります．治療は呼吸と循環の維持．

全脊麻時で自発呼吸は停止しますが，循環動態は意外に安定していることもあります．低血圧になれば脊椎麻酔の低血圧と同じ対処．

5. 仙骨麻酔（仙骨ブロック）caudal block とは

＜対象＞

1) 肛門およびその付近の手術を対象として S_3～S_5 領域を中心に麻酔します．対象はサドルブロックに近く，肛門，会陰部の手術・分娩・この領域の疼痛除去など．
2) 腰部硬膜外麻酔が必要で，その部位の穿刺困難や避ける理由のある場合．

<方法> 腹臥位または横臥位で仙骨裂孔から硬膜外麻酔を施行．腰部硬膜外麻酔と同様な効果を得るに必要な薬物量はやや多い．

<薬液使用量> 通常の硬膜外麻酔の量とほぼ同じ．産科に用いる場合はカテーテルを挿入．この場合は，麻酔の範囲もやや広い．ペインクリニックでも使用頻度が高い．

D 脊椎麻酔と硬膜外麻酔の対比

脊椎麻酔と硬膜外麻酔を比較してみましょう．

表11 脊椎麻酔と硬膜外麻酔の対比

脊椎麻酔と硬膜外麻酔は似ていて混乱しやすいので対比します．

	脊椎麻酔	硬膜外麻酔
対象	下腹部手術	上腹部手術にも使える
		胸部手術に使う人も多い
	ペインクリニックではまれ	ペインクリニックでも頻用
カテーテル使用	使用せず	使用が多い
作用		
速度	速い（5分以内）	遅い（15分くらい）
確実性	高い	やや低い
調節性	むずかしい	カテーテル利用で容易
筋弛緩	良好	不確実
薬物所要量	ごく少ない	多い
中毒の発生	ごくまれ	軽いのは多い
作用点	くも膜下腔で神経根に	硬膜外腔で神経根に
分節麻酔	むずかしい	やりやすい
使用薬物	テトラカイン	リドカイン
	ブピバカイン	メピバカイン
場所の同定	脳脊髄液流出	抵抗喪失感など
技術	容易	ややむずかしい
薬物の比重（密度）	重要	意義少なし
感染の危険	感染すれば重大	やや小さい
用途		
術後鎮痛	むずかしい	頻用する
小児	まれ	頻用（仙骨ルート）
ペインクリニックの使用	まれ	多い

表12　サドルブロックと仙骨麻酔の対比

サドルブロックと仙骨麻酔は似ていて混乱しやすいので対比します．

	サドルブロック	仙骨麻酔
対象	S_3〜S_5領域 肛門，会陰部の手術 欧米では分娩時にも ペインクリニックではまれ	S_3〜S_5領域：さらにそれ以上 肛門，会陰部の手術 分娩時にも 腰部硬膜外麻酔の代わり （腰椎穿刺したくない理由など） ペインクリニックでも頻用
カテーテル使用	使用せず	使用することあり
小児	まれ	頻用
体位	坐位で施行	伏臥位か横臥位
麻酔の基本	脊椎麻酔	硬膜外麻酔
薬液使用量	腰部脊椎麻酔より少ない	腰部硬膜外麻酔と同じか多い

E　その他の区域麻酔

1. 肋間神経ブロック

＜対象と使用薬液・作用時間＞　腹壁上部，胸壁の麻酔と疼痛除去．

＜手技＞　神経は肋骨下縁を通るので，そこを狙って薬液を注入．

＜合併症＞　気胸の頻度が高く，重篤にもなりうる．一般的な局所麻酔薬中毒．

2. 腕神経叢ブロック（鎖骨上）

＜対象と使用薬液・作用時間＞　上腕，前腕，手の麻酔，疼痛除去．
1%カルボカインを20m*l*程度使用．麻酔効果の発現は15分で持続は3時間くらい．

＜手技＞　腕神経叢が脊髄から出て個々の神経に分離する途中でブロック．第一肋骨上を後ろから前へと針で探り，電撃痛部位に局所麻酔薬を3〜5m*l*程度注入し，これを反復．

＜合併症＞　気胸の頻度が高く重篤．他に大血管の損傷と星状神経節ブロック・横隔神経麻痺．頸部で脊髄を損傷した報告もある．基本的にすすめられないブロック．

3. 腕神経叢ブロック（斜角筋間アプローチ）

腕神経叢が前斜角筋と中斜角筋の間からでてきたところへ薬を注入．
場所の確認は，患者が「電気にふれた感じ」を訴えるのに頼る．電気刺激でのテストも可能．

4. 腕神経叢ブロック（腋窩ブロック）

<対象と使用薬液> 前腕，手の麻酔，疼痛除去．1%カルボカインを20ml程度．麻酔効果の発現は15分で持続は2時間．

<手技> 3本の神経（正中，橈骨，尺骨）が腋窩では個別の鞘に包まれて腋窩動脈を取りまく．確実なブロックにはこのおのおのに針を当てて電撃痛で確認．筋皮神経はこの部位よりも上部で腋窩動脈を離れているので，腋窩ブロックではブロックしにくい．

<合併症> 気胸の危険はない．腋窩動脈の損傷と一般的な局所麻酔薬中毒．肩や上腕の手術には，鎖骨上アプローチや斜角筋間アプローチの方法が必要．それ以外は本法．

5. 肘のブロック（橈骨・尺骨・正中・筋皮）

<対象と使用薬液・作用時間> 前腕または手の鎮痛ないし麻酔．

広範囲の場合には腋窩ブロックが有効ですが，ブロックできなかった神経を後から1本だけ追加して使うのに有効．特に筋皮神経のブロックは使いやすい．1%カルボカイン5mlくらい．

<手技>
尺骨神経ブロック：尺骨神経は外からふれるので簡単．
正中神経ブロック：正中神経は上腕骨下端の尺側にあります．これをブロックします．
橈骨神経ブロック：橈側に橈骨神経があります．これをブロックします．
筋皮神経ブロック：筋皮神経はそれよりやや中枢側の上腕二頭筋外縁に細く分かれて出てきます．これをブロックします．

<合併症> 正中神経は腕動脈に近いのです．この位置のブロックは血管に局所麻酔薬を注入しやすい．

6. 手首ブロック（橈骨・尺骨・正中）wrist block

<対象と使用薬液・作用時間> 手の鎮痛と麻酔．広範囲なら腋窩ブロックが望ましい．

・腕神経叢ブロックの効果がちょっと不足なときの補強に有効．
・各神経ごとに，1%メピバカインを5ml程度注入．

<手技> 尺骨神経は尺側屈筋の腱の橈側に，正中神経は長掌筋の尺側にあります．橈骨神経は，このレベルですでに多数の細い枝に分かれ，浸潤でブロック．

<合併症> 特になし．

F 静脈内局所麻酔薬注入ブロック（ビールブロック：ビーアブロック）Bier block

このブロックは，一般の区域麻酔やブロックとはやり方やメカニズムも異なるので，少し詳しく説明します．

＜対象と使用薬液，作用時間＞ 前腕と手の手術で，手術時間が1時間以内のもの．1％リドカインを2m*l*/10kg体重を使用．ターニケット使用中は有効ですが，時間は最大限2時間．

なお，神経ブロックの目的でなくて血管拡張をねらって血管拡張薬を注入したり，局所麻酔薬と血管拡張薬を混ぜて注入する方法もあります．

＜やり方＞ 上肢をエスマルヒで駆血し，その上端にターニケットを巻き，末梢側に局所麻酔薬を注入します．ターニケットで血流を止めている間は麻酔が効く．下肢にも使えますが，必要な薬液量が多く確実性に乏しくて上肢ほど有用でない．

＜作用のメカニズム＞ 静脈内に注入した薬物が逆に毛細管に戻って神経を含む組織に効くと考えられています．

● memo ●

Bierは1900年頃を中心に優れたな研究を発表したドイツのキール大学の医師で，本法以外にも優れた業績が多く，脊椎麻酔の最初の報告者も現在ではBierとされています．ちなみにこのつづりはドイツ語の「ビール」と同じですが，「ビールを静脈に注射する」のではありません．

● memo ● ハリ（鍼）の役割と鍼麻酔

「ハリ麻酔」ということをご存知でしょうか．一時ジャーナリズムで喧伝され，研究者も真面目に取り組みました．身体の一部を「針で刺激すると別の場所に鎮痛が起こる」という現象です．刺激としては，伝統的には刺した針を回転しますが，軽い電気を流しても効果があります．それで手術ができるというのです．

ハリによる鎮痛，除痛は，「手術の麻酔としての有用性」は疑問で，麻酔する側もされる患者も骨が折れて時間がかかり，しかも不確実で結局捨てられました．

「ハリ」そのものは，ある程度の鎮痛，除痛効果があり，一般的な「鎮痛法」としてペインクリニックなどで現在も使用している人がいます．

練習問題

次の設問で，正しいものに○を，誤っているものに×をつけよ．

1) メピバカインを硬膜外麻酔に使用することが多い．
2) テトラカインは脊椎麻酔に使用することが多い．
3) 局所麻酔薬中毒では患者は意識を消失する．
4) 脊椎麻酔と硬膜外麻酔では，針は皮膚→皮下組織→黄靱帯→棘上靱帯→棘間靱帯の順序に経由する．
5) 脊椎麻酔直後に低血圧が起こったときは，血流は維持されている．
6) 脊麻後遅発性呼吸循環停止では，鎮静薬の働きが重要らしい．
7) サドルブロックは鼠径ヘルニアの手術に使う．
8) 硬膜外腔の確認の loss of resistance には本来は生理食塩水を使用すべきである．
9) 硬膜外麻酔に全身麻酔を併用するのは硬膜外麻酔が無効な場合である．
10) 局所麻酔薬中毒は，脊椎麻酔では起こらないが，硬膜外麻酔では起こりうる合併症である．
11) サドルブロックは脊椎麻酔の一種，仙骨麻酔は硬膜外麻酔の一種である．
12) 肋間神経ブロックは肋骨の上縁に針を刺す．
13) ビールブロックとは，上肢にビールを注入するブロックである．

解答

1) ○　メピバカインを硬膜外麻酔に使用します．
2) ○　テトラカインは脊椎麻酔に使用する頻度が高いでしょう．
3) ○　局所麻酔薬中毒でけいれんが起こり，患者は意識を消失します．
4) ×　針の経路は，皮膚→皮下組織→棘上靱帯→棘間靱帯→黄靱帯の順序．
5) ×　脊椎麻酔直後の低血圧では，静脈還流が低下して血流も低下します．
6) ○　脊麻後遅発性呼吸循環停止では，鎮静薬が重要な役割を果たしているようです．
7) ×　鼠径ヘルニア手術は胸髄下部までの麻酔が必要．サドルブロックでは困難．
8) ○　Loss of resistance は生理食塩水を使用すべきで，空気で行うのは便法です．
9) ×　硬膜外麻酔＋全身麻酔は，硬膜外麻酔の特徴を生かした麻酔法です．
10) ○　局所麻酔薬中毒は，脊椎麻酔では起こりません．硬膜外麻酔では起こりえます．
11) ○　サドルブロックは脊椎麻酔の一種，仙骨麻酔は硬膜外麻酔の一種です．
12) ×　肋間神経は肋骨下縁を通るので，ここに針を刺す．
13) ×　ビールブロックはビール氏が開発したブロックで，ビールは人名．

9 小児麻酔法

小児麻酔の勉強の前に少しクイズを．例のとおり，まず問題を少し．○か×で答えてください．

問題

1. 麻酔科医はプロなのだから，小児麻酔もできて当然である．
2. 小児麻酔がむずかしいのは「小さいから」である．
3. 小児では吸入麻酔を使うことが多い．
4. 小児では全身麻酔が多い．
5. 小児で硬膜外麻酔を行うことはまれである．
6. 小児で脊椎麻酔を行うことはまれである．

解答

1. × 成人麻酔科医と小児麻酔科医はしだいに住み分けが始まっています．内科と小児科が分かれているのと同じです．大人ばかり扱っている医師が小さな子供を上手に扱うのは無理で，もうそういう時代に入っています．
2. △ 小児麻酔のむずかしいのは「サイズ」も重要な要素ですが，他にもいろいろ問題があります．内容はこの章で．
3. ○ そのとおりです．小児では点滴がむずかしかったり，薬物の代謝の問題が明確でないので，吸入麻酔に頼る度合いが強いといえます．
4. ○ これも同じで，小児では区域麻酔，局所麻酔がむずかしく全身麻酔が多くなります．
5. × 小児で腰部硬膜外麻酔はまれですが，仙骨麻酔（硬膜外麻酔の一種）はよく行います．
6. ○ 小児で脊椎麻酔を行うことは日本ではまれです．諸外国には例もあります．

<小児麻酔の実例>

実例: もちろんまったく違う症例です．

2歳，体重13kg．1年前から右の鼠径部の膨隆に親が気づき鼠径ヘルニアと診断され，数カ月様子を観察しました．改善の様子がなく膨隆はむしろ大きくなる傾向なので，手術となりました．患者の家族歴，既往歴，術前など特に問題なし．

前日に入院して夜10時に水を飲んで就寝．手術当日は，1時間前に少量の鎮静薬をシロップで接種して，強く鎮静された状態で手術室へ．

マスクで導入して全身麻酔した後に，仙骨麻酔を施行して1％メピバカイン13mlを投与．ラリンジアルマスクで笑気と低濃度のセヴォフルレンを投与して，自発呼吸で全身麻酔維持．手術時間は45分，麻酔時間は1時間．術後は静かに目覚めて回復室に15分滞在した後，3時間ほど病室で休み帰宅しました．

A 小児麻酔の問題点

一般の麻酔科医が小児の麻酔を担当するチャンスは，しだいに減少しています．

1）小児人口が減少し，2）小児病院が充実して一般病院の小児手術が減り，3）小児麻酔も高度化して，普通の麻酔科医ではカバーできない要素がふえた，などが理由です．

とはいえ，大都会を離れれば小児の手術を一般外科医が行い，麻酔も一般麻酔科医が担当しています．

1. 小児麻酔は何が特殊か

小児の特徴は何よりも「小さい」ことで，それが重大ですが，もちろん他の要素もあります．

- 小さいものは壊れやすく，取り扱いには正確な動き，動作が必要．
- 変化が速い．大きさは小さいのに「流れ」（分時換気量・心拍出量・エネルギー代謝量・酸素摂取量など）が相対的に大きい．

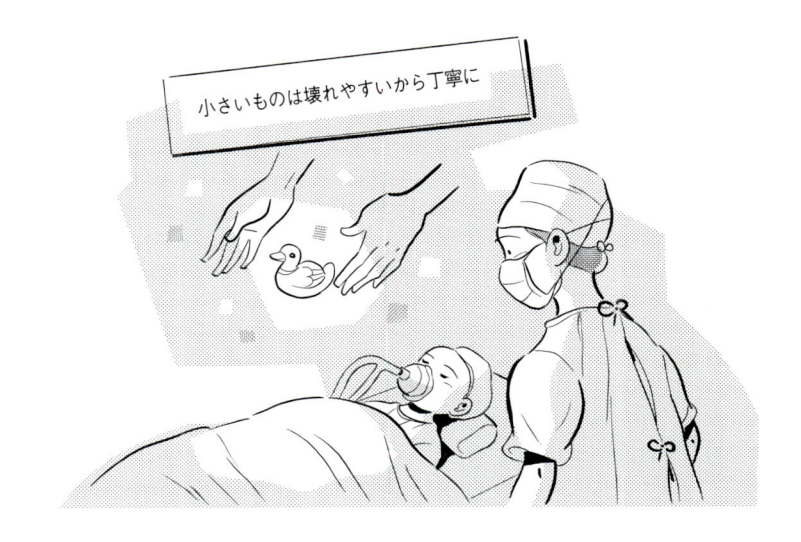

たとえば，新生児は1日に6〜8回も食事をします．排泄の回数も多い．

心拍数は150回/分（成人は70回/分），呼吸数は40回/分（成人は12〜15回/分）

水分の出納は70kgの成人では2,500ml/日ですが，10kgの小児では1,000ml/日で，体重当りにすると35ml/kg/日と100ml/kg/日と3倍も違います．

差は量的ですが，時には質的な差ともなります．成人では問題にならない問題を小児では考慮の必要があります．短時間の手術でも給湿や体温管理が必要なのが例です．

もう一つ，「小児」は2kgの未熟児から成人に近い60kgの高校生までと，差が30倍もあって幅が広く，この「幅」「多様性」も特徴です．成人の幅はせいぜい2〜3倍程度と小さい点と比較してください．

● memo ●

1. 心拍数や呼吸数は同じ哺乳動物ではサイズに反比例します．

   マウス（体重120g）では，心拍数は500回/分，呼吸数は150回/分

   クジラ（体重2トン）では，心拍数は2回/分，呼吸数は0.50回/分

   たとえば，マウスは信号が小さくて，2000年の時点では信頼できる血圧計やパルスオキシメーターが入手できません．「費用をかければ技術的には可能」でしょうが．

   2. 未熟児の手術は体重1kgあたり1時間で行うのがルールだと，極小未熟児の手術をする方から伺いました．1kg未満の極小未熟児の手術が1時間を超えたら「特別の大手術」と考えるべきだとのことです．

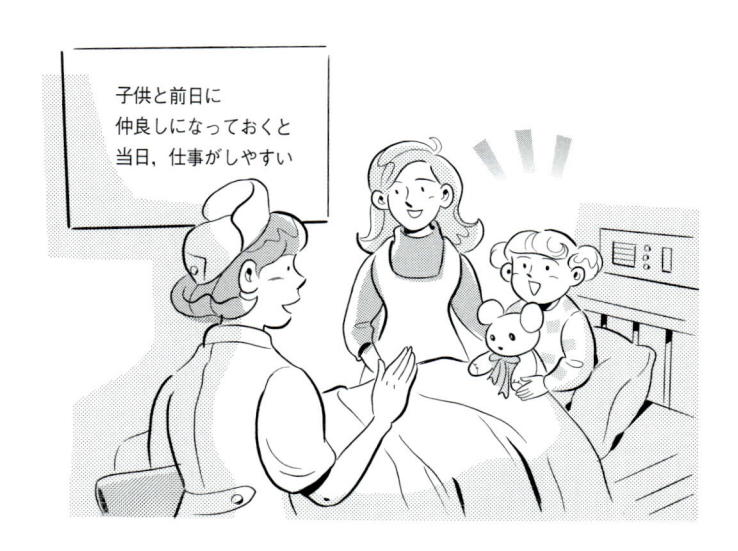

> 子供と前日に仲良しになっておくと当日，仕事がしやすい

2. 家族歴と既往歴: 小児の場合

小児においては，家族歴と既往歴の聴取が重要な情報源です．
- 小児では，理学所見や検査が困難で，評価もむずかしい．
- したがって他の情報に頼る度合が相対的に大きい．
- 家族歴では一般の各種疾患の他に，麻酔による事故，死亡や障害の聴取．
- 悪性過高熱のような，家族的発生の知られている問題も検出．
- 既往歴で気道，肺の障害が重要．風邪をひきやすいか，喘息はないかなど．
- 発熱がなければ，風邪そのものは麻酔の「禁忌」にはならない．しかし，術中のトラブル，術後の肺合併症の発生率は増加する．

3. 小児の挿管

馴れれば小児の挿管は成人よりやさしいものです．距離が近く組織が柔らかく力もいりません．とはいえ，小児の気管内挿管がむずかしい要素がいくつもあります．

1) 口が小さく舌が大きい．
2) 喉頭蓋（epiglottis）が大きく柔らかく，しかも後ろ（咽頭後壁）に向っており，マッキントッシュ型の喉頭鏡（曲りブレード）で跳ね上げにくい．喉頭蓋を引っかける方法やそのタイプのブレードの有用性が成人より高い．
3) 声門も前が高く，後縁が尾側に下がる．
4) 最狭窄部は声門ではなく，少し下の輪状軟骨のレベル．したがって，気管内チューブが声門を通って，その先に進まないこともあります．強引に進めるのは不可．

給湿: 吸入ガスの給湿の配慮は小児で特に重要．理由は，

1) 気道感染防御能．2) 水分と体熱の喪失防御．3) 小児は時計の進みが速い点など．

4. 小児の薬と使用量の計算

小児の使用量は，一般には「単位体重当り」で計算．単位体重当りの投与量を記憶してよい場合は，成人との投与量と比較して比例計算でもよい．

成人の平均体重を50kgとし，成人への投与量×患者体重/50 として算出．

例: 10kgの小児のベクロニウムは，成人投与量が8mgなら，$8 \times 10/50 = 1.6$mg．50での割算はやさしいのも使う理由．

5. 小児に用いる回路

小児麻酔用の呼吸回路で現在使用されるのは2つだけ．
1) 通常の循環回路とその改造版（蛇管を細く，バッグを小さくしたもの）
2) ジャクソン-リース回路（メイプルソン回路，特にそのD回路）

B 小児の麻酔法の特徴

小児麻酔の手法の特徴は容易に想像できる点もあるでしょう．

1) 全身麻酔が多い

虫垂切除やヘルニア縫合は成人なら脊椎麻酔や硬膜外麻酔で行うことが多いでしょうが，小児では必ず全身麻酔です．各種の検査的処置で小切開の必要なものも，成人なら局所麻酔ですが小児では全身麻酔が必要かもしれません．

区域麻酔の比重が低く，開腹術や開胸術に硬膜外麻酔＋全身麻酔はまれです．

2) 特に吸入麻酔が多い

成人では静脈注射や点滴を入れることは容易で全身麻酔は静脈麻酔薬で開始するのが通例ですが，小児では逆に静脈注射や点滴自体がむずかしいので吸入麻酔で全身麻酔を開始してから点滴を入れます．

3) セヴォフルレンの使用頻度が高い

小児では吸入麻酔導入が多く，静脈麻酔薬に頼る度合いが低い．セヴォフルレンのスピードは小児麻酔の導入薬と短い手術の維持薬として使いやすい．

4) 筋弛緩薬

サクシニルコリンはもう使いません．

1. ケタミンと小児

ケタミンは小児での有用性が特に高い．小児では悪夢の発生率が低く，筋注の効果発現が早く，筋注で意識をとって吸入麻酔薬で麻酔を開始する手順が高頻度に採用されます．

投与量: 静注なら2mg/kg, 筋注なら4mg/kg. 意識を失ったら他の麻酔薬を加えます．単独で手術を進めるならもっと大量が必要．

2. 筋弛緩薬と小児麻酔

サクシニルコリンの使用は，悪性高熱誘発をおそれて急速に減りました．筋融解によるカリウム放出の危険も防止できません．非脱分極性筋弛緩剤は，2000年の時点ではベクロニウムが中心．

3. 小児の仙骨麻酔

小児には仙骨麻酔を頻用します．

- **a. 理　由**

  腰部硬膜外麻酔が比較的むずかしいのに対して，仙骨麻酔なら技術的に容易．
  手術も仙骨麻酔（＋全身麻酔）が適した種類が多い．

- **b. 適　応**

  ヘルニアをはじめとして，短時間で呼吸の障害の少ない手術に対する麻酔法として仙骨麻酔＋浅い全身麻酔が優秀です．挿管なしですみ鎮痛が続くので術後状態も安定しています．

- **c. 施行法**

  ケタミンか吸入麻酔薬で浅く麻酔し，1%メピバカイン 1〜1.5ml/kg を仙骨孔から投与．

  ケタミンか，笑気＋少量のセヴォフルレンで維持．挿管せずマスクかラリンジアルマスク．

  仙骨麻酔は上手に．

  1歳以上が標準ですが，技術のある人は小さい乳児や新生児にも施行します．

C　小児のモニター

小児は変化が速く，五感の情報も得にくく機器の役割は相対的に大．総合病院勤務で通常は成人患者を対象とする麻酔科医が何とか小児麻酔をこなせるのは，モニターのおかげです．装置は成人と同じでも患者につく部分が小児用のものもあります．また，成人で省略しても小児なら必須のものもあります．

胸壁や食道聴診器は，小児では心音も呼吸音もピッチが高くて聴きやすい．

体温は絶対に全例，数分で終わってしまうものでさえモニターすること．

パルスオキシメーターとカプノグラフは当然．

● memo ●

小児に無侵襲のモニターが好まれるのは当然で，パルスオキシメーター・カプノグラフ・体温管理は成人に先行しました．

体温の測定と管理

小児麻酔の管理で成人と大きく異なる問題の一つが体温管理です．小児は熱容量が小さい割に産生や喪失が大きく，調節能は乏しいので，体温維持は深刻な問題です．

方法：直腸か食道体温計で体温を連続モニター（水銀体温計は不可）．手術の予定時間が30分を超えれば，加温と冷却の準備．

D 小児の輸液

1日の水分必要量は
1) 体重10kgまでは　　　100ml/kg/日．
2) 10〜20kgの部分は　　50ml/kg/日．
3) 20kgを超える分は　　20ml/kg/日．

例：体重25kgなら 1000 + 500 + 20 × 5 = 1600ml/日．

必要量を「時間的にも均等に」与えます．大量を輸液セットに直結しないこと．誤って大量の輸液をしない注意です．

E 新生児呼吸窮迫症 respiratory distress syndrome

<概念>　新生児で呼吸がうまくできない状態の総称．RDSは新生児を意味する"I"（infantile）を付してIRDSともいいます．「症候群」でなくて明確な疾患カテゴリーです．

　　　　最近では，bronchopulmonary dysplasiaともいう新しい言葉もできました．こちらは，症状より形態異常を意識した病名でしょう．

<病態>　肺が未熟な状態で自発呼吸を開始し，肺胞表面活性物質が欠如・不足して肺が虚脱しやすく酸素化維持が困難で，換気に大きなエネルギーを必要として疲弊します．

<治療>
1) CPAP（continuous positive airway pressure：挿管して気道内圧を上げて肺の虚脱を防止する呼吸法）が有効．呼吸自体は自発呼吸．
2) 分娩を遅らせて新生児の肺の成熟を図る．
3) 人工の表面活性物質の投与も実用段階に入りました．

■ 蛇足　以前の肺硝子膜症 hyaline membrane diseaseの名は，肺水腫で生じた血液のフィブリンの顕微鏡像に着目した命名．

F 胎児と新生児の酸素運搬能

<概念>　胎児や新生児の血液は成人の血液に比較して酸素解離曲線が左方移動しています．

9. 小児麻酔法

メカニズム: 胎児はヘモグロビンの種類が成人のヘモグロビンA（$α_2β_2$）と異なり，ヘモグロビンF（$α_2γ_2$）という別の構造で，2,3DPGと反応しにくく，ヘモグロビンと酸素の親和性が高い性質があります．

胎児のヘモグロビン酸素解離曲線は左によって，成人で2,3DPGの存在しない状態にほぼ等しく，酸素飽和度50％でのPO$_2$（P$_{50}$: 酸素解離曲線の移動の量的表現）は，成人の正常値は27mmHgですが，新生児のそれは18mmHg程度です．

<意義> 酸素解離曲線の左方移動は，胎児が母体から酸素を受けとる目的にかなってい

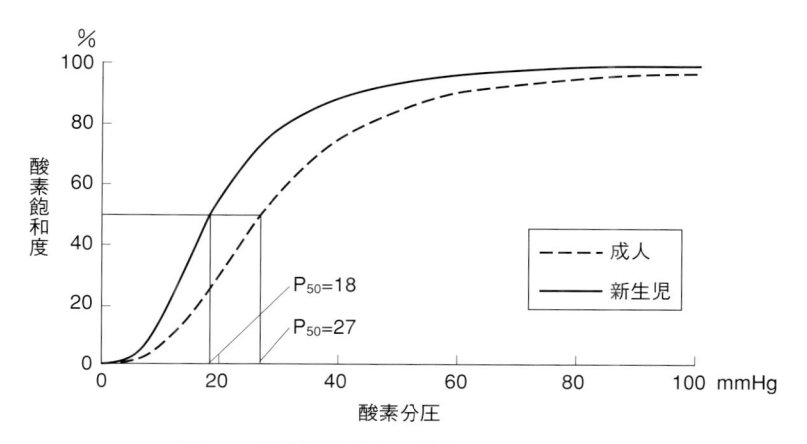

図19 新生児と成人の酸素解離曲線の比較

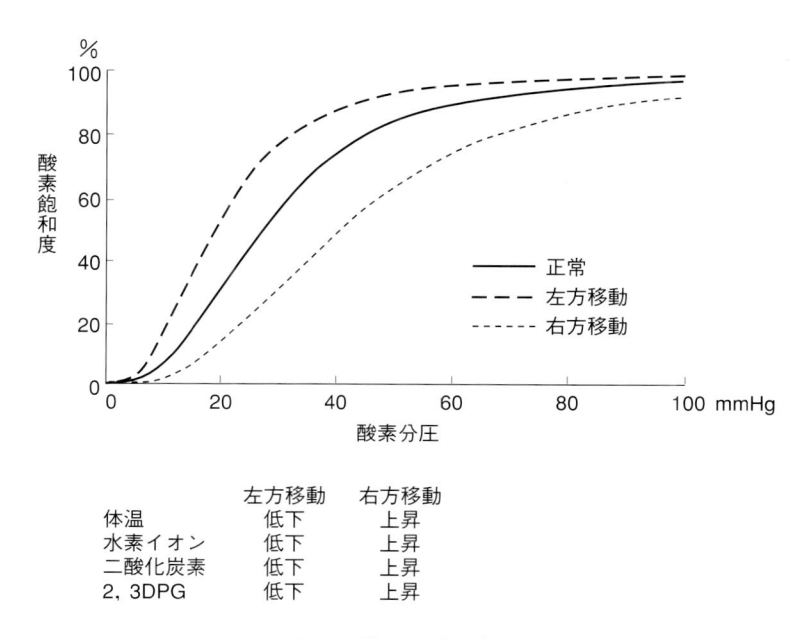

図20 酸素解離曲線とその移動

	左方移動	右方移動
体温	低下	上昇
水素イオン	低下	上昇
二酸化炭素	低下	上昇
2,3DPG	低下	上昇

ます．

<経過> 生後このヘモグロビンFは次第に消失して，数カ月で成人型のヘモグロビンA（Aはadult，成人のこと）に置きかわります．

G 小児の喘息

小児の喘息を軽視しないでください．

いわゆる「小児喘息」は，本物の他に反復する気道感染などもあり，鵜呑みにはできません．気管内チューブ・麻酔薬や乾燥ガスの吸入・手術刺激も原因となります．

<予測> 予測すれば診断と治療は容易なことも多いのですが，予期せずに起きると「チューブが折れたか抜けたか」，「麻酔器が壊れたか」とあわてます．

<治療と予防> 成人の喘息と同じですが，時間の余裕がありません．

練習問題

次の設問で，正しいものに○を，誤っているものに×をつけよ．

1) 小児の挿管では，最狭部は声門でなくて声門より少し下にある．
2) 小児では吸入気の給湿より，全身の水分バランスに注意すべきである．
3) 小児に用いる回路としては通常の循環回路の他に，ジャクソン-リース回路（メイプルソン回路）が有用である．
4) 小児の麻酔薬も筋弛緩薬も，成人と特に違いはない．
5) ケタミンを小児に頻用するのは，ケタミンの味を小児が好むからである．
6) 仙骨麻酔を小児に使うのは，腰部硬膜外麻酔がむずかしいからである．
7) 小児の体温は成人より安定している．
8) 小児では，体液のターンオーバーが成人よりも速い．
9) 新生児呼吸窮迫症は先天性心疾患によって起こる呼吸の異常である．
10) 新生児の血液は，成人のそれより酸素との親和性が高い．
11) 小児の喘息は成人よりも治療が容易である．

解答

1) ○ 小児の上気道の最狭部は，声門でなくて声門より少し下にあります．
2) × 吸入気の給湿も全身の水分バランスも，両方に注意すべきです．
3) ○ 通常の循環回路もジャクソン-リース回路（メイプルソン回路）も有用．
4) ○ 小児の麻酔薬も筋弛緩薬も，成人と特に違いません．
5) × ケタミンは経口では使いません．小児に頻用するのは，その特徴が小児に適するから．
6) △ さて，これは正しいとも誤りともいえます．小児の仙骨麻酔は成人の腰部硬膜外麻酔と少しニュアンスも異なります．
7) × 小児の体温は成人より不安定．
8) ○ 小児では，体液のターンオーバーが成人よりも多いのです．
9) × 新生児呼吸窮迫症は先天性心疾患とは無関係．肺の成熟障害で起こる異常です．
10) ○ 酸素解離曲線の左方移動は，酸素との親和性上昇を意味します．
11) × 必ずしもそうはいえません．

10 産科麻酔

この項目でも，勉強にかかる前に問題を解いてみましょう．
まず次の質問に○か×かで答えてみてください．

問題

1. 正常の分娩に全身麻酔や脊椎麻酔を行う「無痛分娩」は医療の邪道で，行うべきではない．
2. 陣痛や分娩の除痛法としては，サジェスチョンを使う方法が最も望ましい．
3. 陣痛や分娩の痛みをとる方法としては硬膜外麻酔が一番望ましい．
4. 帝王切開の麻酔は全身麻酔が標準である．

解答

1. × 「無痛分娩は医療の邪道」との考え方は，日本では今も根強く残っています．諸外国も以前はそうでしたが，現在は残っていません．何でも外国がいいわけではないけれど．
2. × サジェスチョンを使う方法は一つの選択ですが，有効性は疑問です．
3. △ 「硬膜外麻酔が一番望ましい」と結論してはいけないでしょう．利点が多く，欠点も克服されているのは事実ですが．
4. × 帝王切開の麻酔は，全身麻酔も施行しますが，日本も含めて世界的には脊椎麻酔が標準です．

A 産科麻酔の実例

<実例> これもまったく違う症例です．

34歳，体重48kg．妊娠37週．骨盤が小さいのに児の発育は良好で，帝王切開の可能性が高いと予測されました．予定より2週間ほど早く，陣痛が始まり，あらかじめ打ち合わせがあり，入院して腰部硬膜外腔にカテーテルを挿入してブロックを施行．

分娩は順調に経過し児頭は下がったが，経腟分娩は困難と判断して，陣痛開始から3日目の朝に帝王切開施行．すでに挿入してあった硬膜外カテーテルから麻酔薬を追加して麻酔し，児は3,600gでアプガースコアは10点でした．

このカテーテルは，分娩後第2日目に抜去し，第5日目に母児ともに元気に退院し

ました．母親は陣痛初期からカテーテル抜去まで，強い痛みをほとんど経験せずにすみました．

B 産科麻酔とは

分娩に伴う痛みを除去するのが産科麻酔です．

日本では産科麻酔が貧弱

日本では麻酔の他の領域と比較して産科麻酔だけが特に貧弱です．理由はいろいろあります．
1) 通常の経腟分娩への麻酔は，わが国では一般化していません．
2) 分娩第1期（陣痛初発から子宮口開大まで）に対する麻酔や鎮痛も，一部の施設のみ．
3) 痛みは除くべきか耐えるべきか：「分娩の痛みは除かず耐える」との風潮が基礎にあります．手術の麻酔，特に術後疼痛に関しても日本人の考え方の根底にあります．

　ヨーロッパでも同じ考え方でしたが，次第に変化しました．日本も今後変わるでしょうか．
4) 推進派と保守派の考え：推進派は一貫して欧米的な主張を述べます．保守派は「自然現象は自然に」とか「痛みは耐えるべきもの」と主張する人や単なる無知や無関心まで．

　医療一般には新しもの好きで進歩派のジャーナリズムも，この問題には保守的です．激しい対立はありませんが，個人レベルでの軋轢は，世代間や嫁姑間など

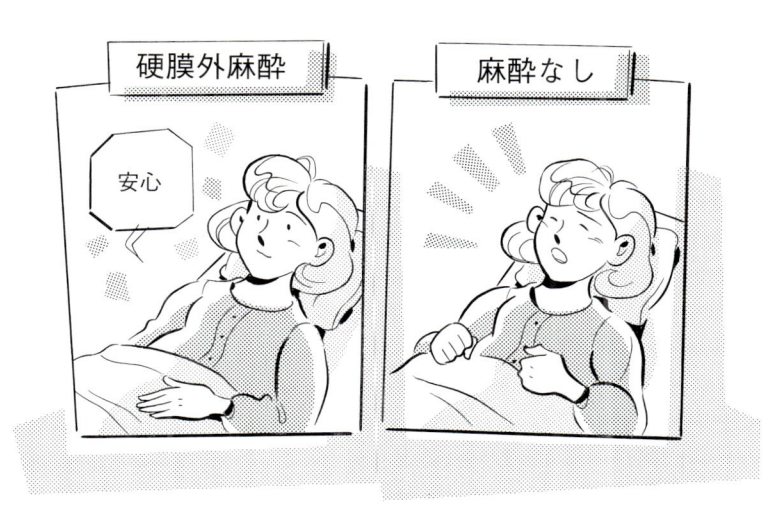

にあります.

5) 医療費の問題: 正常自然分娩は健康保険がカバーしません．当然，医療費を安く保つ圧力が大きく，日本での産科麻酔の普及を妨げる要因の一つです．
6) 催眠術: 催眠術 hypnosis の理論と技術を用いる方向が一部に喧伝されます．薬物に頼らない利点は大ですが，確実性に乏しく施行も困難で有名なほどには行われません．

C 分娩誘発と患者の利益不利益

分娩を薬物によって誘発し，「手術のように出産する」手法が欧米や日本の一部の病院でとられるようになってきています．朝9時に手術室（分娩室）に入れて，いっせいに誘発します．

この方法は「自然」ではありません．「不自然過ぎる」，「人工的過ぎる」として非難する側にも理はあります．

しかし，こうした「人工的出産」は医療者側が単に「便利」なだけでなく，患者の安全管理からも優れた面も多く，充分考慮に値すると麻酔科医としての私は考えます．

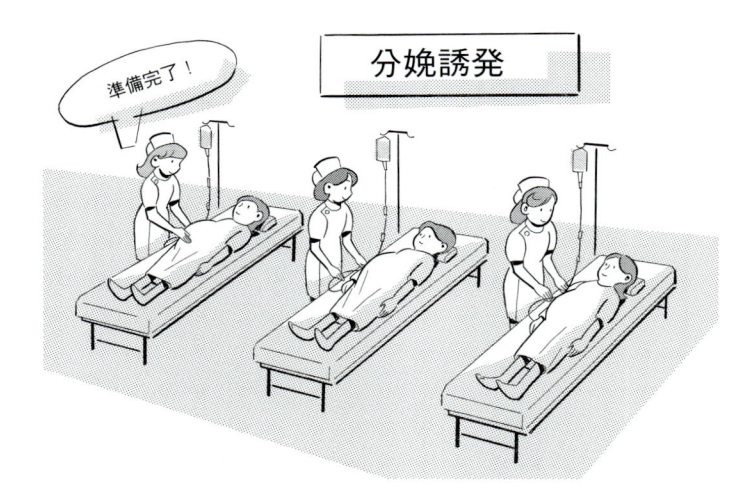

<利点の例> 妊婦の食事が管理できます．手術や麻酔では胃内容が空のほうが安全度が高い．
・医療側の体制や準備: 日中の勤務時間だから，「予定して準備」可能．
・緊急処置になる危険が少ない．「緊急」（たとえば「緊急手術」）のトラブル発生は通常の2倍～10倍も高いものです．
・万一重大な事態でも対応しやすい．マンパワーや体制が整っている．
「一斉誘発分娩」には問題もありますが利点もあります．

D 麻酔からみた妊産婦の生理の特徴

<消化管>　消化管の機能は低下します．胃における食物の滞留時間が長くなり，逆吐・嘔吐の危険が高い．脊椎麻酔をはじめ覚醒状態を保つ麻酔法が帝王切開などに選ばれる理由の一つ．

<呼吸系>　妊娠子宮で圧迫され肺気量・肺活量は低下．特に仰臥位で大きく低下します．換気は刺激されて$PaCO_2$は40mmHgでなくて，30mmHgに近い．

<循環系と血液>　循環血液量は増加している．ヘモグロビンレベルは低下しているが，ヘモグロビンの全量は増加．心拍出量は大幅に増加．

仰臥位では妊娠子宮が下大静脈を圧迫して「仰臥位低血圧症候群」を招く（145頁）．

E 帝王切開の麻酔の基本

一般のお産は麻酔なしで行うことが多いとしても，帝王切開は麻酔します．この基本は「下腹部手術の麻酔」ですが，特徴はあります．

1) 母親と胎児との両方に考慮が必要．
2) 緊急手術も多い－それも真に分秒を争い，やりなおしが許されない．
3) 胃内容が充満していることが多い．
4) 母体の特殊な生理: 腹圧大・下大静脈圧迫・循環血液量増加・心拍出量増加・ヘモグロビン濃度低下・過換気，噴門の収縮不良で逆吐の可能性大．
5) 胎児の生理: 麻酔開始時には胎児だが途中で新生児となる．
自発呼吸の開始が必要で，麻酔薬や筋弛緩薬の作用は避けたい．
6) 手術の特殊性: 大出血の危険あり．頻度は低いが．

帝王切開の麻酔の注意

a. 誤飲と窒息・肺合併症
1) 胃内容充満（緊急手術．"食事直後に陣痛がきた"）
2) 胃噴門，食道の収縮力低下と腹圧上昇は正常の妊娠の生理

対応処置はヒスタミンブロック（シメチジン）で，胃酸の酸度を下げる．

b. 低血圧・血圧下降

胎児循環の障害と母体への影響．低血圧は脳循環を障害して嘔吐を誘発して誤飲の原因となる．循環管理をしっかり施行する必要．

c. 出　血

まれだが発生すれば急速で重大．輸血の準備，モニター，薬物の用意などが充分でない．発生の可能性を知って心の準備も必要．

F 帝王切開麻酔: 全身麻酔の場合

1. 全麻の利点，輪状軟骨圧迫，逆吐防止

全身麻酔の利点は以下の2点です．
1) 絶対確実に効く．
2) 脊椎麻酔よりさらに速い．

全身麻酔の欠点は以下の3点です．
1) 胎児抑制の危険
2) 嘔吐・逆吐と誤飲の危険
3) 手術を急ぐ必要（児の抑制は麻酔時間に比例する）

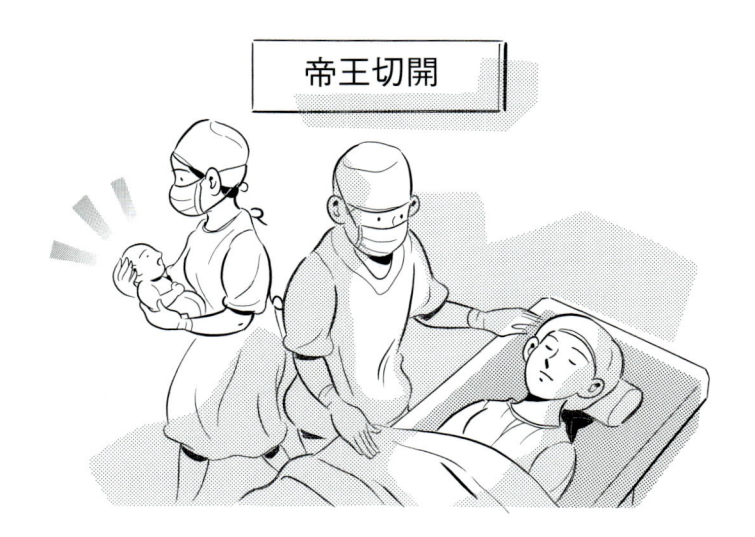

2. 施行法

1) 充分に酸素化
2) 迅速導入
3) 必ず輪状軟骨圧迫（逆吐防止）
4) 児の娩出までは浅い全身麻酔＋サクシニルコリンで麻酔維持
5) 児が娩出したら非脱分極性筋弛緩剤と麻薬系麻酔薬を加える．

注意点！　非常に重要: 嘔吐・逆吐と誤飲を避ける．

他に，血圧の維持に注意すること．頻度は低いながら大出血の危険がある．

● memo ●　**誤飲と誤嚥**

食物を吐いて気管から肺に入る状況を誤飲とも誤嚥ともいいます．英語は

aspirationですが日本語は学会ごとに異なっています.「誤引」という用語も使います.

G 帝王切開麻酔: 脊椎麻酔

帝王切開の麻酔として脊椎麻酔を使う場合
1. 全身麻酔より優れた点は,
    1) 胎児抑制小,
    2) 母親の意識が残る,
    3) 時間の制限がなく急がなくてよい, の3点
2. 硬膜外麻酔より優れた利点は
    1) 速い　2) 確実　3) 局所麻酔薬中毒の懸念不要の3点.
3. 施行方法: 基本は通常の脊椎麻酔に準じる.
    1) 局所麻酔薬の量は少なくてよい
        テトラカイン　　7〜10mgか
        ヌペルカイン　　1.5〜2ml
    2) 血圧低下に輸液と昇圧剤が必要（血圧下降の速度が速い）
        変化が急速で「ちょっと観察していよう」という態度は不可.
    3) 「効果が充分でなければ全身麻酔を加えて」は不可
        脊椎麻酔の広がりと固定は迅速.
血圧低下が子宮による大静脈圧迫なら用手的に解除.

H 帝王切開: 麻酔と出血

帝王切開の出血は一度発生すれば, 胸部大動脈瘤手術を上回るくらいにすごい. といって, 緊急手術が多く, 大出血の頻度は低いから常に準備を整えるのも不可能です. 少なくとも以下の条件は必要.
1) 心の準備: 大出血が起こりうると知り, 発生した場合の行動を予測.
2) 太い点滴ライン（#16以上）を最低1本は確保.
3) 無侵襲のモニターは存分に使用: 自動血圧計使用・カプノグラフ・体温計.
4) 血漿製剤, 代用血漿, 種々の輸液類, 昇圧剤, 重曹, Ca製剤等の準備.

I 子宮による大静脈圧迫（仰臥位低血圧症候群）とその除去

仰臥位低血圧症候群 supine hypotension syndromeとは, 妊婦が仰臥位をとると妊娠子宮が下大静脈を圧迫して静脈還流を妨害して低血圧になる現象.

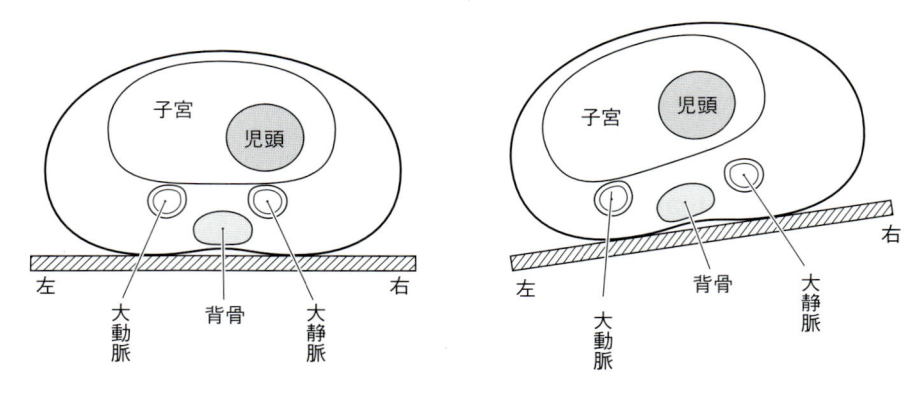

図 21 仰臥位低血圧症候群
メカニズムと治療法．身体を左に傾け，さらに子宮を左に圧迫すると下大静脈の妊娠子宮による圧迫が解除される．

1. 原　因

満期子宮は重量10kg弱（胎児3kg, 胎盤3kg, 子宮と内容4kg）．
仰臥位では下大静脈を圧迫して骨盤臓器と下肢からの静脈還流障害で低血圧の原因．

2. 予防と治療

1) 仰臥位を避ける．
2) 手術台や体を少し左に傾ける．
3) 子宮を用手的に左側に押す．いずれも原始的だが有効．

＜原　理＞　下大静脈は正中より右に位置する．
その他，輸液・昇圧薬・酸素など一般的な治療も必要．

J アプガースコア

生下時に新生児の全身状態の良好さ，抑制の度合を客観的に評価する採点法．
1) 心拍，2) 自発呼吸，3) 筋肉の緊張，4) 体色，5) 刺激に対する反応
の5つを，おのおの0, 1, 2の3段階で採点．満点は10点．
本法を1953年に発表した麻酔科医 Apgar 女史にちなんだ命名．

K 妊娠を継続する場合の麻酔と催奇形性

妊娠を継続する状況で麻酔する場合に考慮が必要です．処置が妊娠と関係する場合も無関係の場合も，催奇形性の問題に考慮を払わねばなりません．

1. 薬物の催奇形性は否定できていない

すべての薬物は"催奇形性が否定できていない"ので，麻酔薬も催奇形性が否定できていません．全身麻酔薬は，単に"否定できない"以上に"催奇形性がありそう"と考える根拠があります．妊娠継続の麻酔は，催奇形性の低い薬物と方法を選んで組み合わせます．

2. 薬物の催奇形性は投与量に依存: 脊椎麻酔が圧倒的に有利

薬物の催奇形性は，作用が特に強力なものや判明しているもの以外は，一般には薬物の投与量（モル濃度）に依存します．奇形を避けるには子宮，胎盤の濃度の低い麻酔を選ぶのが安全です．

吸入麻酔・静脈麻酔・硬膜外麻酔・脊椎麻酔で子宮，胎盤の薬物濃度を比較すると，

吸入麻酔: 大体 1mM/l 程度

静脈麻酔:
　サイオペンタルとプロポフォルで 0.1mM/l
　ベンゾディアゼピンとモルヒネで 0.01mM/l 程度
　フェンタニルで 0.1〜1μM/l 程度．

硬膜外麻酔: 0.01mM/l 程度

脊椎麻酔: 0.1μM/l 以下

フェンタニルは単独では麻酔できませんから，薬物濃度の点では脊椎麻酔が断然低値で，催奇形性の点から脊椎麻酔が圧倒的に有利です．

硬膜外麻酔と脊椎麻酔の差は，麻酔一般では小さいといえますが，薬物量の差は大きく，妊娠と催奇性に対しては硬膜外麻酔より脊椎麻酔を選ぶべきです．

3. FDA の基準

催奇形性については FDA（アメリカ食品薬品管理局）が薬物のランクを決めています．引用文献によれば，いくつかの特徴があります．

・胎盤に入らないとわかっている薬物は安全．例: すべての筋弛緩薬
・胎盤通過性の低い薬物は比較的安全．例: 大部分の局所麻酔薬
・安全度の高い薬の例: アトロピン・エフェドリン・リドカイン
・安全度の低い薬の例: モルヒネ・フェンタニル・ドーパミン・フロセマイド

この表がどのようにして決定されたのかは不明で，あまり明確なことはいえません．

練習問題

次の設問で，正しいものに○を，誤っているものに×をつけよ．

1) 通常の経腟分娩に対する麻酔は，日本では一般化していない．
2) 分娩を薬物で誘発して"手術のように出産させる方法"は人工的で危険が大きい．
3) 分娩初期（子宮口開大まで）の和痛は，鎮痛薬の全身投与がよい．
4) 帝王切開を含めて分娩と麻酔で嘔吐と誤飲は重大な合併症である．
5) 帝王切開には全身麻酔は行わない．
6) 帝王切開に脊椎麻酔を行うと低血圧の危険が大きい．
7) 帝王切開麻酔で，脊椎麻酔は硬膜外麻酔より 1) 速く，2) 確実なのは利点ですが，局所麻酔薬中毒の危険が高い．
8) 仰臥位低血圧症候群とは，仰臥位で妊娠子宮が大動脈を圧迫して低血圧になる現象をいう．
9) 仰臥位低血圧症候群の治療には，体位を右に傾け子宮を右に押すのが有効．
10) アプガースコアは分娩の経過を客観的に評価する指標である．
11) アプガースコアが使うパラメーターは心拍・自発呼吸・筋肉の緊張・体色・刺激に対する反応の5つである．
12) 麻酔薬には催奇形性はほとんどない．

解答

1) ○ その通りで経腟分娩の麻酔は，日本では一般化していません．
2) × 「分娩誘発に危険が伴う」のは事実ですが，自然分娩の危険と比較していずれが安全かは評価が定まっていません．
3) × 実例のように硬膜外ブロックも頻用します．
4) ○ 嘔吐と誤飲は分娩と麻酔の重大な合併症です．
5) × 帝王切開は全身麻酔も区域麻酔も行います．
6) ○ 低血圧の危険が大きいが，対応可能なので必要なら施行します．
7) × 脊椎麻酔は硬膜外麻酔より，1) 速く，2) 確実 は正しい．局所麻酔薬の使用量は1/10以下で，中毒の危険もありません．
8) × 仰臥位低血圧症候群では妊娠子宮が下大静脈を圧迫して低血圧になります．
9) × 仰臥位低血圧症候群の治療には，体を左に傾け子宮を左に押すのが原則．
10) × アプガースコアは分娩経過評価ではなく新生児の評価です．
11) ○ 心拍・自発呼吸・筋肉の緊張・体色・刺激に対する反応の5つを，0，1，2の3段階で採点．
12) × 麻酔薬で催奇形性の明確に否定されているものはほとんどありません．

高齢者麻酔

この項目でも，勉強にかかる前に問題を解いてみましょう．次の質問に○か×かで答えてみてください．

問題

1. 高齢者は反応がにぶいので，薬も大量に与えないと効果がでにくい．
2. 高齢者は身体の水分が少ないので，血液も濃くてヘモグロビンやヘマトクリットは高値である．
3. 脊椎麻酔や硬膜外麻酔は高齢者には好んで使う．
4. 高齢者の術後合併症としては，アルツハイマー Alzheimer病が起こりやすい．

解答

1. × 基本的には逆です．高齢者は受容体が減っているのがふつうで，少量の薬で効果がでます．さらに，代謝が落ちて与えた薬の効果が永く持続します．したがって，薬が効きやすいのがふつうです．
2. × 「身体の水分が少ない」は正しいけれど，ヘモグロビンやヘマトクリットは低値です．造血機能低下と，血管が細いことに対する適応と解釈されます．
3. ○ いろいろな理由で，脊椎麻酔や硬膜外麻酔は好んで行います．ただし，脊柱の変形などが強くて，技術的には困難な場合も少なくありません．
4. × 高齢者の術後合併症として，「術後せん妄」「一時的健忘」は発生しますが，アルツハイマー病にはなりません．

＜高齢者麻酔の実例＞

高齢者の定義は決まっていませんが，65歳か70歳で線を引くのがふつうで，本書の子宮癌の患者の65歳は，「高齢者」の境界です．高齢者一般と，この患者の特徴を抜き出すと，

＜術前＞ 貧血（Hb 10.5）．高齢ではヘモグロビンは下がりますが，この患者では癌による出血と栄養障害の要素も加わっているでしょう．

＜高血圧と喫煙＞ 経過が長いと障害大．心電図でST低下し，R波が高い．

<肥満>　　身長155cmで体重は67kgはBMI 28で軽度肥満．

<胸部X線>　　横隔膜高位・含気量減少．血液ガスはやや不良．

<咳>　　慢性気管支炎．呼吸機能検査で%FVCが75%，$FEV_{1.0}$%が55%と低下しています．%$FEV_{1.0}$は0.4と低い（%$FEV_{1.0}$ = %FVC × $FEV_{1.0}$%）．日常生活面の活動低下の様子も加えて，体力は低下していると考えるべきでしょう．

<手術室で>　　SpO_2 91%と低値．予想したレベル．

麻酔開始: フェンタニル50μg，ミダゾラム1mg＋サイオペンタル50mg＋ベクロニウム6mg＋酸素＋人工呼吸→気管内挿管．硬膜外麻酔＋N_2O 67%＋セヴォフルレン0.3%．

硬膜外腔に投与した局所麻酔薬: 1%メピバカインが全量で16ml，血圧低下のため限界量．

<筋弛緩薬>　　ベクロニウムが14mgで手術終了時点でかなり回復．

<手術>　　縮小手術（リンパ節郭清を徹底的には行わず，全身状態不良で生命予後不良）．

<輸液>　　乳酸加リンゲル液1000ml，3号輸液500ml．

<血圧維持に苦労>　　エフェドリン4mg×3回，ネオシネフリン0.1mg×1回，フロセマイド（ラシックス）を3mg投与．

<尿量>　　合計250ml．

<術中モニター>　　EKG・SpO_2・$PETCO_2$・体温・尿量・動脈圧測定・血液ガス．FIO_2 0.5でPaO_2は80〜100，SpO_2は95〜99と低値．

術中合併症: 血圧下降（低血圧）・乏尿．

術後鎮痛に少量の局所麻酔薬と麻薬を硬膜外に併用．

気道感染なし．栄養と輸液はCVPラインから投与．

<術後経過>　　術後第2日: CPAP→4時間観察して抜管．

術後第3日: 午前中にICUから一般病棟に移動．

その後: 9日後に退院．1カ月後に温泉旅行．4カ月後に自宅で「心臓発作」で死亡．

A　高齢者の生理の特徴

1. 高齢者の身体的特徴

高齢者の生理の特徴は，「予備力低下」と「個人差増大」に要約できます．

a. 予備力低下

人体の各種機能は，静かな生活で必要とされるレベルの何倍もの余裕があり，それが「予備力」です．たとえば，若年成人で心拍出量は5倍，酸素運搬能は10倍，分時換気量は20倍もの予備力があります．高齢者ではこの幅が半分くらいになります．

b. 個人差が大

高齢者は若年成人に比較して個人差が大きく，年齢だけでは推測が困難になります．

高齢者の生理の特徴

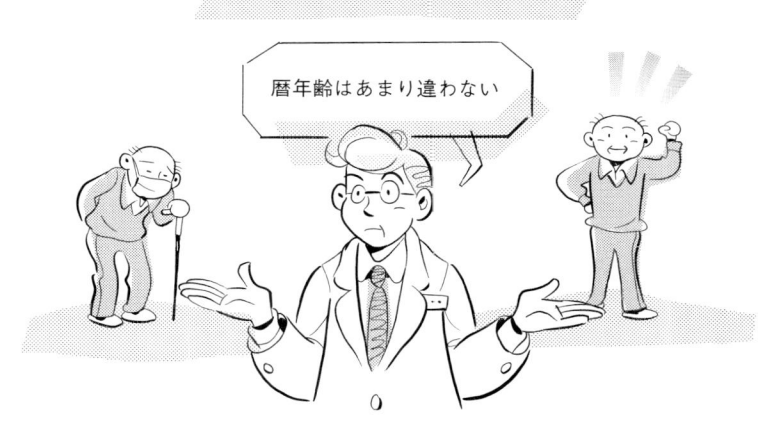

（暦年齢はあまり違わない）

60歳でしっかり老人の人もおり，80歳でマラソンをする人もいます．新車は性能が同じでも，中古車は使い方で差がでるのと同じ?!

c. **個々の要素**

<回復力低下>　障害への回復力が弱く，手術後の合併症が増します．蛋白合成能が低いのが主な理由．

<侵害刺激への反応低下>　手術と限らず，各種の侵襲への反応が弱い．神経や内分泌の機能．

<易感染性>　抵抗力が弱く，感染を起こしやすい．免疫反応．
　　　　個々の臓器系を検討します．

<基礎代謝と体温>　基礎代謝は30歳以上は1歳で1%低下し80歳で半減．
　　　　薬物の代謝や排泄も低下．体温調節能が下がり，術中に体温が下がりやすい．

<呼吸>　安静時の換気量は不変ですが，予備力が低下．
　　　　70歳を20歳の人と比較すると，
　　　　肺活量は40%，MVV（最大努力換気能）は60%も低いものです．
　　　　PaO_2が加齢10歳ごとに3mmHg程度低下します．
　　　　ヘモグロビンレベルは下がる．実例でもこの要素もある．

<循環と心機能>　心臓のサイズは，心室は小さく心房は大きい．心室中隔は厚い．
　　　　心臓は弁が変形しCa沈着し，大血管の動脈硬化が必ず存在します．
　　　　冠状動脈は，延長して曲がりくねり狭窄の存在率は年齢で増加．
　　　　心機能の予備力は当然小．安静時の心拍出量は若年者の70%．
　　　　心室は収縮速度も弛緩速度も低下．
　　　　カテコールアミンへの反応は，ペースメーカー・心筋・血管のすべてで低下．
　　　　神経末端でも流血中でも，カテコールアミンレベルそのものは高値．

<脳と中枢神経系> 加齢で脳の体積や重量は低下.

脳血流/単位質量は不変で, 酸素消費量も同等ですが, 灰白質量が相対的に減少し, その部分の血流や酸素消費は低下します. 化学伝達物質濃度も低下.

自律神経系の反応が遅く, 弱くなります. 交感神経線維の数が減り, 伝達速度も遅い.

吸入麻酔薬のMACは, 80歳の患者では30歳の患者の70〜80%です.

d. 肝臓と腎臓

肝機能も腎機能も低下し, 70歳では肝血流も腎血流も半分.

肝の解毒酵素の活性も約半分で, 薬物の代謝と排泄が遅れ, 薬物の作用時間は延長.

2. 高齢者の検査所見

<心電図> 軽度の変化は高頻度. 他に各種の不整脈・伝導異常など.

実例でも, ST-Tの変化とR波の増高あり.

<血圧と心拍数> 高血圧と徐脈の傾向.

<負荷所見> 負荷レベルの割に変化が大きい. 最高負荷レベルが低い.

<胸部X線> 心陰影拡大はふつう. 肺野は暗く狭くなる(感染症・線維性変化)か, 逆に明るく広くなる(気腫性変化).

<呼吸機能> 肺活量は低下しますが, %VCや%FVCは悪化しません. 基準値に年齢の要素が加えてあるからです. だまされないようにしてください. $FEV_{1.0}$は低下します. $FEV_{1.0}$%は実測値同志の割り算($FEV_{1.0}/FVC$)なので, 悪化は真の閉塞性変化を表現します.

<肝機能> 血流と薬物処理能が低下.

<腎機能> 腎血漿流量RPFも糸球体ろ過率GFRも低下する.

<ヘモグロビン> 低下つまり貧血の傾向. 産生能の低下によると解釈されています.

■ **蛇足** 肺活量の正常値は年齢で直線的に低下する式で計算され, 120〜150歳で「正常値がゼロ」になる(式と男女でその年齢は異なる)!

B 高齢者の麻酔の問題をどう考えるか

今度は高齢者の麻酔の問題を検討します.

1. 薬物所要量の低下

a. 全身麻酔薬の必要量が低下する

吸入麻酔薬の所要量は, MACを基準にして少ない. 他の全身麻酔薬も同じ傾向で

す．
　　下の2つの要素の組み合わせで決まります．
　　　　1) 中枢神経系のレベルでの所要濃度低下
　　　　2) 蛋白結合が悪化して相対的に中枢神経系に分布する量が増加．
b. その他の薬物の必要量も低下することが多い

　　硬膜外麻酔での所要量低下．硬膜外腔容積減少が主因とされています．

　　脊椎麻酔の所要量は加齢による低下が明確ではありませんが，極端な高齢者では副作用の点から投与量を減らさざるを得ません．

　　筋弛緩薬所要量は，加齢で変化しません．筋力は低下しますが，受容体は数が増すらしい．

　　循環系が弱いので，薬物の循環系副作用が強くでます．吸入麻酔薬などの抑制作用が強い．

　　薬物の代謝が鈍く排泄が遅いので，作用時間は延長します．

　　フェンタニル，ディアゼパム，ベクロニウムの作用時間は著しく延長します．

　　カテコールアミンをはじめ，各種の刺激薬の作用が弱い．

　　時定数：時定数は，純理論的には延長．容積の低下以上に血流の低下大．実際に，作用の速い薬物の作用開始が遅れます．

　　予備力低下や動作点変化で反応が早く出ます．

2. 麻酔しにくい

　　高齢者は「麻酔状態への転換」自体が困難なことも少なくありません．高齢者では，サイオペンタルやプロポフォルは所要量を一度に投与せず，少量ずつ分けて作用を確認しながら追加します．実例では，この方法でトラブルが予想され，別の薬物を中心に使用し，サイオペンタルは1mg/kgの極少量に留めています．

　　高齢者では，薬物投与による変化が大きく，しかも患者によって反応の幅が大きいので「変化が予測できません」．少量分割で効果や作用を確認しながら追加していく理由でもあります．

　　高齢者では治療に反応しにくく，反応しても反応の幅が広いのも特徴で，これも予測の困難に通じます．

　　＜技術面の困難＞　解剖学的な変化に起因して，脊椎麻酔や硬膜外麻酔の穿刺困難，治療経路の確保困難（点滴が入れにくいとか），各種モニターの使用困難なども起こります．

3. 高齢者に使用頻度の高い麻酔法

　　　「高齢者だけに特に適した方法」はありませんが，高齢者に多い手術や反応を勘案

すると以下のことがいえます．

<全身麻酔> 麻薬は循環系への作用が弱いので，高頻度に使用します．逆に吸入麻酔薬は循環系への作用が強いので，使用頻度が低く，使う場合も濃度を下げます．高齢者では必要量が低下しています．

<区域麻酔> 採用率が高い．下肢の手術（骨折・血行障害など）では積極的に使います．使用する局所麻酔薬の量は少なく，濃度は低くします．

全身麻酔の場合，呼吸は人工呼吸に維持します．麻薬と筋弛緩薬を使うからです．

4. 高齢者に使用頻度の高い麻酔薬

<麻薬特にフェンタニル> 循環系の抑制作用が少ない．

<ケタミン> 循環系の抑制作用が少ない．

<プロポフォル> 循環抑制は大きいが，覚醒後のトラブルが少ないので好む人もいます．

<吸入麻酔薬> 笑気は比較的無難に使用できる．ハロゲン系の吸入麻酔薬は高齢者に特に有利なものはありません．エーテルは優れているが，実用性はありません．

<筋弛緩薬はベクロニウム> 循環系の抑制作用がない．呼吸はもちろん人工呼吸で維持．

<局所麻酔薬> 脊椎麻酔にはブピバカインが好んで用いられます．標準的なテトラカインやヌペルカインよりも循環動態の抑制が少ないからで，このメカニズムは不明です．

5. 高齢者に使用頻度の高い麻酔以外の薬物

特別なものは特にありません．

<循環系作動薬> 昇圧薬としてエフェドリン・ネオシネフリン・ドーパミン．

降圧薬としてニトログリセリン・プロスタグランディン・Caチャンネルブロッカー（ニフェジピン・ニカルジピン・ジルチアゼム）．

強心薬としてドブタミン・PDE阻害薬（アムリノン・ミルニロン）・Kチャンネル開口薬（ニコランジル）

利尿薬としてフロセマイド（ラシックス）．

他に，ヘパリン（心臓手術と血管手術が多いのと，塞栓の治療薬）．

6. 高齢者にみる術後せん妄

<術後せん妄とは> 手術後に起こるせん妄状態．意識レベルが低下し，激しい体動を伴います．

<メカニズム> 薬物の作用も疑われますが特定の薬物は同定されていません．術中に脳組織がハイポキシアになった要因を重視する考え方もあります．術中に発生する脳の栓塞や塞栓を重視する考え方もあります．おそらくそのすべての複合状態でしょう．

<頻度> 手術や管理法による．軽度のものは案外高い．大手術ではあまり高くないが，

骨折の治療で高い（塞栓が原因とされる理由）．

＜術後せん妄が高齢者に多い理由＞ 薬物の作用は不明．脳血流に余裕がないので，ハイポキシアや塞栓に弱い．

＜予防法＞ 術前に活動性を高く維持すること．意識を残す麻酔法（区域麻酔で鎮静薬を使わない）．脊椎麻酔や硬膜外麻酔でしっかり痛みをとれば，全身麻酔を併用しても起こりにくいとの主張もありますが，データの裏づけはありません．

7. 高齢者の術後肺炎

＜術後肺炎とは＞ 手術後に起こる肺炎，実際には無気肺なども含めます．

＜原因＞ 感染防御能低下，術後安静による換気と血流の不均等化，誤飲の3つ．

＜頻度＞ 手術や管理法によりますが，軽度のものは案外高いものです．開胸術・上腹部手術で高い．術前と術後臥床期間が長い手術でも高い．喫煙は頻度を上げます．

＜高齢者に多い理由＞ 上記の3つのメカニズムがすべて不利．

＜予防法＞ 術前禁煙（この目的には，1週間の禁煙も有効），呼吸訓練と早期離床（深呼吸で換気と血流の不均等化を防止），術後鎮痛（硬膜外ブロックなど）．
誤飲の障害を防ぐために胃内容をアルカリ化する（H_2ブロッカーの利用）．パルスオキシメーターと胸部X線で早期に診断．

練習問題

次の設問で，正しいものに○を，誤っているものに×をつけよ．

1) 高齢者は薬物反応が鈍い．
2) 高齢者は個体差が少なくなる傾向が強い．
3) 高齢者は血液が希釈されてヘモグロビンレベルが低い．
4) 高齢者は吸入麻酔薬のMACが高くて循環抑制が強いので使いにくい．
5) 高齢者で安静時血圧が高ければ麻酔中の血圧もやや高めに維持すべきである．
6) 高齢者は咽頭喉頭の反射が弱いので誤飲を起こしやすい．
7) 高齢者に術後肺炎が多いのは誤飲が多いからで，これを防げば安全である．
8) 高齢者が術後せん妄状態になったら脳の虚血の可能性が否定できない．
9) 高齢者の麻酔には麻薬をよく使う．循環系が弱いからである．
10) 高齢者の麻酔には筋弛緩薬は使うべきではない．
11) 高齢者の麻酔導入にはサイオペンタルは禁忌である．
12) 高齢者には昇圧薬は禁忌である．
13) 高齢者に脊椎麻酔を使う場合，なるべく鎮静薬は避けるべきである．
14) 高齢者の硬膜外麻酔＋全身麻酔併用麻酔では，硬膜外麻酔に頼る度合いを高くす

るのが望ましい．

解答

1) ×　高齢者の薬物反応は鈍いことも強いこともあります．
2) ×　高齢者は個体差が大きいのは事実です．
3) ○　「血液が希釈されて」というのはちょっと疑問だから，×でもいいでしょう．
4) ×　高齢者は麻酔の必要レベルが低いのですが，それでも，吸入麻酔薬の循環抑制が強く使いにくいものです．
5) ○　安静時血圧が高い患者は術中血圧もやや高めに維持すべきです．
6) ○　高齢者は咽頭喉頭の反射が弱く誤飲を起こします．
7) ×　誤飲は術後肺炎の大きな要素ですが，これだけでは防げません．
8) ○　術後せん妄状態は脳虚血との関連が否定できません．
9) ○　高齢者の麻酔に麻薬をよく使う理由は，循環系が弱いからです．
10) ×　逆です．高齢者の麻酔には筋弛緩薬は使うことが多いといえます．
11) ×　サイオペンタルの使用は注意が必要ですが禁忌ではありません．実際にも使用します．
12) ×　とんでもありません．高齢者にも昇圧薬は必要です．
13) ○　その通り．鎮静薬を使うとせっかくの脊椎麻酔の利点が大きく失われます．
14) ○　高齢者では全身麻酔のほうがトラブルを起こしやすいので，硬膜外麻酔に頼ります．

合併症と事故 12

ここでは合併症と事故ということを学びます．まず例のとおりクイズを．
以下のいくつかの事柄に関して，それを「合併症」とよぶのが適切か，「事故」とよぶのが適切かで分けてください．65歳の患者さんの子宮癌の手術とします．

問題

1. 麻酔を開始してから，麻酔器の回路の不備に気づいた．
2. 硬膜外のカテーテルから局所麻酔薬を注入して血圧が低下した．
3. 麻酔を担当していた医師が気分が悪くなって，しばらく麻酔担当者がいなくなった．
4. 術後に無気肺になった．
5. 退院の途中の車で交通事故に遭った．

解答

1. 事故に近いニアミス．「麻酔を開始してから，回路の不備に気づく」のは危険な状態です．「ニアミス」として報告を義務づけている病院も多いでしょう．
2. 合併症といってもいいが，まあどちらでもない．「硬膜外の局所麻酔薬注入で血圧低下」はあまりに当たり前ですから．すぐ対応したのなら「合併症」ともいえないでしょう．しかし，放置して心停止にまで及べば「事故」となります．
3. これも，事柄自体はごく短時間のことなら「合併症」でも「事故」でもありませんが，それで患者に影響が及べば，「合併症」にも「事故」にもなり得ます．
4. 合併症です．「術後無気肺」とは，手術後1週間くらいの間に，肺の一部がつぶれて空気が入らなくなる状態で，体力のない患者に大きな手術を行えばある程度の頻度で発生します．
5. これはもう医療事故ではない，文字通り「事故」ですね．

A 合併症と事故: 定義

「合併症」と「事故」を一応定義しておきましょう．明確に定まっているわけではありませんが，一応頻度と予測性と結果から次のように考えておきます．
合併症: 頻度が高い．発生が予測できる．結果は軽微．

事故: 頻度は低い．発生が予測できない．結果は重大．
当然，この中間的なものもあります．

B 麻酔合併症

胃切除患者の麻酔合併症
Aさんが子宮摘出手術に参加した折の麻酔合併症を説明します．重大なことは起こりませんでした．

1) 血圧下降（低血圧）
血圧は導入時に低下し，手術開始で上昇し，硬膜外のメピバカイン投与で再び下がりました．予想していたので，重大レベルの前に対応しました．

2) 心電図の変化
血圧や心拍数動揺で心電図変化を予測しましたが，何も起こりませんでした．胸部第5誘導の画面だけで，他の誘導を詳しく記録したら変化があったかも知れません．

3) 乏尿
肺と心臓の障害があるので輸液をやや少なめに維持したゆえもあるでしょう．尿量が乏しく手術の終わりに近く利尿薬を投与しました．

4) シャックリ
胃の手術ではよく起こりますが，下腹部の手術では珍しい現象です．対応がむずかしい場合もありますが，本例では筋弛緩薬の少量投与で消失しました．刺激の時間が短かったゆえもあるでしょう．

C 事故の予測と準備

事故の発生を予測し準備すると何も起こりません．といって準備は無駄ではありません．準備過程で，事故発生を防ぐ手をうったのです．大出血を予想すれば，手術はていねいになり，麻酔も低血圧法を採用し，モニターを準備し，輸血を充分準備して，太めの点滴を入れ，充分の輸液を行っておくので，大出血が起こっても騒がずすみます．

発生しても万全の準備が整っていれば，こわくありません．

"A danger predicted is half-avoided."

『敵を知り己れを知らば百戦危うからず．』

D 気道と呼吸のトラブル

1. 麻酔と気道閉塞

「舌根沈下」とは舌根部の緊張が緩んで，のどの後壁に接着して空気が通りにくい状態．イビキがこれで，麻酔でも同様の現象が起こります．麻酔はふつうの睡眠より深く，呼吸の停止や気道の閉塞は深刻です．睡眠なら，イビキで苦しくなると目覚めて気道が開きますが，麻酔は醒めないので，気道閉鎖はそのまま死につながります．だから麻酔は気管内挿管！

＜気道閉塞はハイポキセミアが重大＞　気道閉塞では呼吸ができなくなり，二酸化炭素が蓄積し酸素が低下します．両者のうち，酸素低下のほうが重大です．二酸化炭素の上昇は，1分間に3〜5mmHg/分とゆっくりで，数分は耐えられます．酸素の低下はもっと速く，FRC（機能的残気量）を$2l$，PAO_2が正常値の100mmHgで，肺の酸素は300mlもありません．酸素消費量は250ml/分くらいですから，1分後には肺のPO_2は30mmHg前後で，チアノーゼが出ます．

私たちは，1分間くらい息をこらえることができますが，これは充分に吸い込んでTLC（全肺気量: $5l$以上）からスタートする場合です．息を吐いたレベルからスタートしてみてください．30秒頑張るのもつらいことがわかるでしょう．

酸素を吸って肺を酸素で満たして息こらえすれば，頑張れる時間は延長します．手元に酸素があったら実験してみてください．印象に残りますよ．

睡眠時呼吸障害や脊椎麻酔後遅発性呼吸循環停止のことは，脊椎麻酔の項目で説明しました．

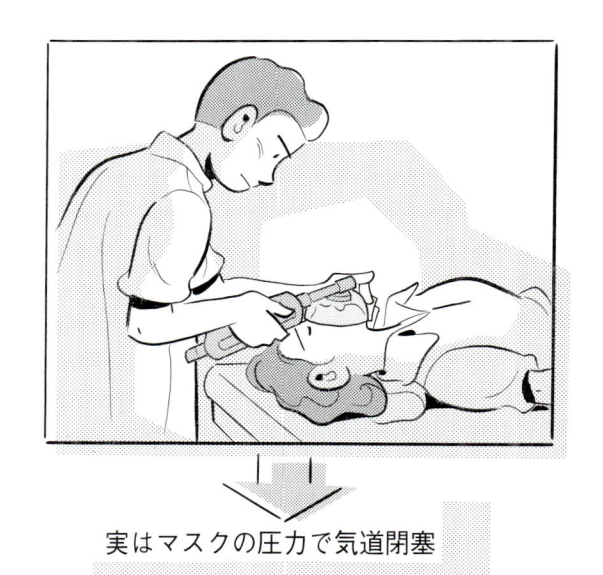

⬇
実はマスクの圧力で気道閉塞

2. 喉頭けいれん

<概念> 喉頭（声門）が「能動的に閉じて」換気できない状態です．受動的な舌根沈下とは本態は明確に異なりますが，実際の鑑別は必ずしも容易ではありません．

<状況> 麻酔が浅い状況で，喉頭部刺激で発生します．異物の侵入を防止する防御反射のこともあります．

<実例> 分泌物・吐物，それを除去するための吸引操作自体も原因となります．麻酔が浅かったり筋弛緩薬が効いてない状況で気管内チューブを入れようとして発生することもあります．エアウェイも原因となり得ます．

<対応> 異物は除去し，麻酔を深めます．筋弛緩薬投与でけいれんを除去．気管内挿管が安全．小児では抜管時に起こりやすい．

3. 気管支けいれん

<概念> 肺全体の気管支の攣縮です．病態は喘息発作と同一．

<頻度> 喘息患者の麻酔では発生頻度が高いが，喘息がなくても起こり得ます．

<誘因> 麻酔薬の影響は少ない．気管内挿管とネオスティグミンは誘発要因です．
喘息発作を頻回に起こしている患者を，治療せずに緊急性のない手術を行わない．
気管支けいれんが手術中に発生すると治療困難です．最大誘因の気管内チューブを，手術進行中に抜去するのは不可能に近いことですから．

<処置> 難渋します．基本は喘息発作の処置に同じ．すなわち，アミノフィリン・β刺激薬（イソプロテレノール）・ステロイドです．喘息発作の治療薬としてハロセンやイソフルレンを使いますが，術中の気管支けいれんに対するハロセンの有効性は証明されていません．

<予防> バルビツレートを一応避けます．挿管とネオスティグミンを使わない麻酔を採用します．喘息があればステロイド薬を投与しておきます．

4. バッキング（怒噴反射）

バッキングは，「咳」と同じですが，気管内チューブがあって喉頭が閉じないので動きが大きく，激しければ喉頭や気管粘膜を損傷する危険があります．血圧も上ります．

<防止法> 手術終了時は麻酔が浅いので，気管内チューブが入った状態ではなるべく刺激しないように．
「大声でよびかける」「頸部を動かす」「頸部の包帯を巻く」などは避けましょう．

<対処> 刺激を抑える．麻酔を深くするか，逆に抜管してしまいます．たとえば，手術終了時に体位変換が必要なら，麻酔を深くするか筋弛緩薬を投与し，リバースはしま

せん．

> ● memo ●　バッキングとシャックリとは鑑別が必要．治療法が異なります．

5. シャックリとその止め方

<概念>　シャックリは咳やバッキングとは異なり，気管内チューブは無関係．
<状況>　上腹部手術，特に胃の小弯部操作で発生．胸壁は動きません．横隔膜のけいれん的な動きですが，手術操作を妨害するので影響は大きい．
<生理>　"横隔膜のけいれん"といいますが，中枢神経の現象で，"呼吸中枢の異常な発射"というべきでしょう．しゃっくりは吸気運動で，バッキングは呼気運動です．
<問題点>　手術の妨げになるのにコントロールは困難．上腹部特に胃の手術で発生．研究困難．
<シャックリの止め方>
1) 麻酔を深くするのはあまり有効でない．
2) 筋弛緩薬投与→意外に効かない．神経活動が強すぎるのでしょう．そもそも横隔膜は筋弛緩薬に強い．
3) 鼻腔や咽頭喉頭部を吸引カテーテルなどで刺激します．簡単で有効．
4) 薬: ジアゼパム・クロールプロマジン→あまり有効でない．

6. 空気塞栓

<原因>　原因は3つ．
1) 手術野が心臓より高い位置の手術．坐位の後頭窩開頭術，骨盤高位で骨をいじる手術など．
2) 体外循環（開心術）
3) 腹腔鏡手術での気腹

脳外科医は承知していますが，他の領域の医師の知識は不充分で，術者教育が必要．
<診断>　気道内PCO_2（塞栓で低下）や肺動脈圧（塞栓で上昇）の連続記録，心音でジャボジャボ音．食道エコーでもみえます．
低血圧や不整脈発生は大量の塞栓を示すと解釈します．
<治療>　右房カテーテルからの脱気と笑気の洗い出し（笑気で気泡が成長）．頭を下げて気泡が中枢神経系に達するのを防止する．CVPラインから吸引除去．
<予防>　坐位手術は行わない．予想される状況では笑気を使わない．CVPライン準備．
<静脈内に入った空気や血栓が動脈にぬける経路>　動脈にぬける経路は下の2つ．
1) 大量なら，肺毛細管を通過する．空気は特に通りやすい．
2) 卵円孔開存の場合，肺毛細管に引っ掛かって塞栓となると右心系の圧があがり，

右→左シャントができて動脈系に行く．卵円孔は機能的には閉じているが，右房圧が上ると開存状態になる頻度が高い．発生率は10%．

● memo ●
"CVPラインでうまく吸引できるか"と疑うが，これで引けるほど大量だから障害が起こる．量を減らす意味で有効です．

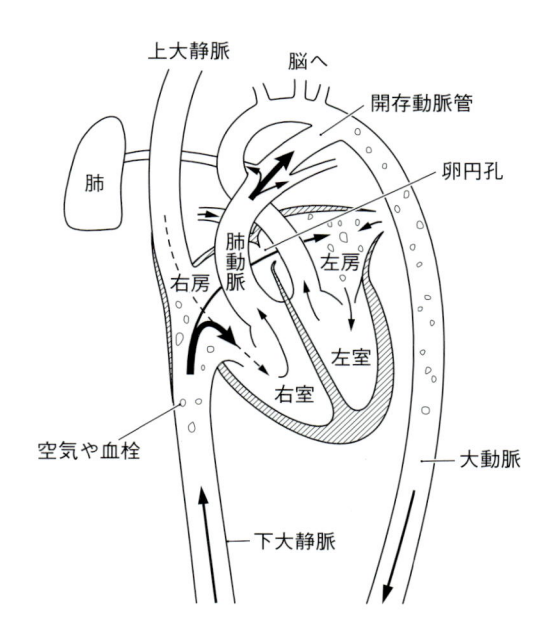

図22 卵円孔開存で，塞栓が左心系に入るメカニズム

7．肺塞栓

肺塞栓が最近重要視されるようになりました．その理由は，
1) 頻度が高いと判明：特に老人の骨折と，交通外傷の多発骨折の頻度．
2)「老人性痴呆」の一部が肺塞栓とそれに伴う脳血流障害と判明．
3)「麻酔後痴呆」や「麻酔後意識障害」も，術中の肺塞栓が原因の一部と判明．
4) 各種モニターや測定機器の発達で，肺塞栓が高頻度に存在することが確認された．

気道内二酸化炭素曲線の変化：人工呼吸で有効．循環動態の変化に先行します．
肺動脈圧モニター：スワン-ガンスカテーテルが入っていれば有用．
パルスオキシメーターによる動脈血酸素飽和度低下．肺塞栓では酸素飽和度低下．
食道内聴診器で空気音聴取，食道内エコーで塞栓の流れの検出．
肺シンチによる血流欠損の検出：モニターでなく発生確認の意義．

＜予防法＞ 決定的なものはない．ヘパリンの抗凝固療法は有効ですが，手術では使用困

難．下肢を緊迫弛緩を繰り返す装置（商品名「フロートロン」）が，有用というデータが出ている．

<治療> 抗凝固薬の使用．具体的にはヘパリンなど．大きなものは外科的に除去．

● memo ●

人工心肺装置を開発したギボンが，そもそも人工心肺開発に取り組んだ理由は，肺塞栓除去術を人工心肺なしに施行して時間がかかりすぎて失敗したのをみたのがきっかけという．それが1930年のことで，23年後の1953年にギボンは人工心肺を使って開心術の第1例に成功．

8. 笑気と酸素を間違える

a. "酸素を切って笑気を与え"てしまう事故－その1

1980年代までときおり新聞に載った記事の一つに，麻酔担当者が笑気と酸素を間違えたという事故があります．手術が終わって笑気の投与をやめて純酸素を与える際に，誤って"酸素を切って笑気を与える"事故です．

担当者の感違いによるのですが，同情すべき点はあります．第一に，人間はこうした単純なあやまちを侵すものだということです．野球にエラーはつきものですし，ずいぶん慎重な人でも交通事故を起こします．第二に，当時まで麻酔器は規格が定まらず，笑気の弁と酸素の弁の形や配置は麻酔器ごとにでたらめで，自分の慣れたものと違う形式のものでまちがいやすかったのです．自動車のアクセルとブレーキの位置が反対の車を運転するようなものです．

このパターンの事故はなくなりました．理由は，麻酔器の改良が進み，笑気側の弁だけを単独で開くことは，機構的に不可能になったからです．笑気を単独で与えるのは不可能な機構にしたのです．メカニズム自体は，1960年頃に発表されましたが，新しい麻酔器にすべて組み込まれ旧来の器械に置き換わるのに20年以上もかかりました．

b. "酸素を切って笑気を与え"てしまう事故－その2

結果は同じ"酸素を切って笑気を与える"事故で，原因の異なるものがあります．現在でも絶滅していないのは，病院の配管に手を入れたときに笑気と酸素の管をつなぎ違うことで，病院の新築や改装工事に伴うものが多数知られています．

鉄道などでは，工事が完了してから充分の時間をかけて試運転するのに，それでも実際に営業運転を開始するといろいろと不具合を生じるようです．病院ではこれほど徹底した試運転は行いません．オーバーないい方をすれば，できたての病院，改装直後の病院にかかるのは命がけかもしれません．

E 循環系の合併症

1. 不整脈

麻酔では各種の不整脈が発現します．

＜原因＞

1) 一部の薬物は不整脈を発現しやすくします．例: ハロセンとサクシニルコリン．
2) 血液ガスの異常（pH，$PaCO_2$，PaO_2 の異常のすべて）と電解質の異常．
3) 循環動態の異常は第一に臓器の灌流障害を招き，第二に反射を誘発します．高血圧も低血圧も不整脈を招く．
4) 手術操作: 牽引によります．逆走神経反射と各種の刺激によります．交感神経系の興奮．アドレナリン分泌．
5) 体温の異常: これも不整脈の原因となる．

＜治療＞　原因がわかればその治療．同時に抗不整脈薬（リドカインと β 遮断薬）

2. ショック

＜概念＞　低血圧を伴う末梢循環不全

a. 原因による分類

1) **心原性:** 心臓のポンプ作用自体が原因のショック．
2) **出血性:** 出血で循環血液量が低下し，静脈還流が悪化して心拍出量が低下．
3) **敗血症性:** 敗血症で全身の血管反応が失われ，末梢循環が悪化．
4) **神経原性:** 自律神経反射で心拍が減少し心臓のポンプ作用が抑制され，末梢血管も拡張して静脈還流が悪化して心拍出量が低下．まれな現象です．

b. 診　断

原疾患，現症の経過・循環動態のパラメーター・CVP・肺動脈圧・心拍出量・エコーによる心臓の動き・血液の性状と代謝．

c. 治　療

循環血液量保持は輸血・輸液，循環動態保持は血圧のコントロール．心機能保持は心室刺激薬，代謝と栄養は糖分の利用（グルコース＋インスリン），アシドーシス補正など．腎機能保持は輸液と薬物．

3. アナフィラキシーショック

IgEを介した即時型過敏反応の一種で，肥満細胞や好塩基球の表面のIgE抗体に特異抗原が結合し，細胞内から化学伝達物質が放出されて激烈な症状を発します．

＜化学伝達物質＞　ヒスタミン・セロトニン・ロイコトリエンなど．

＜病態＞　血管透過性亢進（浮腫・蕁麻疹・発疹・出血）・平滑筋収縮と弛緩・粘液分泌の

亢進.「ショック」というが,「末梢循環不全」を中心とするふつうのショックの病態とは異なる.

\<臨床症状\> 皮膚は発疹・蕁麻疹,消化管機能障害は下痢・悪心嘔吐・腹痛・低血圧.呼吸は気管支けいれんと喘息様発作・努力呼吸・呼吸困難・呼吸停止にも.

\<時間経過\> 激烈,数分で発生.

\<原因物質\> 理論的には何でも.臨床的に多いのは,抗生物質・局所麻酔薬（プロカインとテトラカイン,保存料のメチルパラベン）,診断薬（ヨード系薬物）,各種蛋白製剤（ポリペプタイドのホルモン・ヘパリン・血漿と代用血漿）.

\<治療の原則\> 呼吸と循環の維持！ 呼吸は酸素・気道確保・人工呼吸で,循環は点滴・静脈還流維持.薬物としては心臓刺激薬・昇圧薬・血管収縮薬・気管支拡張薬.ステロイドと抗ヒスタミン薬は即効性はない.しかし,アナフィラキシーは1回限りでなくて反復し持続して治療に抗するのでそれを抑えるのは有意義.

\<予防\> 発生の可能性が考えられる状況は回避.チャレンジが必要ならステロイドと抗ヒスタミン薬を投与.輸液路確保,酸素を確保,その他対応できる態勢を整えておく.

F 腎と尿

術中利尿薬の使い方を検討します.

尿量の平均値: 1ml/kg/時が満足できる最低水準.少なくともこの半量.尿量が不足なら,

1) 輸液を増量.
2) 効果がなければ利尿薬.順序は,ラシックス→マニトール→ドーパミン.

　最近はドーパミンを第一選択にする人も多い.

注1) 利尿剤使用で臓器灌流の判断材料としての尿量の価値が低下.
　2) 尿量は麻酔剤の作用と人工呼吸で減少.麻酔から覚醒し,自発呼吸で回復も多い.
　3) 手術刺激も尿量減少の作用あり.

G 中枢神経系の合併症

1. 麻酔中の覚醒

意識はモニターする方法がありません.脳波は現時点では臨床研究のツールであり,ルーチンには使いません.麻薬と筋弛緩薬併用麻酔では,患者の覚醒の頻度が結構高いことが判明しています.

合併症としての問題: 精神心理的トラウマ？ 外国では医療過誤訴訟の原因になり

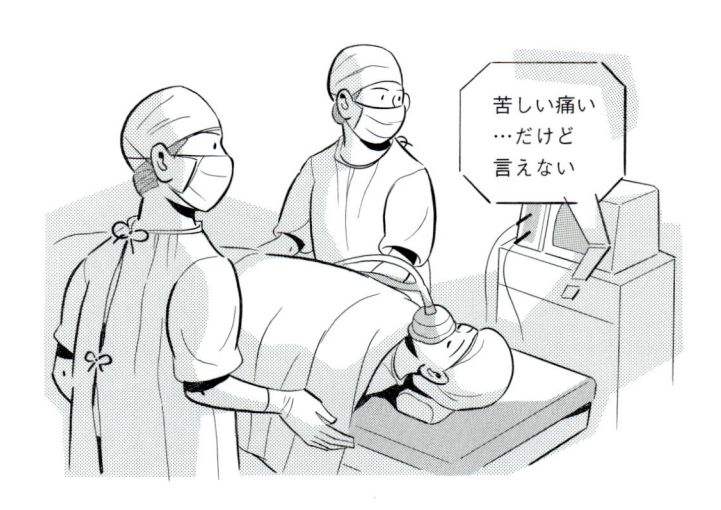

ます．

＜麻酔中のサジェスチョンで禁煙させる法＞ 禁煙を望む患者に全身麻酔中に「タバコをやめよう」「やめたほうがいい」「いいことが何もない」「タバコはやめられる」などのメッセージをきかせた．50例の検査群と50例の対照群．術後になって，サジェスチョン群で圧倒的に高率に禁煙した．デンマークの報告です（Hughes LA, et al. Anaesthesia 49: 126-128, 1994）．

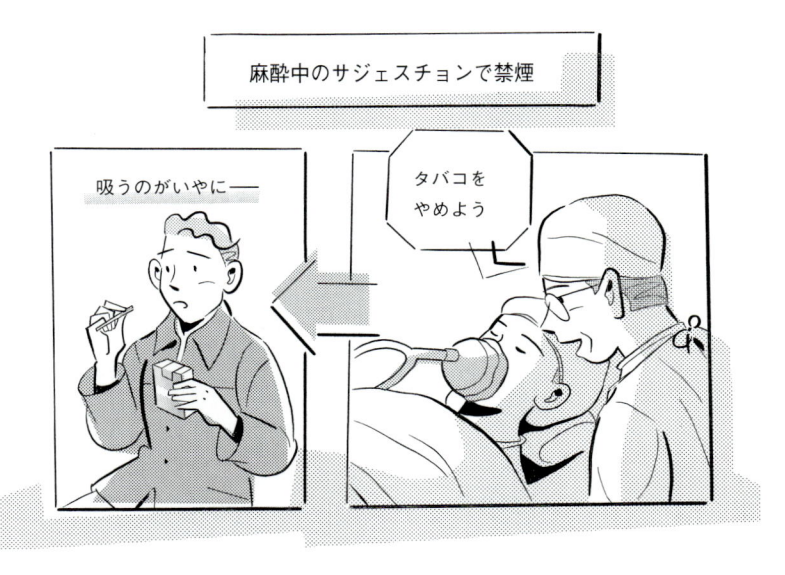

2. ハロセン肝炎

＜概念と病態＞ ハロセン麻酔を受けた患者が後になって肝機能障害を起こす状態．軽度なものが多いが，劇症肝炎で死亡例もあります．

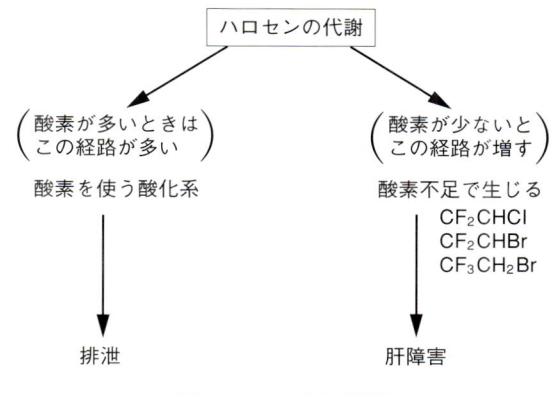

```
                    ┌──────────────┐
                    │ ハロセンの代謝 │
                    └──────┬───────┘
              ┌────────────┴────────────┐
              ▼                         ▼
    ┌──────────────────┐       ┌──────────────────┐
    │ 酸素が多いときは │       │ 酸素が少ないと   │
    │ この経路が多い   │       │ この経路が増す   │
    └──────────────────┘       └──────────────────┘
         酸素を使う酸化系              酸素不足で生じる
                                        $CF_2CHCl$
                                        $CF_2CHBr$
                                        $CF_3CH_2Br$
              │                         │
              ▼                         ▼
            排泄                       肝障害
```

図23 ハロセン肝炎

<ハロセンの代謝との関係> 代謝経路は，酸素を使う酸化系と酸素を使わない還元系と2種あり，通常は酸化系が優勢で代謝産物は無毒．還元系は酸素不足で働き，還元で生ずるCF_2CHCl，CF_2CHBr，CF_3CH_2Brなどの中間代謝が肝障害を起こす．有毒代謝物は，酸素供給障害の条件で量が多い．実験的にハイポキセミアや肝血流障害で増える．

<仮説> "肝循環障害やハイポキセミアでハロセン代謝が還元系に傾き，毒性物質が産生されて肝障害が発生".

治療の決め手はなく一般の肝炎・肝障害に準じる．ハロセンを使わないのが一番．

3. 悪性高熱

<概念> 周術期に急激に高熱を発し，ショックに陥って死に至る病態．

<頻度と疫学> 1万人に1人くらいの発生頻度．統計的には20代男性に多く，本人や家族の麻酔経過の異常が知られている場合が半数．家族的発生も日本でも少数例あり．

<メカニズム> 骨格筋内の筋小胞体からのCaイオン遊離が異常に亢進して，筋強直．筋小胞体のCaチャンネルのアミノ酸の配列異常が判明．遺伝子解析も進んでいる．

トリガー薬物: サクシニルコリンと笑気以外のすべての吸入麻酔薬．特にハロセン？

安全に使用できる薬物: 麻薬・ふつうの鎮痛薬・非脱分極性筋弛緩薬

<診断基準>

1) 15分で1℃以上か1時間で2℃以上の体温上昇．
2) サクシニルコリンで筋弛緩でなく筋剛直．
3) 実験的にはハロセンで起こりやすい．臨床でもハロセンでの発生率が他よりは高い．
4) 発症後は，血清CK上昇・血清ミオグロビン上昇・ミオグロビン尿．

5) ミオグロビン尿は，臨床的には赤色の尿で，"血尿"か"ヘモグロビン尿"のようにみえる．

6) PETCO₂上昇も特異性が高い．急速なアシドーシスよる二酸化炭素排出増加．

対応: 術前に疑わしければ手術を中止して精査し，準備を整えて施行．

ダントリウムのできた現在も，発症すると死亡率は10%．漫然と対応は不可．

麻酔，手術中に発見された場合．

1) 全力で冷却．体外循環使用の報告も．
2) ダントロレンは5mg/kgを15分ごとに，体温下降の始まるまで反復投与．冷却は継続．
3) トリガー薬物の使用中止と排出促進（特に，ハロセンの場合）．
4) 対症療法: アシドーシスの治療，GI療法（Kの低下を図ります．抗不整脈療法と循環動態の維持，利尿薬

4. ダントロレン

一般名ダントリウム dantrium．筋弛緩薬に分類するが作用機序も使用場面も，いわゆる筋弛緩薬とは違います．

<作用> 骨格筋の筋膜を通過して，筋小胞体からのCaイオン遊離を抑制し，筋肉の興奮収縮連関を阻害して筋弛緩．

<悪性高熱への使用> 予防的使用は1mg/kg程度から

発熱などの症状がすでにあれば，5mg/kg程度を15分ごとに体温下降が始まるまで反復．7mg/kgが極量ですが，悪性高熱は直接生命にかかわるので，この量を超えてよい．

悪性高熱はまれな障害で治療成績は少ないが，権威筋の意見では非常に有効．動物実験での有効性も確立．

● memo ● 広島大学医学部麻酔学教室の功績

悪性高熱の問題が日本で認識されたのは，広島大学の功績が大きいことを述べておきます．1960年代からここの麻酔学教室が総力をあげて取り組み，一方で純学問的な研究成果をあげ，他方で日本中の麻酔科医を啓蒙しました．

悪性高熱では，麻酔科医の認識と具体的対応が生死を分けます．前任の盛生（もりお）教授や現在の弓削教授を中心とする業績は，日本だけで数百人の命を救っています．

練習問題

次の設問で，正しいものに○を，誤っているものに×をつけよ．一部の問題は文章による答えを要求しています．

1) 「事故」とは本来予測されていない障害をいい，発生が予測されている障害は合併症である．
2) 「舌根沈下」による気道閉塞は鼾（いびき）に似る．
3) 「舌根沈下」による気道閉塞は筋弛緩により，喉頭痙攣は筋肉の収縮による．
4) 気管支痙攣と喘息発作とは閉塞のレベルが異なる．
5) バッキングと咳はほぼ等しい．
6) 「絶対にバッキングしない麻酔」は悪い麻酔である．なぜか．
7) バッキングは呼気運動でシャックリは吸気運動です．
8) 空気や脂肪の塞栓は肺塞栓になるから冠状動脈や脳に進むことはない．
9) 空気塞栓は笑気麻酔下で成長する．
10) 皮下気腫や縦隔気腫がなかったから，気管切開チューブは正しい位置にあった．
11) 気道閉塞が身体を障害する度合いは，ハイポキセミアの方が二酸化炭素の蓄積より重大である．
12) 「ショック」を原因で分類せよ．
13) アナフィラキシーショックでは，呼吸障害が出るのが特徴である．
14) 麻酔やICUで使う利尿薬は，ラシックス・マニトール・ドーパミンの3種である．
15) 麻酔中の覚醒は笑気と麻薬と筋弛緩薬併用の麻酔に多い．
16) 手術中の火傷はモニター機器が原因となることが最も多い．
17) 「ハロセン肝炎」は幻で実在しない．
18) 気管内挿管麻酔のほうがマスク麻酔より誤飲は起こりにくい．
19) 悪性高熱とは，風邪その他の炎症疾患で強く発熱して治療に抵抗する病態である．
20) ダントロレンがあれば，悪性高熱はおそれる必要はない．

解答

1) ○　この定義には例外もあり異論もあるでしょうが，一応採用しておきます．
2) ○　その通り．ただし，麻酔の「舌根沈下」では覚醒しないので危険が大きいのです．
3) ○　「舌根沈下」は筋弛緩で，喉頭痙攣は筋収縮です．
4) ×　気管支痙攣と喘息発作の閉塞レベルは特に差はありません．

5) ○ バッキングと咳はほぼ等しい．
6) 回答：バッキングを指標としたED$_{50}$を考えましょう．「バッキングの可能性を減らす」とは，ED$_{50}$よりどのくらい余分のレベルで麻酔しているかに対応します．

確率論と分布の考え方から，
ED$_{50}$ × 30%増し　　10%の確率でバッキング
ED$_{50}$ × 100%増し　　1%の確率でバッキング
ED$_{50}$ × 200%増し　　0.1%の確率でバッキング
ED$_{50}$ × 300%増し　　0.01%の確率でバッキング

とかいった関係になります（数値はあまり根拠はありません．感覚的な値）．
"絶対に安全な車"を求めるとすれば戦車にでも乗る以外にないのと同じ．

7) ○ バッキングは咳だから呼気，シャックリは横隔膜の吸気．
8) × 空気や脂肪の塞栓が動脈側に抜けます．路は肺と心房中隔（開存卵円孔）．
9) ○ 空気塞栓が起こったら，笑気は切ります．
10) × 気管切開チューブ先端が皮下や縦隔にあれば，そこに気腫が起こります．逆はいえません．
11) ○ 気道閉塞でPAO$_2$の低下とPaCO$_2$上昇を比較しました．
12) 　　「ショック」の分類は，心原性，出血性，敗血症性，神経原性など．
13) ○ 「アナフィラキシーショック」は，末梢循環不全による本来のショックとは違います．
14) ○ 順序もこのとおりですが，最近はドーパミンを第一選択にする人も多くなりました．
15) ○ 麻酔中の覚醒はハロゲン系麻酔薬を使った麻酔では少ないようです．
16) × モニター機器も原因となりますが，一番多いのは電気メスです．積極的に電流を流す装置ですから．
17) × 「ハロセン肝炎」は実在しますが，不明の要素は残っています．
18) ○ マスク麻酔では気道と消化管が分離できず誤飲が起こりやすいのは本当です．
19) × 悪性高熱は筋肉に特殊な病態があり，炎症による発熱とは無関係．
20) × ダントロレンは特効的だがタイミングが重要．遅れれば効果が乏しい．それに高価な薬物で準備しておくのもむずかしいので，悪性高熱の恐怖は残ります．

13 回復室

　手術と麻酔から回復の直後は，手術室の中か隣接する「回復室：リカバリールーム」に滞在して，完全に覚醒し手術の直接的な影響からも回復するのを待ちます．最近では，「術後ケア室（PCU: post-operative care unit）」というよび方も使われます．
　次の問題を常識で考えて○か×かをつけてください．

問題

1. 子宮筋腫切除術を受けたが，麻酔は脊椎麻酔で安定していたので回復室を通らずに直接病室へ戻った．
2. アキレス腱縫合術を受けたが，麻酔は脊椎麻酔で安定していたので回復室を通らずに直接病室へ戻った．
3. 回復室の酸素投与設備が不足していたので，状態のよい患者はパルスオキシメーターをつけて酸素飽和度を確認するだけにした．
4. 感染症の患者を回復室に入れたくないので，手術室でしばらくケアしてから直接帰室させた．

解答

1. ×　建前通りなら行ってはいけませんが，現実には状況により行うでしょう．
2. ×　これも建前としては不可ですが，現実には行います．1よりは手術も小さく麻酔レベルも低いので安全度は高いといえます．
3. ○　パルスオキシメーターをつけて酸素飽和度が充分高いと確認できれば，酸素は「絶対に必要」ではありません．でも原則としては与えましょう．
4. ○　これは積極的な正解です．感染症の場合，汚染箇所は少ないほうがいいので，手術室だけでケアをすますことは望ましいことです．

　注）1.や2.のようなことが現実に行われるのは，他でもコメントしているように脊椎麻酔の評価の誤りの要素もあります．「脊椎麻酔は簡単で患者の生理を損なわない」と誤って考える人たちが多いこと，それゆえに脊椎麻酔の料金が健康保険では極端に安く設定されているのも理由です．

　ちなみに，健康保険は回復室の使用そのものの料金を設定していません．つまり，この設備と人員配置は手術や麻酔の収入からまかなわねばなりません．全身麻酔の料金も充分ではありませんが，「回復室も含めて」と考えることは可能です．しかし，

脊椎麻酔ではそれは不可能なので，「脊椎麻酔は回復室を使わない」という慣例ができる一因でもあります．

<実例>

別の症例で検討します．

症例：患者は53歳．検診で早期子宮癌がみつかり単純な亜全摘手術．手術時間は2時間40分，麻酔は硬膜外麻酔＋全身麻酔．出血量は200m*l*，輸血なしで輸液は乳酸化リンゲル液を中心に1,200m*l*，尿量は300m*l*．術中合併症は特になし．手術終了時，4連刺激に対する反応（T4/T1）はほぼ100％．

回復室で順調に覚醒．痛みを訴えたので持続硬膜外ブロックに1％メピバカインをボラスで8m*l*追加．15分後には自発痛はほとんどなし．手を握り頭をあげる反応で筋弛緩薬の残存効果はなしと評価．呼吸と循環は安定し，覚醒状態は良好で疼痛はほとんどなし．回復室滞在は40分ほどで，病棟に帰室しました．

A 術直後の問題と回復室の役割

回復室の役割は次のように要約できます．

<概念> 手術直後は手術と麻酔の影響も強く残り，直接病棟に戻るのは妥当とはいえません．

回復室は，病棟に戻って安全なレベルまで全身状態を回復させるのが役割です．基本的には手術中と同様な全身管理が必要ですが，手術が終了しており麻酔のレベルも浅くなっている分だけ容易です．しかし，麻酔から覚醒の途中で手術中にはない問題も起こり得ます．

例：抜管しているので気道が頼りない．嘔吐と誤飲が起こり得る．

集中治療が確立し，重症患者は回復室を経由せずに直接ICUに移動することが多くなりました．

B 呼吸をしているか

まず呼吸に注意してください．換気障害の原因としては次のような因子があげられます．

・上気道閉塞・麻酔による抑制
・筋弛緩薬作用の残存
・疼痛と手術の影響

胸や上腹部を動かして呼吸の「努力」はしているけれど，気道閉塞で実際の換気はないという現象が起こり得ます．

麻酔中は，気道内圧や気道内二酸化炭素モニターで「実際の換気の有無と大体の量」をモニターしますが，回復室ではモニターもないことも多いでしょう．

● memo ●　**奇異呼吸**
　　気道閉塞でみられるタイプの呼吸をこうよぶこともあります．通常の呼吸では，吸気で横隔膜が下がってお腹がふくらみ同時に胸もふくらみますが，気道閉塞があると吸気でお腹がふくらみ胸は逆に凹みます．

C 回復室でのハイポキシア

<概念>　回復室でハイポキシア（ハイポキセミア）になる状況を考えます．
　術前から呼吸に不安のあった患者や呼吸機能障害のある患者
　手術中に肺胞から動脈血に酸素の移動の悪かった患者やSaO_2の低かった患者，明確な原因のある患者（長時間手術・大手術・低体温・術中ショック・大量輸血など）は，術後ハイポキシアの危険が大きいものです．

<確認>　具体的にどんな処置を行うかは，術中の状況にも依存します．
・マスクによる酸素投与は一応ルーチンにしてください．
・パルスオキシメーターによるモニターも必要．
・挿管したまま維持：気道閉塞に対して．また人工呼吸が必要なら必須です．
・場合によっては人工呼吸を継続します．
注）ハイポキシアは身体全体の酸素不足，ハイポキセミアは血液の酸素不足．

D 回復室での筋弛緩作用の残存

<現象の概念>　筋弛緩薬の作用が術後まで残存．筋弛緩モニターも万能ではありません．
　特に起こりやすい状況は，全身状態不良・腎障害と肝障害・電解質異常・低体温などです．

<確認>　換気のチェックも重要．筋弛緩自体をモニターでチェック．「頭をあげさせる」「手をにぎらせる」などの徴候は古くさい印象を受けるが，しっかり調べれば実は4連反応法（79頁）の数値以上に信頼度が高い．理由は，4連反応法などは1秒未満の短時間の筋収縮を調べますが，「頭をあげさせる」「手をにぎらせる」などは数秒間の収縮を調べるので，実際の生命維持との関係が深いからです．

　治療の基本は
・人工呼吸の継続と異常の修正：循環の改善・電解質の補正・体温を正常化させる．

行ってはいけないこと！：ネオスティグミンの追加投与に頼るのは絶対不可．
　この薬の半減期は1時間以内です．筋弛緩薬の作用が遷延しているときは，これ以上に長時間効くので，拮抗薬効果が先に切れる危険があります．
　×「まあよかろう」と漫然と病棟へ帰室させるのも絶対に不可！
　重要: 筋弛緩薬の残存は「即，生命にかかわる」ものです．

E 体温の異常

<概念>　体温異常は，上昇も下降も回復室滞在中に処置を完了のこと．

<加温>　加温のみなら家庭用の電気毛布も有用．"ベアハッガー"型温風加温器や赤外線加温器も有用．重大な合併症がなければ加温はゆっくりでよい．
　呼吸循環に注意しながら徐々に温める．血液や輸液の加温・吸入気の給湿と加温も有効．
　血液，輸液の加温は，循環や代謝を活発化して体温を上げる効果も加わります．
　常温より数度も低い場合，最初の1度上げるのには時間がかかるが，上昇が始まると後は速いのがふつう．

<冷却>　体温上昇の冷却処置は急ぐ！　悪性高熱の可能性もあり，そうでなくても障害大．
　ブランケット・多数の氷嚢．小児はガーゼで巻いてアルコール散布で蒸発熱冷却も有効．
　薬はドロペリドール（2.5mg），クロールプロマジン（1〜5mg）．血圧に注意．

● memo ●
　　ニューヨーク，コロンビア大学のプレスビテリアン病院はアメリカ合衆国で超一流病院ですが，体温測定が手術室では摂氏つまり37℃で，回復室では華氏つまり100°F前後でした．1992年のこと！　手術室は医師が管理し回復室はナースが管理します．ナースのほうが少し保守的なのですね．日本ではどうでしょうか．

F 回復室でのふるえ（シバリング）

<現象>　覚醒時に患者がふるえる現象で，寒くてふるえるのと似ています．英語のshiveringも同じ用語．

<原因>　不明．発生頻度は，ハロゲン系の吸入麻酔で高く，静脈麻酔薬では低い．皮膚温低下で頻度は増すが，皮膚温を維持すれば確実に防げるわけではありません．

<病理と病態>　代謝を亢進させ，呼吸と循環の負担となり，体温上昇の原因ともなりま

す．
<治療>　静脈麻酔薬を投与してゆっくり覚醒させる．

G　術後鎮痛法

　強い疼痛は心理的に辛く呼吸・循環・代謝も障害し，ストレスともなります．ある程度の鎮痛は必要．術後鎮痛に対する関心が増し，各種の鎮痛法が使われています．

<鎮痛の方法>　会話とプラセボ．プラセボの効果は馬鹿になりません．
　　・鎮痛薬（麻薬も含めて）：静注の他に座薬も有効．
　　・硬膜外ブロックの追加（カテーテルのある場合，麻薬も）

<副作用>　会話やプラセボ以外は副作用あり．処置後の反応が消えるまで回復室に滞在．硬膜外麻酔薬は，局所麻酔薬より血圧低下が少ないけれど，モルフィンは何時間か後に呼吸抑制が起こり得ます．
　　・その他の神経ブロックや局所浸潤麻酔

● memo ●　「術後に痛いのは当たり前」ではない

　術後の痛みは，ただ「痛くてつらい」だけではありません．痛みが強ければ深呼吸も咳もできず，起き上がるのも困難で，結果的に痰がたまり，無気肺や肺炎の原因にもなります．痛みが強ければ腸管の活動も妨げられ，食事もとれず，体力の回復も遅れます．

　術後の痛みをとるのは，「楽をする」だけのぜいたくではなく，健康の回復と

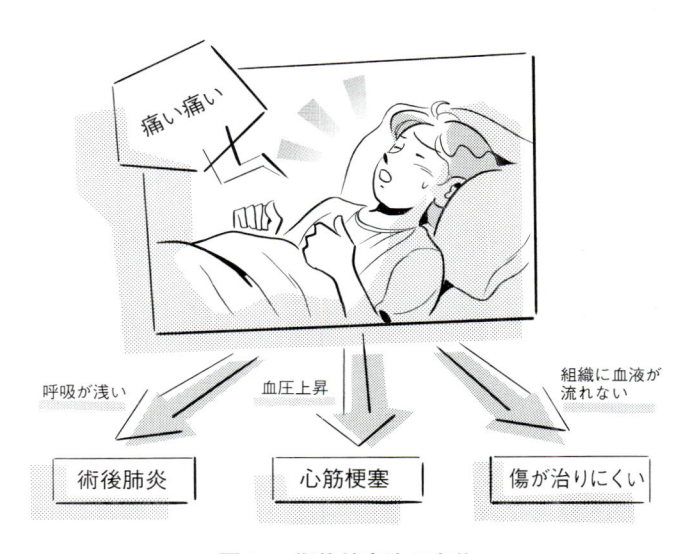

図24　術後鎮痛法の意義

いう手術本来の目的に添った「治療」「ケア」です．

H 回復室で血圧が下がったら

- 循環血液量の不足: 頻度が高い．出血したのに何とか輸血を回避しようと努力した結果とか．
- 手術刺激で交感神経系の緊張状態が保たれ，手術終了で血管拡張の起こることも．特に，術後鎮痛に硬膜外局所麻酔薬や鎮痛薬を与える場合も．
- 手術終了近くに投与した利尿薬が効果を発揮して．

<治療> まず速効性の昇圧剤を投与．例: エフェドリンを4〜8mg.
それから充分の輸血，輸液．晶質液・血漿製剤・代用血漿も．

<注意> 持続的な出血も起こり得ます．感覚を研ぎ澄ませて術者に知らせます．

I 回復室で血圧が上がったら

回復室の血圧上昇は，血圧下降とは逆のメカニズム．処置はやっかい．
- ハイポキシアと炭酸ガス貯留のないことを確認．
- 体温の正常も確認．
- 患者の意識状態に著変はないか？

原因としては，
- 覚醒による交感神経系の緊張亢進，筋肉活動の開始，ふるえなどの頻度が高い．
- 脳圧亢進に対する脳乏血反応: 重大．脳圧を下げてから血圧を下げる処置を．
- 特定臓器の血流が障害された反応の場合もあり得る．

J 不穏と興奮

回復室で患者が不穏や興奮で暴れることがあります．この原因やメカニズムはわかっていません．寄与因子は
- 麻酔前の不安，心配が術後に出る．
- 疼痛や不快感（膀胱の膨満など）．
- 手術中の体位，無理な操作．
- 回復室や手術中のハイポキシア，ハイパーカービア，不安定な血圧．
- 換気障害（気道閉塞・筋弛緩薬の残存・気胸）．

<処置> 不穏・体動などで患者が自身や周囲を損傷しないように対応．
ハイポキシア・ハイパーカービア・換気障害・血圧異常がないことを確認．

鎮痛・快適な体位・酸素投与・気道内分泌物除去・排尿・体温の維持・酸素投与なども有効．麻薬を少量ずつ静注（モルフィン2mg程度）．

<予防> 手術の終わりで，麻酔の浅い状況で患者を強く刺激しないこと．
1) 術後に体位変換が必要なら，そこまで麻酔継続か筋弛緩薬を効かせ，麻酔覚醒と筋弛緩薬のリバースは処置完了後に．
2) バッキング防止．気管粘膜を麻酔．頸部を動かさない．気道内吸引は必要時だけに限定．
3) 無理に覚醒させず静かに放置してさわやかな目覚めを図る．

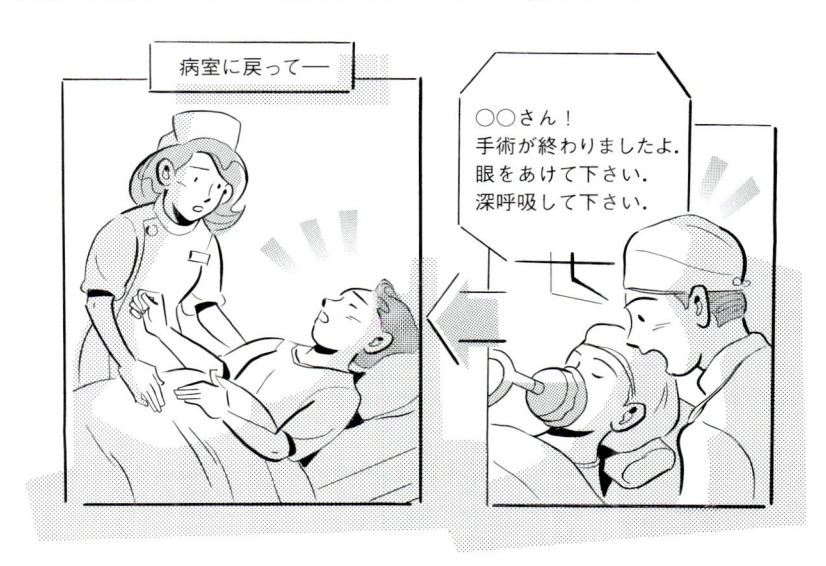

K 回復室の悪心・嘔吐

・麻酔薬: フッ素系麻酔薬に笑気を組み合わせると発生しやすい．
  完全静脈麻酔では発生率が低い．硬膜外麻酔＋全身麻酔でも発生率が低い．
・手術の種類: 頭蓋内手術・開腹手術・口腔や喉頭の手術で起こりやすい．
・腹部膨満: 胃カテーテルからの頻回吸引で防げる．
・術中状態: 低血圧・ハイポキシア・二酸化炭素貯留などを避ける．
・手術終了時の刺激: 発生をうながす．身体の刺激でも，声の刺激も．
  処置は，側臥位に保つ（吐物誤飲を防ぐ）．
  制吐薬（メトクロプロマイド，商品名プリンペラン）は有効．
  予防は，子宮内容吸引・適正輸液（むやみに大量輸液は不可）・静かな麻酔覚醒．

● memo ●

回復室で高濃度の酸素を充分に与えると悪心嘔吐が少ないというデータがあります．酸素を与えると，腸内のガスが出て腸が収縮するというのが一つの説明ですが．

練習問題

次の設問で，正しいものに○を，誤っているものに×をつけよ．
1) 回復室では原則として酸素を投与する．
2) 手術を区域麻酔（脊椎麻酔・硬膜外麻酔）だけで行った場合，回復室を経由する必要はない．
3) 「麻酔が上手なら回復室は不要」という主張がある．
4) 回復室では呼吸が最重要テーマである．
5) 回復室では血圧こそ最重要テーマである．
6) 回復室では心電図異常こそ最重要テーマである．
7) 回復室から一般病棟への帰室には医師の許可が必要である．
8) 回復室では鎮痛薬を投与してはならない．患者の情報が失われる．
9) 回復室では酸素を投与せずに，「酸素なしでハイポキシアにならない」ことを確認すべきである．
10) 回復室で患者がふるえていたら正常の反応だから放置してよい．

解答

1) ○ 回復室では原則として酸素を投与してください．
2) △ 原則的にはあやまりですが，状態が安定していれば回復室経由の必要はありません．現実にも省略します．
3) × 「手術がなければ回復室は不要」ですが．麻酔が上手でも患者の反応は防げません．
4) から6) × 何が回復室で最重要かは状況によります．頻度的には呼吸のうちの気道の問題と高血圧と低血圧が重要でしょう．
7) △ 原則は医師の許可は不要ですが，実際は必要と決めている病院が多いようです．
8) × 「治療をしてはならない．患者の情報が失われるから」というくらいに馬鹿な主張ですね．
9) × ハイポキシアはテストできるほど良性の障害ではありません．
10) × ふるえが「必ず悪性」とは限りませんが，障害は多いので放置は不可です．

集中治療

14

集中治療とは，重症患者に特殊な医療を集中的に行うことを指します．集中治療室はそれを行う施設です．この項目でも，勉強にかかる前に問題を解いてみましょう．まず次の質問に○か×で答えてみてください．

問　題

1. 集中治療は集中治療室（ICU: intensive care unit）がなくても可能である．
2. 集中治療は麻酔科医が担当するのが正しい．
3. 心臓や肺以外の手術患者が術後集中治療室に入ることはない．
4. 広範囲の熱傷，火傷の管理には皮膚のケアが何よりも重要である．

解　答

1. ○　理念とすれば，ICUがなくても可能です．しかし，実際にはICUなしに良質の集中治療を行うことは困難で，不可能に近いでしょう．
2. ×　最近では他の領域の人たちが進出しており，専属の人が増えました．
3. ×　手術自体は小さくても，術前状態が悪い患者の場合はICUは有用です．
4. ×　初期ケアとしては，皮膚以外に体液や呼吸と循環，感染防御や栄養のケアが重要です．

子宮摘出患者の集中治療

　この子宮摘出手術患者の術後経過と生命予後は，手術直後から数日の集中治療に依存するところが大です．

　術前の方針通り，患者はICUに入室しました．手術が予定よりも縮小して短時間で終了し，侵襲も小さいと考えられたので，術後のICU滞在期間も短いと予測しました．

＜手術直後＞　ICUに入室してまもなく，患者はしっかり覚醒しました．自発呼吸はありますが，患者を消耗させるので人工呼吸で補助しました．PSV（pressure support ventilation）というパターンで，1呼吸ごとに呼吸を補助します．設定した条件は，呼吸仕事の半分を人工呼吸器が受けもち，患者自身が残る半分を受けもつ程度です．

　硬膜外カテーテルから少量の局所麻酔薬と麻薬を使って鎮痛しました．

＜術後第1日＞　順調な経過です．覚醒して力も強くなり，PSVの設定を下げて自発呼吸

の役割を大きくし，体位も約15°の頭高位にして自発呼吸しやすくしました．気道の分泌はありますが，感染はありません．PaO_2 は FIO_2 の割に低いが悪化せず安全レベルです．尿は少し出ています．

　　　栄養と輸液はCVP（中心静脈圧）ラインから続いています．

<術後第2日>　朝から人工呼吸器を止めて自発呼吸とし，4時間ほど順調なのを確認して気管内チューブを抜きました．

<術後第3日>　前日から当日朝まで順調なので，午前中にICUから一般病棟に移りました．

<その後>　経過は順調で，9日後に退院しました．術前より元気になり，2カ月後には近所の人たちと一晩泊りで温泉旅行もしました．

A　集中治療とは

<意義>　重症患者に特殊な医療を集中的に行うこと．集中治療室はその場．

<基本>　対象は重症患者や特殊な医療が必要な患者．ケアの内容，マンパワー，使用機器などの点で綿密で濃厚な医療が必要な状況．

　　　酸素の使用・人工呼吸・気管内吸引・各種理学療法・特殊薬物の投与と監視，持続静注用ポンプ，各種の治療機器，モニター機器の使用など．

　　　実例は，気管内チューブを留置して人工呼吸を継続し，術後第3日に集中治療を完了して一般病棟のケアに戻った．

<人員>　ナースに関しては「2床に1名」の基準．医師は「近くにいる」こと．「常駐」が望ましいが「必須」ではなく，その他は需要によります．

<設備>　面積・ベッド・電力・上下水設備などは一般病棟よりも高いレベルが必要．診療内容も複雑で，各種機器を数多く使う点から当然．

B　集中治療と麻酔の関係

1. 集中治療と麻酔の共通点

集中治療はしだいに麻酔から独立する方向で，それが正しい道だと考えます．歴史的に，また現時点でも麻酔と密接な関係にあり，教科書でも麻酔学の一部として扱う理由は，

・歴史的に，集中治療の創始自体を麻酔科医が担い，個々の施設でも担当した場合が多かった．

・仕事の内容も，重症患者をインテンシブにケアするやり方，人工呼吸の役割，酸素の問題や気道確保などが麻酔科医の仕事と共通し，使用モニター機器も手術室

で麻酔に使用するものと共通です．患者の動き方も，手術後に集中治療室に移動する率が大．

2. 集中治療と麻酔の差

集中治療は麻酔と比較してナースへの依存の度合いが違います．集中治療は他の病棟と同様，ナースへの依存度が高いのです．ナースは特別の修練を必要とします．

「時間」の要素は，「手術」が直接には加わらないだけ単純ですが，軽症患者に小さい手術を行う麻酔より重症患者の集中治療は大変な要素もあります．

手術室では使用のまれな治療法が，集中治療室では頻回に使われるようになったのも，集中治療が手術の麻酔から独立して行く要因の一つです．

C 集中治療で扱う患者

1. 患者の動き

最近は患者グループごとにやり方と施設を独立させる方向も検討されています．完全に個別化の方向に向かうか，現状を維持するか，逆に統合に向かうかは不明．

ともかくどんな患者が集中治療の対象になるかを考えましょう．

冠状動脈疾患: 冠状動脈疾患患者の集中治療はCCU（coronary care unit）として，ずっと早い時点で一般集中治療から独立しました．独立疾患群の要素が強く数も多いのが理由でしょう．

2. 集中治療の各種

1）術後集中治療

重症の術後患者つまり大手術の患者と術前から重症の患者，術中に予期しないトラブルにみまわれた患者など．麻酔科医には一番馴染みの深いものです．

2）RICU（呼吸集中治療室）

呼吸器疾患を対象とします．従来ARDS型の急性呼吸不全と慢性閉塞性肺疾患の急性増悪による呼吸不全とはケアの方針が異なる場合も多かったが，しだいに統合の方向にあります．呼吸器の専門家がこの領域に乗り出したのも大きな理由です．

3）PICU（小児集中治療室）とNICU（新生児集中治療室）

小児病院が中心．

4）脳神経疾患の集中治療

意識障害や呼吸筋麻痺など集中治療を必要とします．

5）重症感染症

感染症は扱いがむずかしく，中心となる治療やケアが異なります．

6）免疫障害患者（各種免疫不全疾患・免疫抑制薬投与時）
7）救急患者

　　　救急患者の集中治療は複雑です．一つは，救急患者は多彩なグループで一人で多種の障害をもつ場合も多く，一つは救命救急センターが確立して多彩な障害に対応できる施設もあります．

8）薬物中毒患者

　　　呼吸と循環をサポートするのが基本ですが，最近は積極的に血液浄化の技術も進みよく使われるようになりました．

3. 熱傷，火傷の管理

熱傷の管理は最近では専門家の仕事ですが，二つの点は承知しておくこと
1）専門家にわたすまでの一次救急の問題
2）熱傷管理に際して麻酔を担当する場合

＜問題点＞
1）水分体液喪失・電解質喪失・アルブミン喪失: 量は面積・深さ・時間などに依存します．
2）気道と肺の問題
　　a．上気道の熱傷: 粘膜浮腫
　　b．併在する一酸化炭素中毒
　　c．併在する化学傷: 煙がとけて酸となる．
　　d．敗血症
3）鎮痛と鎮静が大切: 薬物の作用が異なって不明の要素も多い．
4）熱傷に対するストレス反応: 各種血管作動物質
5）感染防御能の低下
6）麻酔薬特に筋弛緩薬の作用: サクシニルコリンがカリウム遊離を起こす危険．

＜管　理＞
1）水分，電解質，蛋白成分投与．補液のプロトコールを利用，心拍出量と腎血流維持．
2）a．気道熱傷の評価にファイバー気管支鏡が有用な場合も多い．
　　b．一酸化炭素ヘモグロビンは実測
　　　　一酸化炭素が多い場合，FIO_2 を1.0に近く維持すると，身体への酸素供給が改善されるだけでなく，同時に一酸化炭素の排出もうながされます．
　　　　メカニズム: 酸素と一酸化炭素はヘモグロビンと競合的に結合するので，酸素がたっぷりあると一酸化炭素は結合が外れる．
　　c．肺と換気とガス交換をきびしくチェック．

3）麻薬は使用して安全．ケタミンの使用も有用．
4）制酸薬と同時にシメチジンなど：4mg/kg 6時間ごと．

D 人工呼吸と人工呼吸器

1. 人工呼吸とは

<語義>　自分で呼吸ができにくい患者に対して外から呼吸させる方法．短時間なら手押しでも行うが，通常は人工呼吸器を使用．

<種類>

陽圧式：空気を気道から肺に押し込む．現在の中心的な方法．

陰圧式：患者が硬質のジャケットを着用し，それと患者の胸郭との間を気密として陰圧で胸部と横隔膜をふくらませて吸気させる仕掛け．歴史は古いが一時完全に消滅し，最近復活し始めている．

<装置>　簡単なものから複雑なものまで種類は多い．

● memo ●

Y2K問題（1999年から2000年にかけてコンピュータの誤動作が起こる可能性を問題とした）に対応すべく，日本でも世界でも手押しの人工呼吸装置が多数備えられたようです．直接使われた場面はほとんどなかったようですが，廉価なものですし今後も予備として備えておくのはよいことと考えます．

2. 人工呼吸のパターンによる分類

a. 間欠的陽圧呼吸（IPPV）

陽圧で空気を押し込み，吸気が終了したら気道を開いて呼気させる方法．最も標準的な人工呼吸法．

b. 持続陽圧式人工呼吸（PEEP）

呼気の際に気道を大気圧にせず，少し高いレベルに維持する．肺気量を高く保つ．ARDSのように肺の虚脱傾向が強いものに有効．PEEP は positive end-expiratory pressure で「呼気も陽圧」の意味

c. 間欠的強制換気法（IMV: intermittent mandatory ventilation）

基本的には自発呼吸で，ときどき人工呼吸で強制的に換気を押しこむ方法．連続的に自発呼吸はできない場合に適用．強制換気の数（頻度）が多ければ純粋の人工呼吸に近く，逆に少なければ自発呼吸に近い．ウィーニングに有用．

d. 圧支持換気（PSV: pressure support ventilation）

患者が吸気を始めると人工呼吸器が始動して空気を送り込む形の人工呼吸．サポー

	人工呼吸器の動き	患者の努力	気道内圧低値	気道内圧高値
CPAP	0	100	陽圧	陽圧
PSV	100→0	0→100	少しマイナス	陽圧
IMV	50→0	0→100	少しマイナス	時々陽圧
PEEP	100	0	陽圧	陽圧
IPPV	100	0	0	陽圧

図25　人工呼吸のパターンのいろいろ

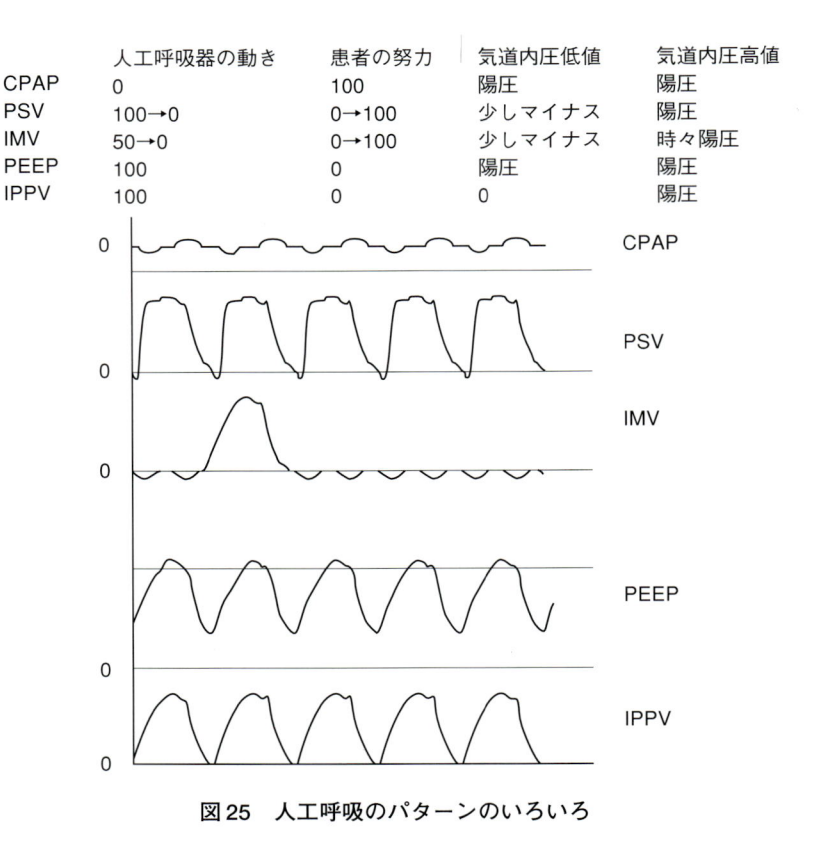

トの圧が高ければ機械の担当部分が多く，逆にサポートの圧が低ければ機械の担当部分が少ない．毎呼吸を補助する点がIMVと異なる．

e. 高頻度換気（HFV: high frequency ventilation）

通常の安静呼吸数を大幅に上回る条件で行う人工呼吸．回数は成人で30〜120/分．小児ではもっと頻回のものも使われる．

換気を押し込むのでなくて，ジェット流で「流し込む」タイプのものでは回路が開いていても換気できるのが特徴である．たとえば気道の手術に有用．

f. 持続陽圧自発呼吸（CPAP: continuous positive airway pressure）

厳密にいえば，人工呼吸ではない．陽圧のかかる回路に気道をつなぎ，肺の虚脱傾向を防止する法．新生児の呼吸不全IRDSのケアに有用．

3. 非侵襲型人工呼吸（NIPPV）

気管内挿管や気管切開を行わずに施行する人工呼吸をこうよびます．マスク特に鼻マスクを使うタイプが中心です．あまり高い圧を必要とせず，自発呼吸能も残っている患者を対象に使います．次第に適応が広がる傾向にあります．

4. ウィーニング

　　ウィーニング（weaning）は，本来は"乳離れ"のことですが，人工呼吸・呼吸管理の世界で，次のような意味に使います．

　　人工呼吸を行った患者の病気が治ってきて人工呼吸を中止する際，一度にポンと中止はできず，人工呼吸から自分自身の呼吸（「自発呼吸」）にゆっくりと時間をかけて段階的に切りかえる必要があります．人工呼吸と自発呼吸を混ぜて，初めは人工呼吸を多く自発呼吸を少なく，しだいに自発呼吸を多く人工呼吸を少なくして，最終的に完全な自発呼吸に切りかえるステップを「ウィーニング」とよびます．

　　ウィーニングは患者が回復してこそできるので患者はもちろん医師もナースも喜び励ましながらできるので，楽しいステップです．

＜手法＞ 　IMV や PSV のように基本的に自発呼吸と人工呼吸の混在するタイプのものを適用します．IMV では最初は人工呼吸の回数を多く設定してしだいに減らし，PSV では最初は人工呼吸の圧を高く設定してしだいに下げていきます．

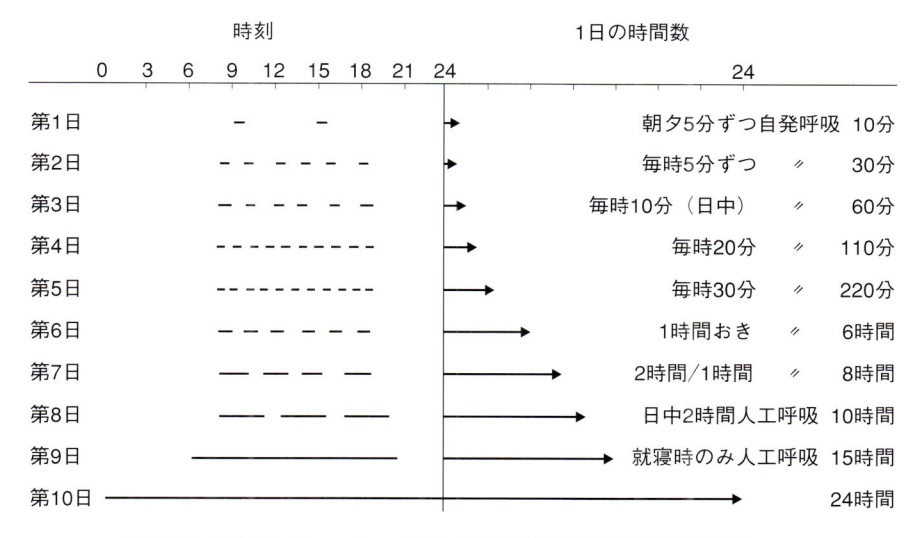

	時刻	1日の時間数
	0　3　6　9　12　15　18　21　24	24
第1日	－　　　－	朝夕5分ずつ自発呼吸　10分
第2日	－　－　－　－　－　－	毎時5分ずつ　〃　30分
第3日	－　－　－　－　－　－　－	毎時10分（日中）　〃　60分
第4日	－－－－－－－－－－	毎時20分　〃　110分
第5日	－－－－－－－－－－－	毎時30分　〃　220分
第6日	－　－　－　－　－　－　－	1時間おき　〃　6時間
第7日	－－－　－－－　－－	2時間/1時間　〃　8時間
第8日	－　　　－　　　－	日中2時間人工呼吸　10時間
第9日	────────────	就寝時のみ人工呼吸　15時間
第10日	─────────────────	24時間

左側は1日のスケジュール，右側はその日の積算の自発呼吸の時間

図26 人工呼吸からのウィーニングの手順

● **memo** ● **ポリオ流行が果たした3つの役割**

　　1950年頃，スカンジナビアを中心にポリオ（ポリオウイルスによる脊髄前角炎，永続的な麻痺を招く）が流行しました．ポリオワクチンができる直前です．その治療の過程で医療の革命となる大きな進歩が3つ起こりました．

　　1）人工呼吸が「鉄の肺」から現在の陽圧式に変わった．

2) 集中治療の創始: ポリオ患者を一カ所に集めて治療した.
3) モニターの概念: ちょうど血液ガスモニターが可能になる時点.

● memo ●　手押しの人工呼吸が鉄の肺に完勝

　1952年に，デンマークの首府コペンハーゲンでポリオで入院した患者は3,000人を超え，大部分が呼吸麻痺になり，鉄の肺がまったく不足でした．やむをえず手術室から麻酔器をもちだして手押しで人工呼吸しました．私の恩師ベンディクセン先生も，当時医学生でバッグを押した経験がある由です．

　流行後に結果を解析して，意外な事実が判明しました．「鉄の肺」に幸運にも入れた患者より，間に合わせ的に麻酔器と手押しで人工呼吸を受けた患者のほうが，生存率が高く後遺症も少なかったのです．陽圧型人工呼吸による呼吸管理の創始です．

● memo ●　人工呼吸で何年生きられるか

　「人工呼吸でどのくらい生きられるか」をご存知ですか？　これはしっかりしたデータがあります．上記のスカンジナビアのポリオで呼吸麻痺になった患者さんのうち，1995年まで人工呼吸に完全に依存して生活している患者さんがデンマークで10人程度おり，さらに一時は人工呼吸器を必要としないレベルまで回復したが年齢が進んで人工呼吸になった患者さんが数十人いる由です．

　日本でも，40年程度生存している患者さんがいます．

E 薬物中毒

　集中治療の大きな領域が薬物中毒です．「薬物中毒」というと現在でも「解毒薬」「拮抗薬」を中心に考える傾向があり，それなりに意味はあります．薬を分解して作用をなくしてしまうのが「解毒薬」，薬は残っているが別の薬で作用を打ち消すのが「拮抗薬」です．

　しかし，中毒の場合，もう一つ重要なのは「全身状態そのもの」なのです．たとえば，睡眠薬中毒の場合を例にとると，睡眠薬そのものは直接は身体を損傷しませんが，一番重大なのは覚め際に激しい嘔吐が起こり，そのままだと吐物による気道閉塞か吐物を誤飲して肺炎で生命を失います．

　したがって，気管内挿管や気管切開で気道を確保し，さらに酸素と人工呼吸で生命を何とか維持すれば，睡眠薬自体は自然に代謝されてやがて覚醒します．そうした安全なレベルまで回復するのを待って自然気道に戻せばよいので，それが薬物中毒の集中治療の基本です．

最近では，血液透析技術から発展した「血液浄化の技術」（血液中の成分を選り分ける）が進み，この領域でも使われることが多くなりました．

練習問題

1) 広範囲の熱傷患者の問題点を少なくとも3つあげてください．
2) 人工呼吸のパターンを少なくとも3つあげてください．
3) ウィーニングとは何ですか？　説明できるように理解してください．
4) 薬物中毒の「解毒」と「集中治療」の関係を説明してください．

解答

1) 水分体液喪失・電解質喪失・アルブミン喪失・上気道の熱傷と粘膜浮腫
   併在する一酸化炭素中毒，併在する化学傷（煙がとけて酸となる）
   感染と敗血症・熱傷に対するストレス反応，など．

2) 間欠的陽圧呼吸（IPPV）・持続陽圧式人工呼吸（PEEP）・間欠的強制換気法（IMV: intermittent mandatory ventilation）・圧支持換気（PSV: pressure support ventilation）・高頻度換気（HFV: high frequency ventilation）・持続陽圧自発呼吸（CPAP: continuous positive airway pressure）・非侵襲型人工呼吸（NIPPV）

3) ウィーニング（weaning）とは，人工呼吸の患者を自発呼吸に戻す際に，初めは人工呼吸を多く自発呼吸を少なく，しだいに自発呼吸を多く人工呼吸を少なくして，最終的に完全な自発呼吸に切りかえるステップをよびます．

4) 薬物中毒は元来「解毒」という考え方が中心でしたが，「患者自身が薬物を処理するのを待つ」「その間の呼吸と循環を維持する」「気道を維持し誤飲とそれによる肺炎を防ぐ」などが「集中治療」の適用で判明しました．現在では，透析を含めて解毒も重要な手段で集中治療の一環として組み合わせます．

鎮痛法とペインクリニック 15

「痛みを治すのがペインクリニック」です．この項目でも，勉強にかかる前に問題を解いてみましょう．まず次の質問に○か×で答えてみてください．いずれも知識よりも常識を働かせて答えてください．

質問

1. 痛みの治療の薬物量は医療担当者が定めるべきで，患者が決めるのはおかしい．
2. 医療は原因を治すべきで，「痛み」という症状だけ治すのは邪道である．
3. 痛みの治療は局所的な処置ですむ神経ブロックを中心とすべきである．
4. 痛みの治療に処置自体が痛い神経ブロックを施行するのは矛盾している．
5. 麻薬のような習慣性のある薬物を痛みの治療に使うべきではない．

解答

1. ×　です．本文でも説明しますが，痛みは本人しかわからない要素もあるので，薬物の量の決定には患者自身の判断が大きな役割を果たします．状況によっては，PCAという「患者が量を決めるのが前提」とした手法も使われます．

2. ×　「ペインクリニック」の初期のころは，「病気は原因を治すべきで症状だけ治すのは邪道」という非難が強くありましたが，現在では「原因を直接治せない痛みも多い」点が広く認識されました．

3. ×　痛みの治療に神経ブロックが重要なのは事実ですが，それを「中心とすべき」と主張するのは誤りです．薬物療法も心理的サポートも重要な要素です．

4. ×　神経ブロックの痛みは瞬間的ですから，それでとれる痛みが強くて持続的なら矛盾しません．さらに「痛み」には，単なる強弱以外に種類や質もいろいろで，こんな単純な論理では答えられません．

5. ×　悪性腫瘍の痛みのように持続的で苦痛を伴う痛みの治療には麻薬は有力な治療手段の一つで，WHO（世界保健機構）の推奨も含めて世界的に認められています．

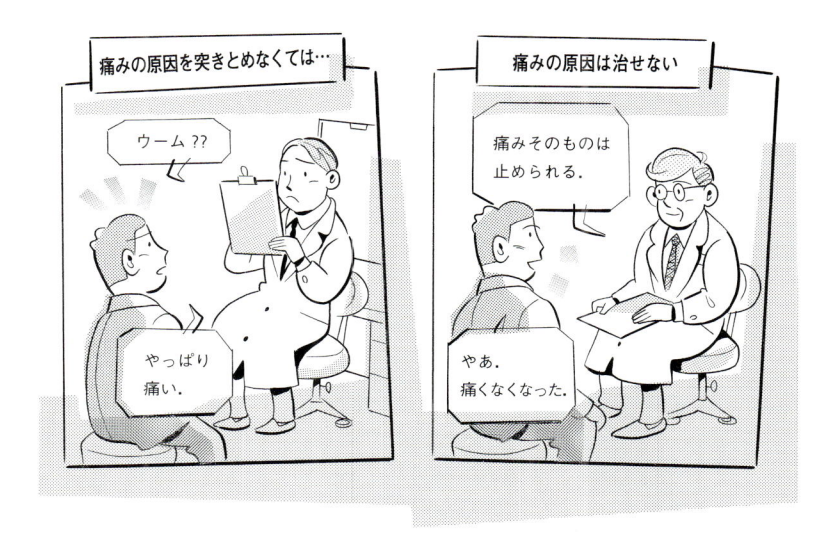

疼痛治療の実例

　これも，別の症例をあげます．

　患者は60歳，女性．3日前から，急に左わき腹に「ぴりぴり」とした痛みを感じるようになり，昨日痛みが強くなると同時に，その部位に軽い発赤と少数の水疱に気づきました．近医に相談してペインクリニックを紹介されました．最近，夫の勤務の変化と子供の就職などで過労気味でした．

＜診療の経過＞　左胸髄7/8レベルの帯状疱疹と診断し，後に血清検査でも確認しました．緊急入院して，抗ウイルス薬を服用し，同時に硬膜外カテーテルを挿入してブロック施行し，鎮痛効果を確認したので，ポンプをつけて0.25%ブピバカインを2ml/時程度の速度で持続注入しました．痛みはゼロになり，3日後にポンプを止めて痛みが再発しないことを確認し，4日後に硬膜外カテーテルを抜去して退院しました．痛みは再発せず，帯状疱疹後神経痛に移行もしませんでした．

A 神経ブロックとは

1. 言葉の意味

　神経ブロックとは，中枢神経ではなく末梢神経のレベルに直接薬物を作用させて，神経の働きを止める手法をいいます．くも膜下ブロックや硬膜外ブロックは「神経ブロック」に分類しますが，脊髄自体に作用する要素もあります．

＜効果＞　神経ブロックが効果を発揮するのは主に痛みの治療ですが，他の目的でも適用します．主な用途は3つです．

　1）痛みの起こっている部位につながる神経を麻痺させて痛みをとる．
　2）筋肉の異常な収縮，拘縮をとる．
　3）血管を開いて血流を改善する．

2. ブロック達成の方法

　　　　　局所麻酔薬と神経破壊薬の二種類が中心で，時に他の薬物も使います．外科手術で神経を切断する方法は，習慣として「神経ブロック」とはよびません．

a. 局所麻酔薬によるブロック

　　　　　局所麻酔薬の神経伝達を抑える作用を利用します．作用時間は数時間と短く神経損傷の危険は小さく使いやすいけれど，長期の効果は望めません．作用時間や強さは，薬物の種類，濃度などに依存します．一時的な鎮痛の目的の他に，神経破壊薬を使う場合の効果や手術の効果を，事前に判定する目的でも行います．つまり，局所麻酔薬でブロックして有効なら，神経破壊薬を使ったり手術的に神経節を切除するなど，次の段階に進めます．

　　　　　使用頻度の高い薬物はリドカイン・メピバカイン・ブピバカインです．

b. 神経破壊薬によるブロック

　　　　　神経組織を不可逆的に損傷する薬物を使用して神経伝達を抑えます．神経は再生能力があるので，ブロックの効果持続は永遠ではなく数カ月〜2年程度です．使用薬物は，高濃度アルコールとフェノールです．

　　　　　その他の薬物によるブロック：最近，上記の2種以外の薬物を使用して神経ブロックを行う試みが始まりました．中枢神経作働薬（麻薬・ベンゾディアゼピン・フェンサイクリジン系薬物など）が中心ですが，その中で麻薬の使用は確立しました．

　　　　　通常の局所麻酔薬がすべての神経伝導を無差別に遮断するのに対して，脊髄や一部の末梢神経には特異的な物質で刺激が伝達される系の存在が判明しており，上記薬物はそうした経路に作用すると考えられます．

c. 痛みの悪循環と局所麻酔薬によるブロック持続的効果

　　　　　一部の局所麻酔薬によるブロックは，薬物の作用時間以上に効果が持続します．特に，反復すると効果が強くなることもあります．

　　　　　この事実は次のように解釈されています．

　　　　　たとえば，血流が悪いと痛みが起こり，その痛みをかばおうと筋肉が収縮すると，筋肉の収縮で血の流れが妨げられ，痛みがさらに強くなって持続します．これが「悪循環」の例です．

　　　　　こうして固着化した痛みは，局所麻酔薬による神経ブロックで，筋肉の収縮も治って血流が改善するので，効果は局所麻酔薬の作用時間から予想されるよりも永く続きます．

　　　　　血流障害→痛み→神経ブロック→血流改善→痛み軽減

という経路は，「血流と痛み」を結びつけていますが，痛みには他の要因たとえば心理的な要因もあり，これも一度痛みを取ることによって軽減する経路がわかっていま

す．
　局所麻酔薬による神経ブロックの効果が，本来の作用時間を超えて持続することがあるのは，こうしたメカニズムによると解釈されます．

表13　神経ブロックの有効な疾患と症状の例

症状	病名	ペインクリニックで行うブロック
頭痛	片頭痛	星状神経節ブロック
難聴	突発性難聴	星状神経節ブロック
急性痛と発疹	帯状疱疹	各種ブロック
顔の激痛	三叉神経痛	三叉神経ブロック
肩こり	肩こり	各種神経ブロック
腕が動かない	40肩	各種神経ブロック
ぎっくり腰	腰部筋損傷	硬膜外ブロック
	椎間板ヘルニア	硬膜外ブロック
慢性腰痛	変形性脊椎症	硬膜外ブロック
下肢後面の痛み	坐骨神経痛	硬膜外ブロック・交感神経ブロック
	（ヘルニアや変形性脊椎症が併在）	

B　PCAとは

1) patient controlled analgesia の略．「患者管理鎮痛法」と訳すが，この訳語はあまり使わない．「PCA」という省略を使うことが多い．
2) 術後の痛みや癌の痛みなどに対して，要求に応じて適量の鎮痛薬（主としてオピオイド）を"患者自身が自らただちに"投与して鎮痛を図るやり方またはシステム．
3) 当初は，ナースが患者の要求に応じて注射したが，今日では装置を使用し，患者がボタンを押して少量の薬物を留置カテーテルから注入する．
　　経路は静脈注射の他，皮下注射や硬膜外注入も使用．過量投与防止のため，注射後一定時間は不応期となって反復注入不能になるソフトウェアがついている．
4) 使用する薬物はモルフィン・メペリジン・フェンタニル・ブプレノルフィンなど．一部に局所麻酔薬も．

不応期は3分から20分くらいで薬物により，患者の条件により設定を変えます．

● memo ●
　　1992年10月に私（諏訪）は1週間ほど硬膜外カテーテルを背負って，PCAを経験しました．0.5％ブピバカイン1〜2ml/時間でほぼ完全な除痛が得られました．

C 先取り鎮痛　pre-emptive analgesia

1. 先取り鎮痛の概念

痛みの発生することが確実な状況で，あらかじめ「先回りして痛みを除いておくと，その後の痛みが発生しにくい」との理論で，実験事実もあります．

＜実例＞　手術の際の麻酔をしっかり施行すると，術後痛が少ない．特に，手術の際に硬膜外麻酔などを併用して神経の入力を切断しておくと術後痛が少ないなど．

＜成績＞　動物実験はたくさんあるがヒトでの決定的データは多くはない．

2. 先取り鎮痛の信頼性

1) 考え方は面白いが，真に有効な条件は不明．
2) 反論の一つ．鎮痛薬に限りませんが，薬物の作用は「障害が起こっていれば有効」「ゲイトが開いていると有効」ですが，逆に「障害がないと無効」「ゲイトが閉じていると効きにくい」のが普遍的事実です．心不全の心臓にはジギタリスなどが効くが，健康な心臓に強心薬を投与しても効果がないとか，硬膜外麻酔の作用発現には20分かかるが，各種激痛の硬膜外ブロックは数分で効くなどの例でみるように，「先回り」が「常に有効」ではありません．それに「先回り」にはお金も手間もかかります．
3) 現時点では言葉と概念が先行．本当の事実や使い方の議論は不足．

D 末梢性鎮痛薬と中枢性鎮痛薬

全身投与（静注・筋注・内服など神経ブロック以外）する鎮痛薬を末梢性鎮痛薬と中枢性鎮痛薬に分類します．

1. 末梢性鎮痛薬

神経末端の神経の刺激を抑制して効果を発揮します．「消炎鎮痛薬」がこのグループの代表で，アスピリンを代表としてインドメサシン・イブプロフェンなど

2. 中枢性鎮痛薬

入ってきた神経刺激の伝達を中枢神経系で修飾して効果を発揮します．モルフィン（モルヒネ）を代表とする薬物は「麻薬」と分類されますが．その近縁の物質がいろいろあります．

末梢性鎮痛薬同士や中枢性鎮痛薬同士を組み合わせても有効ですが，末梢性鎮痛薬と中枢性鎮痛薬を組み合わせると特に有効です．

E 硬膜外モルフィンによる鎮痛

1. 対象と使用薬液

硬膜外腔にモルフィンを注入して当該部位の鎮痛を得ます．投与量は総量として2mg以下．作用開始は遅く1時間経過してようやく明確になり，持続は6〜12時間くらい．

2. 用 途

術後の鎮痛に有効で，よく使用します．
1) 手術の際にすでに硬膜外カテーテルを挿入していればそのまま使用できる．「手術自体の麻酔」としては麻酔力が弱く，交感神経系ブロックもないので有用性は低い．
2) 術後はあまり身体を動かさないし入浴などもしないので，カテーテルが有効な箇所から移動しにくい．
3) 局所麻酔薬に比較して血圧下降が少ない．

とはいえ，この方法は癌末期などの難治疼痛にも有効です．
モルフィンの他にフェンタニルやブプレノルフィンなども使用．

3. メカニズム

脊髄にはモルフィン受容体が存在し，ここに作用するようです．もっとも，「受容体が存在するからそこが本当の作用点」との証明は明確ではなく，「硬膜外麻薬の作用は全身投与と差がない」との主張も一部に有力です．おそらく両方なのでしょう．

4. 合併症

麻薬の使用量が少なく，合併症も全身投与より少ないのですが，それでも呼吸抑制，呼吸停止の報告はあり，「絶対安全」ではありません．

F 星状神経節ブロック

＜対象と使用薬液＞ 頭部と上肢の交感神経の麻痺と疼痛除去．1%メピバカイン5〜8ml．
効果発現は5分程度で，持続は2時間以上．ホルネル Horner症候群が出て確認．

＜合併症＞ ホルネルは必発，頸神経叢や腕神経叢の麻痺も起きます．発声障害・嚥下障害も．
重篤なのは椎骨動脈内への局所麻酔薬注入．少量でも強いけいれんがきます．
処置: 鎮静薬・抗けいれん薬（ベンゾディアゼピンかバルビツレート）

気道確保・酸素投与・人工呼吸・気管内挿管は状況によります．嘔吐に注意．
必要なら，昇圧薬．

他に，総頸動脈への注入，脊髄神経根の損傷，くも膜下腔注入，気胸など．

注）第6頸椎横突起は横に張り出し，前面にも突出していて触れやすく，本には"シャセイニャック Chassaignac 結節"とも書いてあります．

G 傍脊椎交感神経ブロック

1. 対象と使用薬液・作用時間

下肢の交感神経ブロックで疼痛の診断と治療をねらいます．

神経節一つ当り1%メピバカイン5m*l*程度．広範囲のブロックが必要で，この量では薬液量が極量を超える場合は，むしろ硬膜外麻酔等を用います．

2. 合併症

動脈内注入・低血圧・脊髄神経根の刺激

まれに大動脈，下大静脈，くも膜下腔等への注入．

神経破壊薬使用ならX線を使用し，さらに局所麻酔薬で念入りにテストします．

H 三叉神経痛特に特発性三叉神経痛

1. 原 因

原因は，血管の圧迫による説が有力で，一部に腫瘍特に奇形腫によって発生します．高齢者では血管の圧迫が多く，30歳未満では腫瘍の頻度が高いようです．

2. 痛みの特徴

1) 部位が明確な激痛で，鈍痛ではない．
2) 「ピリッ」「ギクッ」「電気をかけたよう」という．放散傾向が強い．神経の解剖の分布に一致．
3) 痛みは発作的で，持続は5秒〜1分と短い．
4) 当該神経領域の刺激が誘因となるが，誘因なしにも起こります．
   I枝: 洗髪や髪に櫛を入れる．
   II枝とIII枝: 会話・食事・歯磨き・洗顔・髭そり．
5) 通常の鎮痛薬は無効．抗てんかん薬が有効．

3. 類似の疾患と鑑別診断

下のようにいくつかの病気が似ています．

＜症候性三叉神経痛（続発性三叉神経痛）＞ 痛みが鈍くて持続的．

＜舌咽神経痛＞ 病像は三叉神経痛に類似しますが，痛い場所が違って，舌咽神経支配領域（咽頭・舌根・外耳道）．

＜片頭痛＞ 発作が1時間以上と長く，心拍に一致して「ズキンズキン」と痛む．

＜腫瘍＞ 特発性三叉神経痛の一部に三叉神経起始部の腫瘍がみつかる．若年者の三叉神経痛で頻度が高い．CTやMRIの利用で判明．

4. 治療法

a. 三叉神経痛の手術治療

三叉神経痛起始部を圧迫する血管と三叉神経の間にクッションを挿入して圧迫をとる手術．侵襲は比較的軽度で，治療成績も良好で，知覚や運動麻痺の頻度は低い．

しかし，脳幹部に対する手術なので，頻度は低いが重大な合併症も起こりうる．

腫瘍がみつかった場合は，切除の効果が大きい．

b. 三叉神経痛の薬物治療

カルバマゼピンを中心に，鎮静薬と抗うつ薬を組み合わせます．

カルバマゼピン以外の抗てんかん薬では，ディフェニルヒダントインも使用．

睡眠薬・鎮静薬（ベンゾディアゼピンなど）は単独では無効ですが，特効薬の補助薬としては有効．

c. 三叉神経痛の神経ブロック

痛みの領域の神経の末梢をブロックする．

例）上口唇の痛みが強いなら眼窩下孔の位置でII枝の分枝をブロック．

ブロックは局所麻酔薬（効果は一時的）か無水アルコール（効果は数カ月〜数年）を使用．後者は専門医の仕事です．

通常施行するのはI枝は眼窩上神経と滑車上神経，II枝は上顎神経と眼窩下神経，III枝は下顎神経，下歯槽神経です．

局所麻酔薬の作用時間以上に，長時間，長期間の除痛が得られる場合もあります．

d. 手術・薬物・神経ブロックの組み合わせ方

痛みの程度が弱く，薬物必要量が少量で，日常生活への影響が少なければ薬物治療のみ．鎮痛が不充分か，カルバマゼピンの副作用があれば神経ブロック施行．神経ブロックの効果と持続から手術を考慮．手術は神経ブロックと異なり，感覚や運動の障害を起こさない．有効ならブロックと異なり反復の必要もないのも手術の利点．

腫瘍がみつかれば手術．CTやMRIの発達で小さな腫瘍まで検索でき，若年者の三

叉神経痛の原因が判明しました．

● memo ●

手術が極端に有意義だった例として，若い管楽器奏者の例をあげます．この方の場合，ブロックすると口唇部の感覚と運動が不自由になり職業に障害を生むので神経破壊薬を使ったブロックはできませんでしたが，MRIで腫瘍がみつかり手術で完治して病院とも病気とも縁が切れました．

I 頭痛（片頭痛）

1. 原　因

片頭痛の原因は不明でいろいろな説があります．その中で信頼度が少し高いのは「脳（脳膜を含む）の酸素欠乏説」です．

高山など酸素欠乏状態で頭痛の起こる場合と症状が似ており，酸素吸入で治まる場合もあります．片頭痛患者は高地や減圧室に弱いのも根拠です．

2. 治療薬

フルナリジン（商品名フルナール）: 発作の予防．
エルゴタミン系: DHE（ジヒドロエルゴタミン）: これも発作の予防．
治療薬としても類似のものを使用します．消炎鎮痛薬もときに有効．

3. その他

上に述べた星状神経節ブロックが大変よく効くこともありますが，効かない患者や効果が短い患者もいます．

J 帯状疱疹

1. 原　因

脊髄神経節にウイルスが潜み，体の抵抗力低下などを契機に暴れ出して発症します．このウイルスは水痘（「みずぼうそう」）のウイルスと同じで，子供のときや若いときに水痘に罹った履歴が明確なこともありますが，感染しても症状がでない場合も少なくありません．

免疫はできますが，時間の経過とともに免疫力は低下します．

2. 症状の出方

　　帯状疱疹は「疱疹」なので皮膚科で扱うことが多く，一方で神経炎を起こして「痛い」病気なのでペインクリニックでも扱います．

　　末梢神経にそって皮膚の水疱を生じ，しかも"痛い"のが特徴で，その程度も強い！

　　高齢者・悪性疾患患者などに多いもので，その理由として，体力が低下すると免疫力も落ちる故と説明されています．忙しかったり消耗したりしたときに起こるのも同じです．

3. 診断と治療

　　定型的な疱疹が出て痛ければ症状だけから診断できますが，疱疹が定型的でなかったり，痛みがないもの，疱疹がなくて痛みだけが強いものなどもあります．

　　血清診断で確定できますが，治療（鎮痛）はその前に必要です．

　　発症してからすぐ（2，3日くらいまで）の早期なら抗ウイルス薬が有効です．

　　交感神経系のブロックを含む神経ブロックも鎮痛に有効です．

4. 帯状疱疹後神経痛

　　帯状疱疹の一部が帯状疱疹後神経痛に移行します．

　　帯状疱疹の急性皮膚炎がおさまり水疱が治り，皮膚が乾燥して軽い変色を残すだけなのに，強い痛みが残る病態で，痛みの性質は急性期の帯状疱疹と少し異なります．

　　移行の比率は，年齢と体力に依存し．若年者では1%～5%と低く，高齢者では10%以上と高い．

　　急性期の痛みの治療が，帯状疱疹後神経痛への移行を抑えるとの主張はペインクリニックの医師側には強いが明確な証明はできていません．

5. 帯状疱疹後神経痛に認識の差が生じる計算例

　　帯状疱疹後神経痛について，疾患初期に診察する医師（皮膚科，内科の医師）と疾患が確立してから診察する医師（麻酔科，ペインクリニックの医師）の間で認識が異なります．

　　前者は，「帯状疱疹後神経痛」はごくまれなことで，初期治療とは無関係と考えます．

　　後者は，「帯状疱疹後神経痛」は普遍的で初期治療をしっかりやれば防げると考えます．

　　真実は不明で，両者のいうことを簡単に信じるわけにもいきません．

いずれが正しいか不明な理由を簡単な計算で示しましょう．

内科医・皮膚科医

急性期の患者を診ることは多いけれど，慢性期の患者を診るのはまれです．たとえば，

急性期患者: 10人にブロック施行せずに治癒．

慢性期患者: 0人．診療機会なし．

だから「帯状疱疹後神経痛は存在しない」と「思う」．

麻酔科医，ペインクリニック医

急性期の患者を診ることも少しありますが，慢性期の患者を診る機会が多いものです．たとえば，

急性期患者: 10人にブロックを施行して治癒

しかし，これはブロックの効果ではないかもしれません．帯状疱疹は自然治癒もします．

慢性期患者: 10人にブロック施行して難治

そこで，「急性期にブロックが有効で必要」と「思う」

というわけで，どちらのいうこともももっともですが，信用できません．

K ペインクリニックで使う薬物

1. カルバマゼピン　carbamazepine（商品名テグレトール）

カルバマゼピン（テグレトール: 1錠200mg）は三叉神経痛に特効的に効く薬物です．一日に1/4錠から最大は3錠/日．

副作用は胃腸障害・眠気・浮遊感などで，頻度は低くはありません．

発疹などアレルギー反応もありますがこちらの頻度は低いものです．

長期連用で血液と肝臓の障害がある．

カルバマゼピンは，抗てんかん薬としても使われますが，三叉神経痛への効果は圧倒的．

2. アミトリプチリン　amitriptyline（商品名トリプタノール）

<分類>　三環系抗うつ薬

<作用>　脳内でエピネフリン・セロトニンの再取り込みを抑制します．鎮静作用や睡眠増強作用が比較的強い．

ペインクリニックで，抗うつ薬として処方頻度が高い．ベンゾディアゼピンと併用して，鎮静作用を増強

心筋の抑制，ノルエピネフリンの再取り込みの抑制，PVC，EKG異常

3. メトクロプラマイド metoclopramide（商品名プリンペラン）

制吐薬．消化管の運動異常に対して調整作用をもち，中枢性嘔吐，末梢性嘔吐のいずれも抑制作用．脳幹に作用し消化管機能を調整．

● memo ●

英語読みは「メトクロプラマイド」，日本語は「メトクロプラミド」．

練習問題

次の設問で，正しいものに○を，誤っているものに×をつけよ．
1) 「神経ブロック」とは脳の中の信号授受を薬物で断つ方法をいう．
2) 神経ブロックには脳の中の神経伝達を妨げる薬物を使う．
3) ペインクリニックの中心は精神科医師である．
4) PCA（patient controlled analgesia）とは，患者が主導権をもって鎮痛医療を行うという考え方である．
5) 先取り鎮痛（pre-emptive analgesia）とは，痛みの発生が予測される状況で，あらかじめ鎮痛法を講じておくと痛み発生が少なく治療も容易になるとの考え方である．
6) 硬膜外に鎮痛を目的として投与する薬物は局所麻酔薬のみである．
7) 星状神経節ブロックは，下腹部の鎮痛に有効である．
8) 三叉神経痛は三叉神経の炎症で発生する．
9) 頭痛（片頭痛）は脳血管の収縮による．
10) 急性帯状疱疹は皮膚科の疾患で，ペインクリニックとは無関係である．
11) 帯状疱疹後神経痛は，帯状疱疹から必発して続発する神経痛である．

解答

1) ×　「神経ブロック」は末梢神経の信号伝達を薬物で断つ方法．
2) ×　神経ブロックには神経の中の神経伝達を妨げる薬物を使う．
3) △　一部のペインクリニックでは精神科医師が中心ですが，全体としてはそうともいえないようです．日本では「精神科」にかかることを嫌う風潮が残っていることも，精神科の医師の参加をむずかしくしている要素も否定できません．
4) ×　PCAは考え方でなく，患者が薬物投与のスケジュールを決める法．
5) ○　先取り鎮痛は考え方が先行し，有効性は明確でありません．

6) × 麻薬をはじめいろいろな薬物を投与します．
7) × 星状神経節ブロックは，頭と上肢・上胸部の鎮痛に有効．
8) × 三叉神経痛の原因は血管による三叉神経の圧迫と考えられています．
9) × 「血管の収縮」が原因か議論があり，脳血管でなく脳膜血管の収縮によります．
10) × 大変に「痛い病気」で，ペインクリニックでも治療します．
11) × 帯状疱疹後神経痛は，帯状疱疹から必発はしません．

16 救急蘇生

ナースの方は一般の方々より基礎知識も多く，救急蘇生の知識や技術を身につけやすく，身につければ使う機会も多いものです．まず次の質問に○か×で答えてみてください．ここでは，知識よりも常識を働かせて答えてみてください．

問題

1. 「心停止」の診断には心電図が必要である．
2. 心停止では呼吸は必ず停止している．
3. 心肺蘇生に二人以上の人が同時に参加すると混乱を招きやすいので，一人で行うべきである．
4. 心停止で呼吸も停止している場合，気道確保のために気管切開を急いではならない．
5. アドレナリンとカルシウムはいずれも心臓を強く打たせる作用がある．
6. 「除細動」とは，心室細動で胸壁に電圧をかけて細動から正常のリズムにもどる効果をねらう．
7. 救急処置のトレーニングには現場で患者の治療にあたるのが最も効果的である．
8. 心停止から蘇生して覚醒したら，患者の脳の機能は傷害を受けなかったと考えてよい．
9. DNR（Do not resuscitate "蘇生しないで欲しい"）とは，死期の近い患者に「蘇生を避けるよう」と医師が注文する方針をいう．

解答

1. ×　「心停止」の診断は臨床的診断で行います．つまり，心臓が拍動はしていても「拍出が極端に弱い」ときは「心停止」として扱います．心電図はあれば有用ですが，「必要」ではありません．
2. ×　心停止で自発呼吸がしばらく残ることはまれではありません．
3. ×　心蘇生は，処置が多いので手助けが多いほど成功率が高いものです．
4. ○　「呼吸ができる」ことが大切で，気管切開を急いではなりません．
5. ○　アドレナリンとカルシウムはいずれも心臓を強く打たせる作用があります．
6. ○　ただし，「除細動」には「直流」電圧のほうが有効性が高い．
7. ×　現場でのトレーニング機会は少ないので，講義・演習・パソコンやお人形

8. × 心蘇生で覚醒しても，脳に二次的な傷害が進んで結局植物状態や脳死になり得ることを知っておいてください．
9. × DNRは，死期の近い患者が医師や医療担当者に注文する事柄です．

A 救急蘇生のエピソード：経験者の話から

1999年7月のある夕方，救急医療に数十年かかわってきた方のインタビューを通勤帰途のNHKラジオで聴きました．特に印象深かったのは実際の数値です．

病院に心停止で運ばれて治療した患者	2,000例
何とか生命を永らえた患者	50例
社会復帰できた患者	10例未満

以下は，その方の言葉です．

「この10例未満が多いか少ないかは，立場や見方で違うでしょうが，私は努力の割には少ないと感じます」と．

この方の経験にはるかに及びませんが，私自身も同じ印象と気持ちを抱いています．でも一方で，数カ月も植物状態だった若い女性が「意外にも」突然目覚めて回復し無事社会復帰した例も経験し，「簡単に諦めるわけにはいかない」との気持ちも抱きます．

若い人は回復力も強く社会復帰の意義も大きいので医療を加える価値が高いが，高齢者は何をしても結局ダメで，社会復帰しても活動期間が短く，別の病気に罹る危険も高いものです．それは事実ですが，といって「若者の心蘇生には力を入れるが，高齢者には手を抜け」といったら反対も多いでしょう．「生命の重要性は誰も同じ」とか「人命は何よりも貴い」というほど簡単ではありませんが．

ともあれ，心肺蘇生術の基本はナースの方々も心得てください．蘇生した後の治療は専門家に任せるとして．

B 蘇生術のポイント

蘇生術はただ「心マッサージだけ」を行うのではありません．手順を考えておきましょう．必ずしもこの順序でなくてかまいませんが．
1) 心停止の診断（時刻を確認）
2) 援助をよぶ．ある程度の人手があったほうが効果があがりやすい．
3) 気道確保と酸素投与
4) 口移し法・マスク・気管内挿管などで人工呼吸

5） 心マッサージ（閉胸）
6） 点滴をいれて輸液
7） 重曹投与（7% 50m*l*）．有効性には最近は疑義も出ています．
8） 心電図で心静止か心室細動かを鑑別

  心静止ならアドレナリン 1mg + CaCl₂ 1g（10m*l*）を静注または心室内投与
  心室細動なら除細動器でカウンターショック
  病院内は別として，別の箇所で起こればこの中の一部は応用不能なのはもちろんです．

C 心停止の診断

1） 心蘇生に際しての"心停止"の診断は臨床的でよいことになっています．心臓は動いて血流が途絶している"循環停止"が心蘇生の適応です．
  心電図では活動が出ていて，実際の拍出はない場合も少なくありません．
2） 診断の基準としては，
  血圧測定不能・総頚動脈，大腿動脈の触知不能・心音聴取不能
  どれも不能なら「心停止」と診断して処置
循環停止の診断のその他のサインとしては，
  チアノーゼの発生・呼吸停止・あえぐような大きな呼吸
  急激な散瞳・意識の急激な低下
なども参考にしますが，こちらは単独では心停止とはいえません．
3） 心電図は「心停止の診断」には不要ですが，心静止と心室細動の鑑別に有用です．心静止と心室細動はその後の処置が違います．
  心静止→アドレナリンとCa投与．電気的除細動は行わない．
  心室細動→電気的除細動が基本．細動が弱ければアドレナリンとCa投与

D 閉胸心マッサージ法

1） やり方：患者の下にマッサージ用の板をおくか患者を床におろす．
  ベッドの上では弾力のためにマッサージが有効でない．
  胸骨の下半分に両手をあてて強く圧迫する．頻度は60〜80/分．
2） 人工呼吸を行っているときは，吸気（バッグの圧迫）とマッサージを同時に行うのが有効．
3） 静脈還流が不良ではマッサージは無効なので，輸液1,000m*l*を同時に投与．
4） 効果の判定：マッサージが有効ならチアノーゼがとれ，散瞳から縮瞳にむかう．

動脈にカテーテルが入っていると，マッサージ有効性の判断（血圧測定）や採血にも便利．

5) 作用のメカニズム：マッサージは直接心臓を圧迫するより，胸腔内圧を上げて間接的に心臓を圧迫する要素が大きいらしい．

E　気管切開をあわててしない

気道確保は下顎保持で可能なことも多い．さらに必要なら気管内挿管する．あわてて気管切開しないこと．

速力・容易さ・合併症の少ない点など，気管内挿管が有利．

心蘇生から2，3日を経過してなお気道確保が必要なら，気管切開へ．

患者の全身状態と気管切開の条件を整える．清潔・施行者の技術・器具・照明・麻酔などの条件を整えて施行するのである．上手な医師が行う．

注釈：以前は気管内挿管は一部の医師の特技で，気管切開は誰でも何とかなるので，「緊急気道確保は気管切開」というルールが存在しました．現在は気管内挿管の技術がいきわたったので，そちらを優先します．

● memo ●

手術の麻酔の気管内挿管はヘマではいけないし，失敗も許されません．しかし，蘇生のための気管内挿管は生命と引き換えですから，拙速でよいと私は考えます．

F　アドレナリンとCa

1. アドレナリンとカルシウム（Ca）の使用目的

1) 弱い拍動を強くする．
2) 全く停止している心拍を再開させる．
3) 細動に対してもときに使用．細動を強めて除細動が効きやすくなる．

2. アドレナリンとCaの使用法

1) 両者とも静注で投与．
2) 末梢静脈より中心静脈が望ましい．心蘇生時では末梢から中枢への静脈血流は乏しく，末梢に投与した薬剤は効果を発揮しにくい．
3) 静脈路投与が無効なら，心室内に直接注入する．左第5肋間から心尖部に向かって刺入すれば，右室か左室に到達．もちろん左室が望ましい．
4) アドレナリンは原液でなく5〜10倍程度に希釈．塩化カルシウム（$CaCl_2$）は原液．

5) Caは，塩化Caの形で使用．他の有機塩は遅い．

G 人工呼吸の口移し法（呼気吹送法）

1) 施行者が自らの呼気を患者の肺に送りこむ人工呼吸法．
2) 注意！　患者の頚部を後屈し，下顎を前にずらせると，気道が大きく開きやすい．吹き込んだ量の感じと，患者の胸郭の動きとで換気量の充分，不充分を判断．
3) 気道特に口の中に吐物・血液などがあると人工呼吸は無効．
鼻孔を手で塞ぐと漏れない．呼気は施行者が口を放して患者が吐き出す．
4) 呼気を患者の鼻孔に送りこむことも可能．口鼻人工呼吸．
5) 諸外国特にアメリカではエイズ感染の恐怖で，直接の呼気吹込み式人工呼吸は全く施行しません．日本でも行わなくなりました．

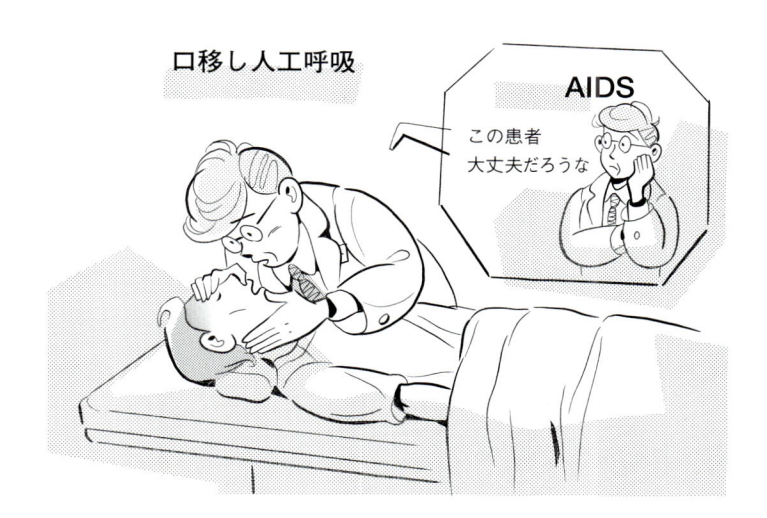

口移し人工呼吸

AIDS
この患者大丈夫だろうな

H 除細動（「電気的除細動」「カウンターショック」ともよぶ）

心室細動の際に胸壁から直流電圧をかけると，これを契機にして細動が停止して正常のリズムにもどる．この操作が「除細動」．心臓手術などで心臓が露出していれば，心室壁に直接施行．

特に製作された放電装置（直流除細動器）を使用します．電極は直径約5cmの金属製の円板電極に電導性の軟膏（ゼリー）を充分に塗布して胸骨上部と心尖部とに当てて強く圧迫し，準備ができたら放電．

1. 使用するエネルギー

胸壁外の場合，通常は150J（ジュール）で開始して360Jまで．
流したいのは心臓への"電流量"と時間で，胸壁抵抗に依存．
高いエネルギー（高電流）は心筋を損傷する危険あり．

2. 心室細動ではアドレナリンは原則としては投与しない

しかし，細動が弱いと除細動に反応しないので，アドレナリンで細動を強くして除細動を試みることがあります．

I 心蘇生に必要な器具・装置・薬

マッサージ用の板・吸引器・心電図モニター
人工呼吸道具一式（マスク・エアウェイ・チューブ・喉頭鏡・バッグ）
動脈カテーテルと圧測定器具一式，最近ではパルスオキシメーターも．
各種薬物で絶対必要なのは，
アドレナリン（1mg/1mlのアンプル）とCaCl$_2$（10％溶液．1g/10ml）
 重曹（7％液．20mlまたは50ml液）：あまり使わない．
 点滴用の輸液剤と輸液装置・静脈カテーテル
 酸素が望ましいのはもちろんです．

J 蘇生の後は専門家に

1) 救急処置・蘇生術は誰でもできるし，できなくてはなりません．しかし，蘇生後の管理は原因と患者の状態に応じた専門医と施設が必要です．
2) 喘息発作なら呼吸器の専門医が管理するべきであり，
 心筋梗塞なら循環器の専門医が担当するのが妥当ですね．
 蘇生はしたものの心原性ショック状態なら，循環器の医師か胸部外科医，ICU担当医等が経験と学識とが豊かです．
3) 要は自分で何が何でも解決しようとせず，適任者がいれば（いない場合も多いでしょうが），その手に委ねる態度が必要です．

K 人を責めないように

原因究明について：事件発生の原因は探らねばなりませんが，蘇生の現場で責任を

追及し，責任者を非難しないように心がけましょう．交通事故の現場で事故の原因やどちらが悪いかなどは，犠牲者が蘇生して安定するか，現場から運び去られた後に行うべきことと同じです．

原因究明と責任追求には必ず感情が入りますから，蘇生術の進行が妨げられ最終結果に影響します．

蘇生術施行中に原因が判明したほうがよいのは事実です．そのほうが，蘇生の成功に有用な場合もまれではありません．しかし，原因究明と誰が何を行ったかの究明は異なります．

特に「誰が何をしたから事件が起こった」と，蘇生時に議論することは害になることを承知しておいてください．

L 救急処置は大勢で

救急処置には人手を多く集めましょう．そうして協力を求められたら手を貸しましょう．

蘇生術は単純ですが，数多くのことが並行して進みます．自信があるからとか，他人に知られたくないからと「何とか一人で解決」は不可です．

リクエストされたら積極的に手を借してください．道端で倒れていた人を助けた方々の経験では，よびかけて反応してもらえるまでに何人も十何人も通り過ぎたということです．

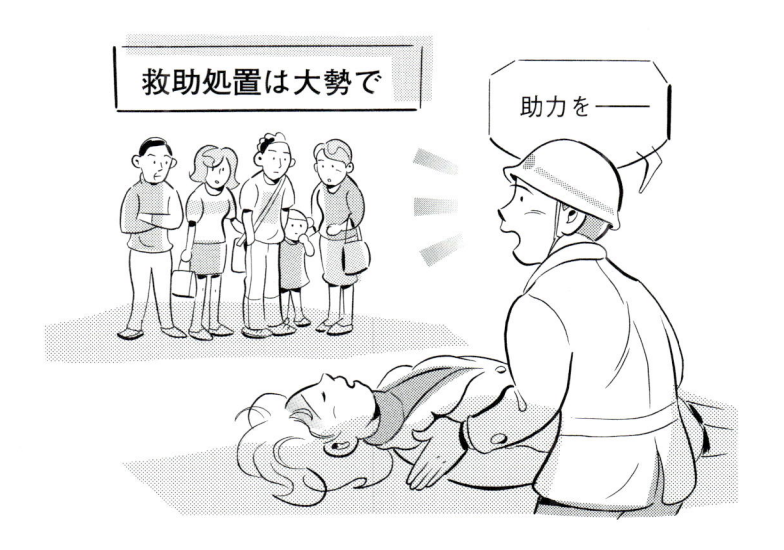

● memo ●　「蘇生する」と「蘇生させる」

　医学関係者は「蘇生する」を心マッサージや人工呼吸などの「活動」の意味に使います．ところが一般の用語ではこれは「蘇生させる」行為で，「蘇生する」とはそうした活動の結果か自然かは問わず，「息を吹き返す」ことをいい，医師や救急隊員が行うことは「蘇生させる」というようです．医療関係者の用語と一般用語が異なる例は多数ありますが，「蘇生する」が一方で他動詞になり，もう一方で自動詞になるのは珍しいずれかたですね．

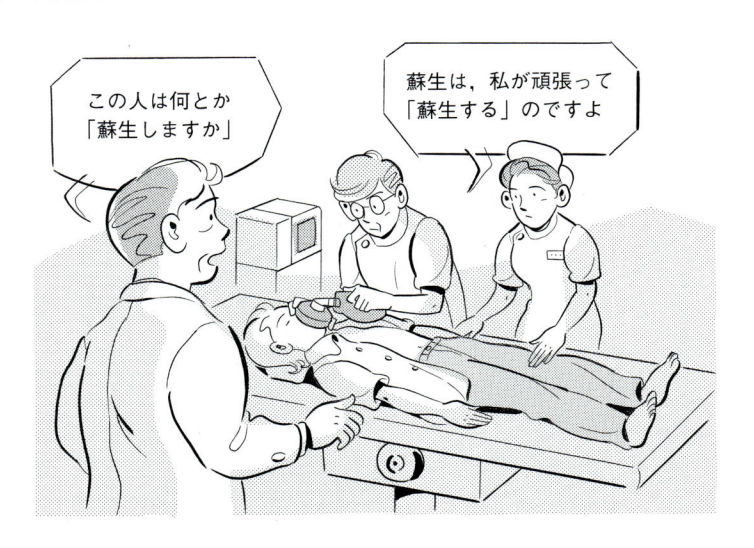

（この人は何とか「蘇生しますか」）

（蘇生は，私が頑張って「蘇生する」のですよ）

M 救急処置の訓練

　救急処置と蘇生術は，救急の場にいない限りふつうのナースが行う頻度は低いでしょう．しかし，「蘇生術」は類型的で症例ごとの差は少ないものです．"準備"と"訓練"の成果が上がりやすい処置で，しかも蘇生技術の良否は直接患者の生命予後にかかわります．蘇生術を上手に施行する価値があります．

　蘇生術を「現場で実際に経験して」マスターするのは不可能で，組織的な学習と定期的な演習が不可欠です．演習回数は年1回が適当でしょう．

● memo ●

1. 1960年代なら"麻酔のトレーニング2年"で救急処置と蘇生術は身につきました．蘇生術は簡単な一方，当時は手術室で心臓がよく止まりました．手術室の外でも蘇生に詳しいのは麻酔科医が中心で，"救急専門医"はいませんでした．

　今は違います．手術室の麻酔を担当するだけの麻酔科医には心蘇生のチ

ャンスはありません．麻酔のトレーニング自体は蘇生のトレーニングになりません．
2. 1990年頃のこと，バレーボールの国際試合で選手が心停止になりました．そのビディオで誰も蘇生術を試みていない点が論議になりました．死因は胸部動脈瘤破裂で，結果的には救命の可能性はありませんでしたが．でも心停止を前に茫然としていたのはトレーニング不足を物語るエピソードです．
3. ジョークにきこえますが実話です．全国国立大学病院長会議で出席者の一人が倒れたとき，他の出席者（病院長ですから医師です）は「早く医者をよべ」とどなるだけで，茫然としていた由．

N 蘇生しないでください（DNR．Do not resuscitate）

　死期の近い患者が心停止になった際に，"蘇生しないで欲しい"という注文を，医療担当者に要求する事実をいいます．1990年頃より，この傾向がアメリカを中心としてはっきりしてきています．患者の希望には応じようという方向ですが，手術と組みあわさると法律もからんで問題は複雑になります．

＜手術との関連＞

　通常の疾患が重篤になって心停止の場合，蘇生するなという注文は理解でき受け入れやすいのですが，手術室での心停止は，手術・麻酔との関係，医療事故や訴訟がからみます．

　患者の注文通りに蘇生しないでいいか，状況から決めにくいのです．術者や麻酔科医の気持ちでも，ただ勝手にとまった心臓を動かさないのとは，気持ちが異なります．

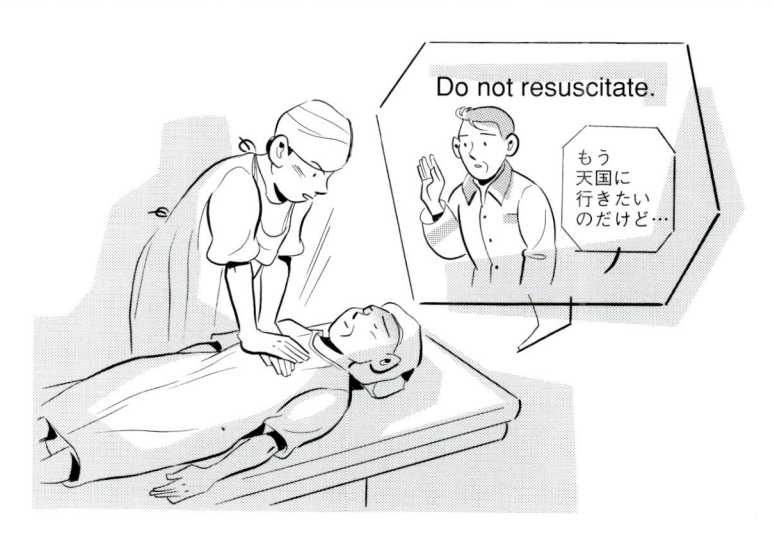

＜現時点の考え方＞
標準として確立したものはありません．患者は自分の注文を述べ，医師側もいろいろ議論している段階です．

O 高圧酸素療法

＜語義＞ 平圧以上に大量の酸素を（高圧で）身体に送り込む目的で，タンクの内部を高圧にして酸素を投与します．使う圧は1〜3気圧．空気を吸っている場合，肺胞の酸素は1気圧の15〜17％くらいですから，3気圧では20倍もの酸素になります．

＜タンクのサイズ＞ 患者一人が入るだけの小型から，医療チームが何十人もの大勢が入って手術もできる大型のものまであります．

＜用途＞ 確実に有効なのは，一酸化炭素中毒・ガス壊疽・末梢血行不全・空気塞栓の4つです．

一酸化炭素中毒: ヘモグロビンと一酸化炭素が結びついていても高圧酸素なら血漿に溶けている酸素だけで身体の酸素所要量をまかなえます．さらに酸素が高圧で存在するとヘモグロビンと一酸化炭素の結合が阻害されて一酸化炭素の排出が促進されます．

ガス壊疽: 嫌気性菌の感染症ですから，高圧酸素で酸素が豊かだと細菌は発育できません．

末梢血行不全: 酸素供給を改善する目的で，嫌気性感染が組み合わされている場合は確実に有効です．

> ● memo ●
> 破傷風はガス壊疽と同様な嫌気性菌の感染症ですが，高圧酸素の効果は乏しいようです．病態の進行が速く発症した時点では菌毒素が神経を損傷していることによると解釈されています．

空気塞栓: 高圧で塞栓が圧迫されて縮小し，さらに吸収されて肺からの呼出も促進します．

敗血症性ショック: 敗血症でショックを起こすのは大腸菌が多いのに，これは嫌気性菌で，高圧酸素が有効として試みられています．結論は出ていません．

＜合併症＞ 酸素中毒．火災と爆発．

● memo ●

1969年（昭和44年）4月4日，東京大学医学部附属病院の高圧酸素タンクが爆発して患者2人と医師2人が死亡しました．電気器具をもち込んだのが原因．タンクを酸素で満たしたのも一因のようです．類似の事故はその後も各地で繰り返されています．

練習問題

次の設問で，正しいものに○を，誤っているものに×をつけよ．

1)「除細動」とは，心室細動で胸壁に交流電圧をかけて細動から正常のリズムにもどる効果をねらう．
2)「心停止」が心室細動の場合，アドレナリンを加えるのは禁忌である．
3) 心蘇生に重曹を投与すべきではない．

解答

1) ×　「除細動」は「直流」電圧のほうが有効性が高い．装置がない場合は交流でもいいが，原則は直流．
2) ×　心室細動が弱いとき，アドレナリンを加えて細動を強くすると除細動が効きやすい．
3) ○　心蘇生時の重曹投与は1980年代までは推奨されたが，1990年代になって意義は否定された．

17 麻酔と法律的な問題

この章では，麻酔に関係する法律的な問題のうちで，ナースの方も知っておいて欲しいテーマをいくつか選んで検討します．まず次の質問に○か×かで答えてみてください．ここでも，知識よりも常識を働かせて答えてください．

問題

1. 日本の法律の下ではナースは麻酔の仕事を担当できない．
2. 医師からの指示はすべて文書に基づくべきである．
3. 手術には「手術の同意書」の他に「麻酔の同意書」や「輸血の同意書」が必要である．
4. 鎮静薬を投与されている患者に同意書を書かせてもすべて無効である．

解答

1. △ 「ナースは麻酔の仕事を担当できない」といいきる法的根拠があるかどうかは疑問です．「ナースが麻酔してよい」といいきる法的根拠もありませんが，つまりあいまいな状況といえるでしょう．
2. △ 建前は間違いではないでしょうが，「指示はすべて文書に基づくべきである」とはいい過ぎかもしれません．
3. ○ 医療の現場の趨勢は，この3つをとる方向に向いています．
4. △ 「鎮静薬投与下の同意書がすべて無効」ではないでしょう．しかし「確実に有効」ともいいきれません．

A　ナースが麻酔を担当する問題

ナースが麻酔を担当できるでしょうか．日本ではナースの方々が現場で麻酔を担当している事実があり，しかも法律や規則があいまいで現実に担当者の恣意に任されていて，ナースの負担にもなっているようです．この問題を検討してみます．

1. 欧米の現状

欧米の一部の国々には「麻酔ナース（またはナース麻酔士）」がいます．この方々はナースとしての資格の上に正規のトレーニングを受けて「麻酔ナース」として認め

られた資格で，日本でいえば助産婦さんや保健婦さんの資格と似ています．1992〜2000年までのアメリカ合衆国の大統領クリントン氏の母親がこの資格で子供を育てたという話です．

アメリカ合衆国では麻酔科医5万人に対して麻酔ナース3万人と大きな勢力で，特に最近は力をつけています．

1980年頃までは数以上に力が弱くて，しだいに副次的な仕事に追いやられる方向でした．理由としては，たとえば医療の複雑化高度化にシステムが追いつけなかったこと，それに1960年代から医療過誤訴訟が増してその際に不利だったことなども原因だったでしょう．

ところが，1990年以降，急激に力を盛り返しています．最大の要因はこの国で「医療のビジネス化」が進んで「安く上げよう」という圧力です．医療の一部に「診断がついたら医療をどう選ぼうが医療費は一定」というルールがもちこまれ，「手術が高ければ手術はしない」「高い薬は使わない」という指向が強く，麻酔に関しても「高価な麻酔科医」より「廉価な麻酔ナース」で済ます要因になっています．その上，上記クリントン大統領の関係でのロビイイングも有効です．

もう一つ興味深いのは，1985年以降にできた「麻酔モニターの標準化」です．このお蔭で麻酔が大変安全になり，麻酔領域の医療過誤訴訟が減りました．そうして面白いことに，麻酔ナースの仕事がそれまでのように医療過誤訴訟面で不利でなくなりました．つまり，「規準を守って医療を行っていれば」法律が守ってくれる可能性が高くなり，麻酔ナースの方々が恩恵を受けたのです．

2. 日本の現状

日本の場合，ナースが麻酔を行うことに法律的に明確な裏づけはありません．アメリカ合衆国や一部のヨーロッパのように正規のトレーニングを受けて「麻酔ナース」になることはできません．しかし，現実に一部のナースの方々が麻酔を行っているのは事実です．

日本の医療法の下では，「医師の監督の下に行われていれば」不利になると考えるべき理由はなく，その点で特に不利に扱われた判例もないようです．

3. どう対応するか

どう対応したらいいでしょうか．直接の判例はないものの医療事故関係のこれまでの法律の扱いからみて，無茶なことをしなければ法はある程度は守ってくれるだろうとは考えられます．もちろん「必ず守ってくれる」という保証はありません．

したがって，「身を守る」という意味では，あまり積極的な仕事はしないほうが安全です．たとえばナースの方が行って許されそうなのは，モニターをみる，記録をつ

けるなどは大丈夫でしょう．

　一方，法律的に危なさそうなのは，作用の強い薬物の静注（麻酔薬・筋弛緩薬・循環作動薬など），気管内挿管や手術的処置など社会通念で「医師の仕事」とされていることがらを行うこと，特にそれを医師の直接の監督のない場面で行うことなどがこれにあたります．

　現場では発言したり積極的に行動することはむずかしいものですが，法律の構造はそうなっていることは承知しておいてください．

　なお，ヨーロッパでも一部の国は麻酔ナースを認めていません．しかし，そうした国は麻酔医療そのものをかなりしっかりと医師がカバーしています．日本では麻酔科医が不足で麻酔医療自体がしっかり行われておらず，そのしわ寄せをナースの方が受けているともいえます．

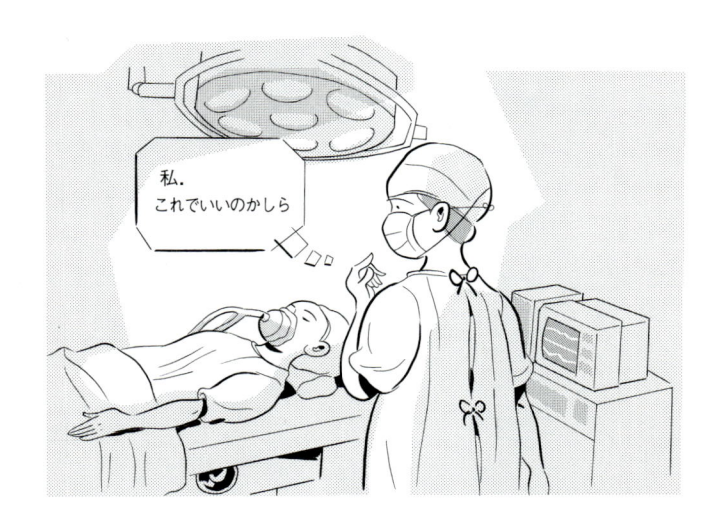

B 麻酔の同意書

1. 麻酔にも同意書が必要か

　手術にはインフォームド コンセントつまり「同意書」が必要なことは確立していますが，最近では麻酔にもインフォームド コンセントが必要で，「同意書」をとる方向に向いています．ついでに輸血に関しても独立に同意書をとる方向に進んでいます．つまり手術の際には手術の同意書，麻酔の同意書，輸血の同意書という3つの同意書が望ましく，現実にもその方向に進んでいます．

　このうち最後の輸血の同意書は，現実に輸血の事故の頻度が低くない点と，肝炎とエイズ関係の感染の防御が完全ではない点から，医療関係者が自らを守る必要から生まれました．

ちなみに，ペインクリニックで神経ブロックを行う場合も，神経破壊薬を使う場合つまりアルコールやフェノールでブロックを行う場合は同意書をとる方向に進んでいます．局所麻酔薬使用には同意書はとりません．

　この点も，神経破壊薬を使った場合はその後に合併症が発生する頻度が高く，しかもそれが持続して医療過誤訴訟の事例が増えたことによると解釈できます．

　今後，社会一般の権利意識がさらに向上し，また弁護士の数の増加などは医療過誤訴訟の事例を増す要因になるでしょう．

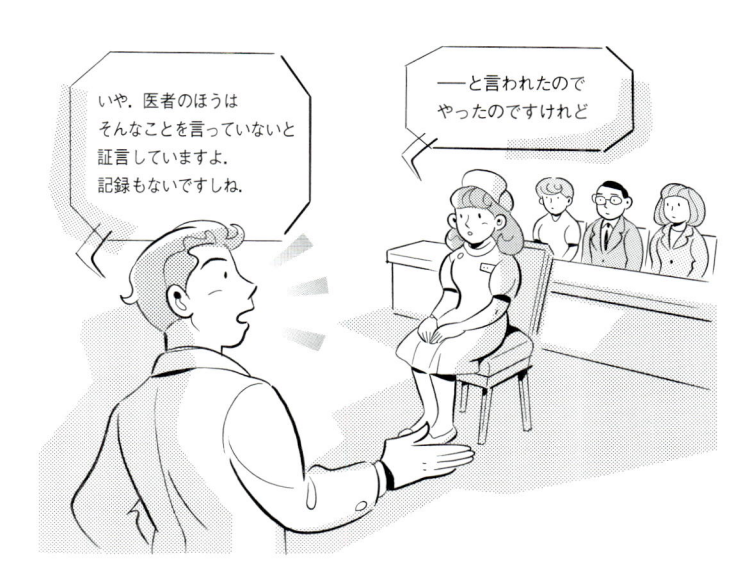

2. 鎮静薬使用時の同意

a. 原則は「意識清明」だが

　手術や麻酔には同意書が必要ですが，その同意書をとるには，患者に知力があって意識が清明であるのが前提です．したがって，鎮静薬を使った状況での同意書は法律的な効力がないかもしれません．この点を明確にした判例は日本ではなさそうですが，法律をふつうに解釈したらそうなりそうです．

　一番の重大な状況は，同意書のないまま手術の準備を進めて，当日の朝になって前投薬を与えてから同意書がとれるかです．前日までに同意書が得られれば問題はありませんが，何らかの手違いで当日の朝にずれ込む可能性はあります．

b. 解決策

　「鎮静薬投与後の同意書」は，なるべく避けておいたほうが無難です．そのためには「鎮静薬を投与してから如何にして同意書をとるか」と苦心するのではなくて，「同意書がとれていなければ鎮静薬を投与せず，手術準備を進めない」を基本的な態度としましょう．

小児のように同意書は親がサインするという場合は別として，成人で責任能力のある場合に便法はちょっと考えられません．

C 麻酔の記録と法律の考え方

麻酔と限らず，医療全体にいえることですが，記録を重視する方向に向いています．

1. 情報伝達は明確に記録を残す

「情報伝達は明確な指示に基づいて行う」「情報伝達は明確に記録を残す」というのが趨勢で，これを逆にいえば「口頭での指示は受けない」「口頭での情報伝達は信頼しない」ということでもあります．

記録がなくて「A先生がこういったので」というのは説得力がありません．しかし，「A医師の指示によって……」と記録してあれば，指示自体の記録はなくても説得力が高いといえます．

薬の投与の記録，その他の処置の記録などすべてそうです．たとえば，機器の直接記録がなくても「表示がXXとなっていた」と記録してあれば説得力も証拠能力もあります．

なお，記録本体は病歴につけるきまりです．記録が複写式の場合に記録本体は病歴に置きコピーを別に統一保管とか個人保管などに使います．

2. 改ざんしてはいけない

改ざんは「改竄」というむずかしい字を書きますが，「記録を書きかえる」行為を指します．これは行ってはいけません．具体的ないざこざや訴訟が起きたり「証拠保全直前」などの改ざんは特にいけません．

それによって記録そのものの信頼度だけでなくて，記録の残りの部分や，発言全体の信頼度までも著しく低下します．これは人間全体の信頼にかかわることで，法律はそういう論理で動きます．

D 信教上の輸血拒否

キリスト教の一派で輸血を"絶対的に"拒否するグループがいます．"輸血を強行すれば法律に訴える"と宣言しています．輸血の可能性のある手術や麻酔は要注意で，軽卒に施行は不可です．

対応をナースの方々が迫られる機会は少ないでしょうが，知っておくことや考えておくことは有用です．

1. 実例と質問

外国での事件です．50歳の女性でこの宗派に属する末期の肝硬変の患者さんが，肝移植を希望しています．もちろん，「輸血はしない」のが条件です．「輸血はしない」ことを約束してほしいと希望しています．事実として，肝移植で輸血なしということはほとんどありえません．日本で中心の生体肝移植でも輸血なしはまれですが，この患者さんの場合の死体肝移植では特にそうです．

移植外科医も麻酔科医ももちろん逡巡しましたが，一人の勇敢な移植外科医が「私がやろう」といい出しました．さて，麻酔科医師としてはどうしたらいいでしょうか．下の解決法から選んでください．

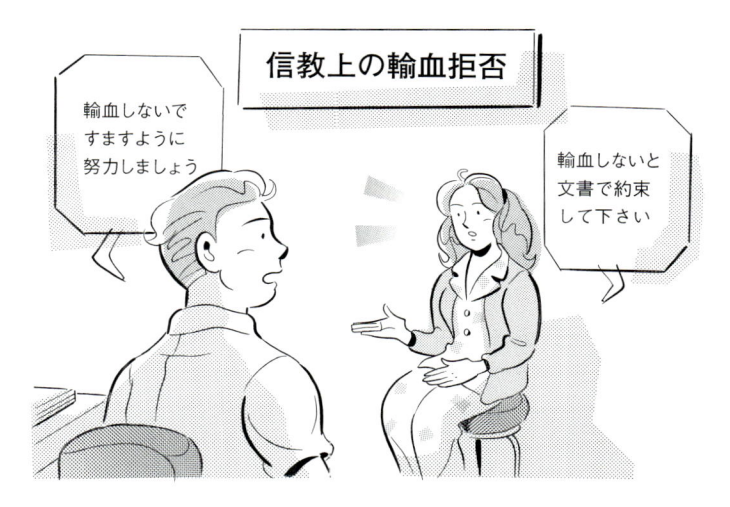

信教上の輸血拒否

（輸血しないですますように努力しましょう）
（輸血しないと文書で約束して下さい）

問題

1) 患者の「手術を受けたい」という希望と外科医の「手術しよう」という熱意を尊重して麻酔を引き受ける．必要でも輸血はしない．
2) 麻酔は引き受けるが，必要なら輸血する．
3) 麻酔を引き受ける際に，必要なら輸血することを述べる．
4) 麻酔を引き受ける際に，輸血しないよう努力をすると述べるだけにする．

解答

この問題には「正解」はありません．どこの国でも 1) のように「患者の意思を絶対的に尊重する」という立場もあり，東京都が各方面の頭脳を結集して病院や産院用に作成した指針は，"成人の定時手術は患者の意志尊重" としています．2) のように "断固輸血" の方針も論理は成立します．一部の大学や病院はこの方針を決めています．3) は 2) と基本の態度は同じですが，それを術前に患者に明確に述べるところが違います．これだと患者が受け入れないかもしれません．4) は 2) や 3) と最終結果は似ていますが，信者の患者さんが受け入れやすいでしょう．

解 答

大変面白いことですが，この症例の術前の評価では外科医は「うまくいく可能性が30％」と患者に述べ，麻酔科全体の意見は「うまくいく可能性は2％」（！）だったそうです．この麻酔科全体の意見は患者さんには伝えていません．

実際には1）の方針で参加する麻酔科医がいて手術が行われましたが，術中に出血多量で死亡しました．

2. 対応法

上記の例は1999年にアメリカで起こった実例ですが，日本で注意すべき点や可能な対応法としてはやはりいろいろあります．

1) 手術と麻酔を拒否して他の病院に送る：他人に責任を押しつけることになりますが，患者側の決断をうながす要因にはなります．つまり，「この病院では引き受けられない」というと，患者のほうが「それなら病院の方針に従う」と折れた例はあります．
2) 個人の責任で施行しないで上司の指示を仰ぐ．

   教授・部長・病院長の"命令"の形をとる．組織の意志に従うということです．この問題は訴訟などの可能性があるので個人で対応せず「組織で対応」が必要というのが私の意見です．

   ちなみに，私は"病院長に許可をもらおうと知らせたら，病院長が許可しなかった"経験が2度あります．術者側は施行を予定していましたが，2度とも手術は中止しました．
3) 緊急手術で患者が子供なら医師の判断で輸血強行すべきで，法律的な根拠と実例があります．
4) 日本の判例では，「輸血しない」と明確に約束しながら輸血すると医療側は「約束違反」を問われます．
5) ですから，患者の要求に応じて「輸血しない」と「サイン」することは不可です．口頭で「輸血しないように努力する」と述べることはかまいません．
6) 「輸血しないで欲しい」と患者さんが医療担当者に文書で要望することは自由です．憲法で保証された「信教の自由」ですから．しかし，「輸血しないと文書で約束せよ」と強要することは，医療担当者の「自由を束縛する」ことになります．ですから医療従事者は「協力しなくてよい」，「医療担当者の自由を束縛するのは間違い」と私は解釈します．
7) とはいえ，「輸血する」場合，「患者の同意なしに輸血」することになり，法律的に問題がないわけではありません．

トピック 18

本書の最後に,「麻酔学の教科書としては枠をはずれているけれども,読んでみると興味深そうな」テーマをいくつか集めました.

A 宇宙空間の麻酔・手術・医療

毛利さんは2000年2月に第2回目の宇宙旅行をしましたが,その8年前の1992年9月に第1回目の宇宙旅行のときに,ニュースを聞きながら"宇宙空間で麻酔するとしたら"という思考実験を試みました.要するに「無重力状態」で手術や麻酔や医療をすると,どんな点が具合がよくてどんな点が具合が悪いかを検討したわけです.

1. 具合のよいこと

宇宙空間に生きることの利点の一つが,「肥満」の欠点が出ないことで,動きやすく呼吸も楽でしょう.睡眠時無呼吸症候群も少ないはずです.
- 体位変換が楽で,宇宙空間には上下がないから,患者の下側からでも手術ができる?
- 重い患者さんの移動が簡単!
- 床ずれ(褥瘡)ができない:ナースの方の意見で,そのとおりですね!

＜呼吸面＞
- 腹部の圧迫がなく,仰臥位でも呼吸が楽.特に肥ってお腹の出ている人で効果大.
- $A-aDO_2$ は重力の影響で生じるから,当然小さくなる.
- 舌根沈下が起きない.睡眠時無呼吸症候群の患者を宇宙船に乗せたら治る?
 (これは実際の答えがあり,毛利氏が"宇宙空間ではいびきをかかない"と述べました.ところが,その少し前にソ連の宇宙船で飛んだTBSの秋山記者は"いびきの強い人が他の人の睡眠を妨害した"と述べました.気道閉塞は重力の影響が大きいけれども,重力と無関係の要素もある証拠で,いびきの頻度は減るが,ゼロにはならないのですね!)

＜循環面＞
- 宇宙空間では血圧はどうなるのか? これはデータがあるはず.

- 平均血圧が80～100mmHgも必要ないので，50とか60mmHgに下がる？
- キリンの血圧はどこまで低下するか？

2．現在よりも具合の悪いこと

1）簡単な事柄や装置
- 点滴が落ちません．ポンプが必要です．
- 人工心肺は使えません（血液をとるのに重力を利用している）
- 手術の際に血液が下に流れてくれず，空間を漂って困るはずです？！
- 導尿した尿をビンや袋にためて測る今の方法は使えません．

2）麻酔器やモニター機器でうまくないもの
- フロートが上下する通常の流量計は使えません．
- 呼吸回路の一方向弁も重力で動くのでバネが必要です．

3）気化器が使えません
- 揮発性麻酔薬を注入するのに，注射器で吸って押し込む必要があります．
- ふつうの気化器で気化はしますが，濃度は不正確かデタラメになります．
- 液体の麻酔薬がふらふらと気化器からとびだして回路に入ります．
  高濃度のでる危険が大です．
  液体が直接回路に入らない予防策が必要です．

4）モニター装置
- 水銀血圧計は，もちろん使えません．
- パソコンや今の時計は大丈夫ですが，振り子時計はダメです．
- 出血量を測定するバネ式の秤も使えません．

5）麻酔法
- 脊椎麻酔では，薬液の密度と脳脊髄液の密度の差を利用して広がりを調節しますが，この方法は利用できません．
- 当然サドルブロックも使えません．
- 宇宙では筋力が低下することが判明しています．したがって，筋弛緩薬の効き方が変るはずですが，どうかわるかはわかりません．

　　どうやら，ハイテク機器は大丈夫だけれど，プリミティブな装置で重力を利用しているものは，宇宙空間では利用できない，ということでしょうか．
　　まだまだいろいろあると思います．考えてみませんか？

■ **蛇足**　"宇宙空間では，地上ではできないとんでもない体位でセックスできる"との発言がありました！　でも，それが楽しいかな？報告はありませんね．

B 華岡青州はなぜ偉大か―患者の評価と弟子を育てたこと

　江戸時代末期に紀州で医師として活動し，全身麻酔で乳癌の手術に成功したという華岡青州（はなおかせいしゅう）のことは，有吉佐和子氏の小説『華岡青州の妻』のおかげもあって，一般の方々にもよく知られるようになりました．しかし"華岡青州は世界の麻酔の創始者"というのはいい過ぎで，「ひいきの引き倒し」です．

　華岡青州が使用した"飲み薬"を使用した麻酔は世界ではもちろん，日本でも前例があります．比較の基準にもよりますが，西洋では100年以上，インカなら300年くらいはさかのぼれそうなのです．中国やメソポタミアの古代文明にすでに存在したと考える人もいます．近代麻酔の創始はこうした飲み薬でなく，なんといってもロング・ウェルズ・モートンといった人たちによる「吸入麻酔の開発」を起源とするのが妥当で，それが世界の常識なのです．

　華岡青州の偉大さは実は別のところにあります．彼の記録をみると，患者の状態を実に綿密に評価して手術のやり方や麻酔薬の処方を変えていて，現代医療の目からみても実に立派なことと感心します．それに青州が多数の弟子を育てたのも偉大な業績といえましょう．

　残念なことといえば，その知識や経験を書籍の形で公開していません．いわば「華岡流医学」的な秘密主義が濃厚なのです．もっとも江戸時代は医学のみでなく数学のような純粋科学でさえも"流派"にたてこもった秘密主義が中心だったようで，これが日本の科学の進歩を限定したものに留めた一因です．同じ傾向が現代日本の社会にも濃厚に残っているのはまったく残念で，日本文化全体に存在する風土ですね．

C ハイジャック機に笑気を使えなかった理由・麻酔状態とは何か

　1970年のこと，日航機「よど号」がハイジャックされました．その折に，福岡空港に着陸した同機に対して，笑気を流しこんで犯人を無力化できないかとの可能性が提案されたそうです．結局使用しなかった理由は，以下のようで"絶対不可能"ではないが，重大な問題が起こり得るからでした．

　飛行機ごと麻酔すれば乗客をまきこみます．薬の効き方は個人差が大きいものです．100人以上もの人たちに麻酔薬を吸わせれば，麻酔のまったくかからない人，中途半端にかかって暴れる人，深くかかりすぎて死ぬ人など，いろいろ出ます．ハイジャック犯は元気のよい若者でしたが，1970年の飛行機はお金持ちの乗り物で乗客は中高年者が多く，そうすると乗客の被害が大きくなります．こんな考慮からこの案は立消えになりました．その後も，「飛行機丸ごと」とか「列車丸ごと」麻酔したという話は聞きません．

D ミステリー「コーマ」

　　　ロビン クックという眼科医のミステリー作家がいます．この方の出世作が「コーマ」という作品で，ボストンの大病院を舞台として，病院の中核的な医師がわざと脳死患者を造りだして臓器移植の材料にするという途方もない話です．映画にもなりました．
　　　このミステリーの冒頭が麻酔のシーンです．人工妊娠中絶の手術を受けるべく，ごく短時間の麻酔をされた若い健康な女性が，そのまま目覚めず脳死になったというシーンで話が始まります．コーマとは「昏睡」という意味で，タイトルは内容をそのままつけています．
　　　実は，病院の首脳部が笑気の配管に一酸化炭素を少し加えて，脳死患者「製造」を謀ったというすごい話です．
　　　一酸化炭素は，血液のヘモグロビンとよく結びついて酸素の運搬を妨害します．つまり，一酸化炭素中毒は強い貧血と同じです．しかも，一酸化炭素と結合したヘモグロビンは酸素と結合したものと同じように鮮紅色で，測定しなければ区別できません．
　　　以前は，家庭にきているガスが一酸化炭素を高濃度に含んでいて，その中毒がよく発生しました．現在では，ガス自体には一酸化炭素は含まれていませんが，天然ガスでもガソリンでも燃焼が不完全なら一酸化炭素が出ます．
　　　「コーマ」では魅力的な女子医学生スーザンが大活躍します．そして，病院の描写が本物の雰囲気をよくだしているのに感心しました．もっとも，映画ではスーザンは医学生ではなくてなぜか若い医師に作りかえてありました．

E キリンの呼吸と循環

　　　人間をはなれて動物界全般をみわたすと，肺や心臓にはいろいろ興味深いことがあります．その中で特にわかりやすいのがキリンです．

1. キリンの血圧

　　　キリンはあんな長い頸をしていて，頭に血液を送れるのでしょうか．そうです．キリンは血圧が非常に高く平均血圧が300mmHgから400mmHgくらいもあります．ヒトでは平均血圧は100mmHg以下で，150もあったら高血圧で治療が必要ですが，キリンではそれでも動脈硬化にならないとしたら，なにか特別のメカニズムをもっているのでしょう．キリンは草食性で食物の点では有利ですが．
　　　キリンの心臓と血圧に関してはたくさんの研究があり，頭に血流を送るのも大変だがその頭を下げて地面の草を食べるときに頭の中の血圧を高くさせない防御メカニズ

ムもわかっています．

2. キリンの気管

キリンで興味深いのはあの長い頸でどうやってうまく呼吸して肺まで空気を送り込んでいるかです．肺が頸でなく胴体部分にあるのは確かで，気管がかなり長いはずです．

1) 気管が細いとそれが抵抗になって横隔膜に負担がかかる
2) 気管が太いとその容積のガスを洗うのに必要な換気量が多くなって，やはり横隔膜に負担がかかる．

現実にキリンは活動していますが，どう調整しているのか不明です．直接測定の記録はみつかりません．そこで，他の動物などから類推して計算すると，やはり予想どおり適切な太さの限界は狭いはずと出ました．

これは計算で，本当の値はわかりません．動物園の方と共同研究したら面白いテーマでしょう．

F 表面張力と肺

1. "表面張力"が身体で働いている─肺をふくらます重要な物質

「表面張力」という言葉は知っていても，シャボン玉か石鹸の作用と関連しているだけで身体とは関係がない，とお考えでしょう．実はこの表面張力が肺で大切な働きをしています．

気管は枝分れして，最後に肺の最小単位の"肺胞"という袋になります．この肺胞は直径約100ミクロンの大きさで，それが1千万個から1億個あります．肺胞の表面は「水で覆われているだろう」と考えるのが自然ですが，実は水で覆われていては具合が悪いのです．

2. 肺胞表面を覆うのは水ではない

肺胞の表面が水の分子で覆われているとすると，肺胞の表面には当然つよい表面張力が働きます．表面張力がはっきりした力としてめだつのは，液体と気体の境界面です．水滴や水銀の滴が「丸くなる」のは，水や水銀はこの表面張力がとてもつよいからなのですが，"表面積を小さくする方向に働く"というのが，表面張力の基本の性質です．肺胞の場合も，この表面張力は肺胞を小さくする方向に働きます．

肺胞表面が水で覆われていると具合が悪い理由は二つあります．一つは水の表面張力が大きすぎるので，肺胞を"開いた状態"に維持できません．つよい表面張力に対抗して肺胞を開いておくには，肺胞の外側，つまり肺の組織側や胸腔に強い陰圧が必

要になります．

3. ゴム風船とシャボン玉の違い：シャボン玉は2個つなげない

　もう一つは表面張力の変な性質です．表面張力は表面をひきのばしても増加しません．この点は，ゴムやバネと性質が違います．ゴムやバネは力をいれて長くのばすと，ゴム自体，バネ自体の対抗する力，つまり"張力"が増加して，加えた力とバランスします．しかし，表面張力はのばしても張力は増しません．この点は表面張力の基本的な性質です．

　細かい議論は省略しますが，ゴム風船を二個並列につないでふくらますと二つともふくらみますが，シャボン玉を二個並列につないでふくらますと一方しかふくらみません．あるいは別々にふくらませておいて仕切りをなくすと，ゴム風船では二つが安定しますが，シャボン玉は一方が大きくなり，他方が小さくしぼんでしまいます．

4. 肺胞がシャボン玉だったら大変

　肺胞がもしシャボン玉の性質をもっていたら，一千万の肺胞のうち一個だけ大きくふくらんで残り，あとはしぼんでしまうことになります．こんな肺ではとうてい役に立ちません．

5. 肺胞の表面活性物質の特殊な性質

　現実の肺には，こんなおかしなことは起こらないように，それを妨げる物質が存在します．特殊な物質があって，二つの役割をしています．一つは，表面張力自体を小さな数値に保ち，弱い胸腔の陰圧で肺胞をふくらまします．

　もう一つは，肺胞表面の表面張力を一定ではなく，むしろゴムのように"のびると張力が増す"性質を与えます．だから並列に存在する肺胞が多数安定に存在できます．

6. サーファクタント：界面活性物質

　肺胞表面のこの物質は"ディ パルミトイル フォスファティディル コリン"というリン脂質の加わった蛋白で，化学用語にまねて"表面活性物質"とか"界面活性物質"とよびますが，ただの表面活性物質ではありません．

7. めぐまれなかった天才フォン ネールガールド

　肺の表面張力の研究の歴史には，興味深いエピソードがあります．肺の表面張力が，未熟児の肺の病気に重大な関連のあることが判明したのは，1950年代の終わりですが，それより30年前の1920年代の終わり，スイスのフォン ネールガールドという学者が，「肺では表面張力が大きな役割を果たしている」と詳細な研究を発表しました．

およそ生物での「表面張力」に誰も関心を寄せなかった時代です．現代の目で見ても立派な理論と実験ですが，フォン ネールガールドはただ理論をうちたて実験をしただけでなく，自分の研究に大変重大な意味のあることを明確に認識していました．しかし，このフォン ネールガールドの研究論文は，あまりにも画期的で，当時の学問のレベルからとびはなれていて，人々に理解されませんでした．

8. 表面張力を下げる物質を欠く病気－未熟児呼吸窮迫症

　肺の表面活性物質は，出生直前の短時間に肺胞表面に出現します．未熟児ではこれが不足します．その肺はつぶれやすく，また呼吸に大きな力とエネルギーが必要です．そこで呼吸困難やチアノーゼが起こります．未熟児呼吸窮迫症という病気がこれです．

　1950年頃まではまったく正体不明でしたが，今はメカニズムが判明し物質がとらえられ，酸素の投与・加圧呼吸の開発・ステロイドホルモンの使用などの治療法の開発が進んで，今では本態が非常によくわかり，治療もできる病気です．人工の表面活性物質を与えることも可能になっています．

索引

あ

アイソフルレン	63
アセチルコリン	73
アダラート	82
アドレナリン	68, 204
アトロピン	80
アナフィラキシー	72
アナフィラキシーショック	164
アプガースコア	146
アミド	68
アミトリプチリン	198
アルコール	190
アルツハイマー病	149
アレルギー	13
亜酸化窒素	9
悪性高熱	167, 168
悪性高熱発症	75
圧拮抗現象	112
圧支持換気	183
安全域	6
ICU	15
IMV	183
IPPV	183
aspiration	145

い

イソフルレン	63
イソプロパノール	94
インフォームドコンセント	214
痛みの悪循環	190
一酸化窒素（NO）	83
1秒率	12
1秒量	15

う

ウィーニング	185
ウェルズ	9
ヴェラパミル	82

運動神経	68

え

エアウェイ	102
エーテル	1, 9, 64
エーテルを飲む	64
エステル	68
エタノール	94
エピネフリン	68
エフェドリン	80
エンフルレン	62
栄養（手術中・麻酔中の）	85
腋窩ブロック	127
ARDS	83
SaO2	38
SpO2	29, 38
NIPPV	184
NYHA心機能分類	21
ME	3
METS	19
MAC	54
FDA（基準）	147
HFV	184

お

オートクレーブ	90
オキシドール	93
オピエイト受容体	106
おなら	64
悪心嘔吐	178
横隔膜	74
温暖化作用	60

か

カウンターショック	205
カテコールアミン	20, 80
カプノグラフ	40
カリウム（K）チャンネル開口薬	82
カルシウムチャンネルブロッカー	81
カルバマゼピン	198
ガス交換能	110
加圧蒸気滅菌	91
火傷	182
回復室でハイポキシア	173
回復室の役割	172
界面活性物質	224
覚醒状態	172
合併症	157
肝障害	22, 62
完全静脈麻酔	105
冠状動脈疾患	181
患者を間違えない	30
間欠的強制換気法	183
間欠的陽圧呼吸	183

き

キセノン（ゼノン）	64
キリンの気管	223
キリンの血圧	222
気化器	108
気管支痙攣	160
気管切開	204
気管内挿管	204
気管内チューブ	102
気道確保	7, 204
気道閉塞	7, 8, 159
奇異呼吸	173
機器によるモニター	34
拮抗薬	47, 73
逆性石けん	95
吸入麻酔	100
吸入麻酔薬	53
メカニズム	58
代謝	57
救急医療	3
救急処置のトレーニング	201

救急処置は大勢で 207	高頻度換気 184	持続陽圧自発呼吸 184
救急蘇生 201	高齢者 149	持続陽圧式人工呼吸 183
胸部X線写真 13	高齢者麻酔 149	煮沸滅菌 91
仰臥位低血圧症候群 143, 145	抗ウイルス薬 197	遮 断 68
局所麻酔 97	抗コリンエステラーゼ薬 77	手術の刺激 4
局所麻酔薬 65, 190	抗てんかん薬 194	手術の種類 96
中毒 65, 71	喉頭蓋 8	集中治療 1, 2
禁　煙 5	喉頭鏡 100	集中治療室 179, 180
筋弛緩のモニター 43	硬膜外カテーテル 179, 189	出血傾向 25
筋弛緩作用の残存 173	硬膜外モルフィン 193	術後ケア室 171
筋弛緩薬 5, 72	硬膜外麻酔 117, 122, 140	術後せん妄 154
筋弛緩薬と腎障害 78	合併症 124	術後鎮痛法 175
	興　奮 176	術後肺炎 155
く		術前の低K状態 22
クラーレ 8, 76	**さ**	循環系の合併症 164
クレアチニン 21	サイオペンタル 47	循環不全 20
クレゾール 93	サクシニルコリン 74, 134	除細動 205
クロルヘキシジン 94	サドルブロック 121	小　児
区域麻酔 69, 97, 117	採　血 42	気管内挿管 133
空気塞栓 60, 161	催奇形性 146	仙骨麻酔 135
	催眠術 114	喘　息 138
け	先取り鎮痛 192	挿　管 133
ケタミン 51	酒のみ 11	麻　酔 131
計器飛行 35	殺　菌 90	少流量法 58
経済効率 34	三叉神経痛 194, 195	消炎鎮痛薬 192
経食道心エコー 41	手術治療 195	消　毒 90
血圧下降 176	神経ブロック 195	笑　気 9, 59
血圧上昇 176	薬物治療 195	笑気と酸素を間違える 163
血圧測定 36	酸素運搬 18	傷　害 6
血液ガス 15, 18, 42	酸素運搬能 18, 136	傷害罪 6
血液凝固 25	酸素化能 110	静脈内局所麻酔薬注入ブロック
血管透過性 164	酸素解離曲線 136	128
	酸素飽和度 37	静脈麻酔 100
こ		静脈麻酔薬 46, 47
コーマ 222	**し**	食道エコー 33
コリンエステラーゼ 73, 77	シグマート 82	心筋梗塞 20
呼気吹送法 205	シバリング 174	心停止 201
呼吸回路 108, 109	シャックリ 161	診　断 203
呼吸機能検査 15	シャント 110	心電図 13, 201
呼吸機能障害 15	ショック 164	心電図（EKG）モニター 36
呼吸不全 14	シンメルブッシュ 90	心肺蘇生 201
誤　飲 144	ジアゼパム 25, 50	心肺蘇生術の基本 202
誤　嚥 144	子宮癌 12	心拍出量の測定 40
交感神経作働性アミン 81	紫外線 92	神経ブロック 188
高圧酸素療法 210	自律神経線維 68	神経伝導 66
高濃度の酸素 178	事　故 157	神経破壊薬 190

人工呼吸	179, 180, 183, 205
人工呼吸器	183
Ca拮抗薬	20
Ca^{2+}ブロッカー	81
CPAP	184
Jacoby線	119

す

ストレスホルモン	6
スワン-ガンスカテーテル	34
頭痛	196
水痘	196
睡眠時呼吸障害	159
睡眠時無呼吸症候群	7

せ

セボフルレン（セヴォフルレン）	63
ゼノン（キセノン）	64
生活習慣病	13
星状神経節ブロック	193
脊椎麻酔	171
脊椎麻酔後の頭痛	120
脊椎麻酔後遅発性呼吸循環停止	120, 159
赤外線吸収	40
舌根沈下	7
全身麻酔	5, 97, 100
メカニズム	112
前投薬	25

そ

ソーダライム	109
蘇生しないでください（DNR）	209

た

ダントロレン	168
体温の異常	174
体温のモニター	43
体内時計	4
体力の評価	18
帯状疱疹	189, 196
帯状疱疹後神経痛	189, 197
脱分極	74
脱分極性筋弛緩薬	74

WHO	188

ち

チアノーゼ	39
チオペンタール	47
中耳腔	60
中心静脈圧	40
中枢神経作働薬	190
中枢性鎮痛薬	52, 192
鎮静作用	52
鎮痛作用	52
鎮痛法	188

つ

椎骨動脈内への局所麻酔薬注入	193

て

テグレトール	198
テトラカイン	70
デイヴィ	9
ディルティアゼム	82
低血圧麻酔	111
帝王切開	140
出血	145
麻酔	143
点滴	107
伝導速度	68
電解質の必要量	23
電解質異常	23
電気的除細動	205
DNR（Do not rescitate）	201

と

トリプタノール	198
ドーパミン	80, 83
ドブタミン	81
dトボクラリン（dTc）	76
怒噴反射	160
糖尿病	24
同意書	214
導入速度	57
特発性三叉神経痛	194

な

ナロキソン	52

内因性オピエイト	106
内分泌疾患	23

に

ニカルジピン	82
ニコランジル	82
ニトログリセリン	81
ニフェジピン	82
二酸化炭素吸収	109
尿量	165
尿量モニター	37
妊産婦	143
認識票	30

ぬ

ヌペルカイン	71

ね

ネオシネフリン	81
ネオスティグミン	73, 77
熱傷	182

の

脳波（EEG）モニター	43

は

ハイドロキシジン	26
ハイポキセミア	173
ハッシッシ	51
ハリ（鍼）	128
ハリ麻酔	128
ハロセン	62
ハロセン肝炎	166
バッキング	160
バラライム	109
パルスオキシメーター	28, 37
パンクロニウム	76
馬尾症候群	120
肺活量	12
肺気腫	12, 18
肺塞栓	162
肺動脈圧モニター	41
爆発	64
華岡青洲	8
半閉鎖法	58
万能気化器	110

ひ

ビールブロック	128
非侵襲型人工呼吸	184
非脱分極	74
非脱分極性筋弛緩薬	74
肥満	25
肥満患者	17
肥満指数	16
肥満度	16
表面活性物質	224
表面張力	223
広島大学	168
貧血	23
PEEP	
PSV（pressure support ventilation）	179, 183
PCA	191
PCU（post-operative care unit）	171
BMI	16
BUN	21
Hugh Jonesの呼吸困難度分類	17

ふ

ファラディ	9
フェード	79
フェノール	190
フェンタニル	49, 105
フォン ネールガールド	224
フルマゼニル	52
フレンチ	103
フロセミド（フロセマイド）	83
ブピバカイン	70
脊椎麻酔	70
ブロック	69
プライミング	73, 79
プリーストリー	9
プリンペラン	199
プレキュラリゼーション	79
プロカイン	71
プロタミン	83
プロプラノロール	81
プロポフォル	48
ふるえ	174

不穏	176
不整脈	164
副作用	6
複視	120
分配係数	55
分娩誘発	141

へ

ヘパリン	82
ヘモグロビン	20
ヘルベッサー	82
ベクロニウム	75
ベンゾディアゼピン	50
ペインクリニック	1, 2, 188
ペルジピン	82
閉胸心マッサージ法	203
閉鎖腔の膨張	60
閉鎖法	58
片頭痛	196

ほ

ホルネル（Horner）症候群	193
ホルマリン	93
ポビドンヨード	94
放射線	92
傍脊椎交感神経ブロック	194

ま

マーカイン	70
マギル	103
マサチューセッツ総合病院	9
マスク	101
マニトール	83
麻酔からの覚醒	31
麻酔ナース	212
麻酔のメカニズム	112
麻酔の種類	96
麻酔の同意書	214
麻酔器	108
麻酔深度	54
麻酔中の覚醒	165
麻酔薬	4
麻薬	52
拮抗薬	52
鎮痛薬	49
類似薬	53

末梢循環不全	164
末梢性鎮痛薬	53, 192
慢性気管支炎	12, 18

み

ミダゾラム	50
みずぼうそう	196
未熟児呼吸窮迫症	225

む

無痛分娩	140

め

メタン	64
メトクロプラマイド	199
メピバカイン	69
滅菌	90

も

モートン	9
モニター	32
基準	31
モルフィン（モルヒネ）	49, 106

や

薬害	59
薬物所要量の低下	152
薬物代謝	22
薬物中毒	186
薬用石けん	95

ゆ

輸血	23
有視界飛行	35

よ

予備力	15
低下	150
溶解度	55
4連刺激	43, 172
4連反応法	43, 78, 173

ら

ラシックス	83
ラリンジアルマスク	102

ランビエ（Ranvier）の絞輪
　　　　　　　　　66, 68

り

リカバリールーム	171
リドカイン	70
リバース	77
リバプール法	79
利尿薬	165

る

ルゴール	95

ろ

ロング	9
肋間神経ブロック	125
Loss of resistance	123

わ

ワソラン	82
腕神経叢ブロック	126

ナースの麻酔科学　　　Ⓒ

発　行　2000年9月1日　初版1刷

著　者　諏　訪　邦　夫

発行者　株式会社　中外医学社
　　　　代表取締役　青木三千雄

〒162-0805　東京都新宿区矢来町62
電　話　(03)3268-2701（代）
振替口座　00190-1-98814番

印刷/東京リスマチック(株)　　＜KO・TM＞
製本/田中製本(株)　　　Printed in Japan

Ⓡ ＜日本複写権センター委託出版物・特別扱い＞